कार्यक्षमता के लिए आयुर्वेद और योग

कार्यक्षमता के लिए आयुर्वेद और योग

डॉ. विनोद वर्मा

राधाकृष्ण प्रकाशन

ISBN : 978-81-7119-613-5

कार्यक्षमता के लिए आयुर्वेद और योग

पहला संस्करण : 2000
चौथा संस्करण : 2025

मूल्य : ₹695

प्रकाशक
राधाकृष्ण प्रकाशन प्राइवेट लिमिटेड
जी-17, जगतपुरी, दिल्ली-110 051
शाखाएँ : अशोक राजपथ, साइंस कॉलेज के सामने, पटना-800 006
पहली मंजिल, दरबारी बिल्डिंग, महात्मा गांधी मार्ग, प्रयागराज-211 001
1, अनमोल सोराबजी संतुक लेन, धोबी तलाव, मरीन लाइंस, मुम्बई-400 002
वेबसाइट : www.radhakrishnaprakashan.com
ई-मेल : info@radhakrishnaprakashan.com

मुद्रक
बी.के. ऑफसेट
नवीन शाहदरा, दिल्ली-110 032

KARYAKSHAMTA KE LIYE AAYURVEDA AUR YOG
by Dr. Vinod Verma

यह पुस्तक मेरी सिद्ध चिकित्सक दादी को समर्पित है जिन्हें आयुर्वेद का सहज ज्ञान था।

अनुवादक की ओर से

यह पुस्तक आयुर्वेद, योग और ध्यान के तत्त्वों से रची परम्परागत भारतीय स्वास्थ्य चेतना को समकालीन जीवन की दिनोदिन जटिल होती जा रही शैली से जोड़ने का अनूठा प्रयास है। स्वास्थ्य विज्ञान पर खास तौर से आयुर्वेद में अनूदित और मूल हिन्दी में लिखी बहुत-सी पुस्तकें उपलब्ध हैं। लेकिन इस तरह की पुस्तकों के साथ एक भाषागत समस्या भी रही है। वह है—तकनीकी और तत्सम शब्दावली का अत्यधिक प्रयोग और हिन्दी के प्रति शुचितावादी दृष्टिकोण। इस अनुवाद में इस कमी को दूर करने का प्रयास किया गया है। जहाँ तक सम्भव हो सका है तत्सम शब्दावली के प्रयोग से बचा गया है। आशा है कि इससे पाठकों को इस गम्भीर विषय को सहजता से न केवल समझने बल्कि व्यवहार में लाने में भी सुविधा होगी।

लेखिका डॉ. विनोद वर्मा की ओर से मिलने वाली अनुवाद सम्बन्धी छूट और समय-समय पर मिलने वाली उपयोगी सलाहें साथ न होतीं तो इस प्रकार का अनुवाद सम्भव न होता। अपने विषय पर उनकी पकड़ अद्‌भुत है।

अनुवाद में लगे समय को देखते हुए अशोक महेश्वरी के सराहनीय प्रकाशकीय धैर्य के लिए मैं उनका भी आभारी हूँ।

अनुवाद में कुछ कमियाँ हो सकती हैं जो सम्भवतः अनुवाद की प्रक्रिया से मुक्त होने के तुरन्त बाद नजर में आई हों। ये कमियाँ पूर्ण रूप से मेरी ही मानिए।

—भास्कर जुयाल

आभार

मेरे सभी छात्रों, पूर्व और पश्चिम के उन सभी सुहृद जनों का जिन्होंने अकुंठ भाव से अपने व्यक्तिगत जीवन और कार्य की स्थितियों को लेकर बातचीत की। उनके सहयोग के बिना इस विषय को छू पाना सम्भव न होता।

मेरे मित्रों, दिल्लीवासी अनुरूप सिंह (टोनी) और फ्रैंकफुर्त के हीनरिख़ हेन को, इन दोनों वरिष्ठ अधिकारियों ने व्यवस्थापन की समस्याओं के बारे में मेरी जानकारी बढ़ाई। टोनी ने मुझे अपने बहुत से सहकर्मियों से मिलवाया और मुझे कुछ सेमिनारों के लिए भी आमंत्रित किया। हीनरिख़ के साथ हुई प्रेरक चर्चाओं ने इस पुस्तक को प्राथमिकता बनाया और उसे उसके सुस्पष्ट विचारों ने हमेशा सहायता की।

मेरे आयुर्वेदिक गुरु प्रोफेसर प्रियव्रत शर्मा जिनकी निरन्तर प्रेरणा और मार्गदर्शन मेरे सम्बल है। उनके शिष्यत्व से मैं गौरवान्वित हुई हूँ।

छायाचित्रों के लिए भाई कुलदीप (कुक्कू), राजेश (रूबी), भतिजियों गायत्री, श्रुति और भतीजे अभिनव का। कम्प्यूटर चित्र अरुण कुंडलिया ने बनाए हैं। मैं उनकी हृदय से आभारी हूँ।

हिन्दी संस्करण की भूमिका

आयुर्वेद का विस्तार आज विश्व-भर में हो रहा है। यह हम भारतवासियों के लिए एक अत्यन्त गर्व का विषय है। इसके साथ-साथ इस तथ्य की भी अवहेलना नहीं की जा सकती कि हमारे शहरों में यह पुराना स्वास्थ्य सम्बन्धी ज्ञान-विज्ञान लुप्त होता जा रहा है। अनेक बार कुछ 'उच्च श्रेणी' के पश्चिमी सभ्यता का अनुसरण करने वाले दिल्ली के लोगों ने मुझसे पूछा, "आपका अर्थ आयुर्वेद से यह है कि आप हरबल मैडिसिन के बारे में पढ़ाती हैं ?"

आयुर्वेद वह ज्ञान और विज्ञान है जिसका जीवन के साथ सम्बन्ध है। पंचभूत (आकाश, वायु, अग्नि, पानी, धरती) जो यह सारे ब्रह्मांड को बनाते हैं, वह ही शरीर की रचना करते हैं। आत्मा की उपस्थिति से शरीर चेतन होता है। इस चेतन शरीर के संचालन के लिए पंचभूत शरीर में वात, पित्त और कफ का रूप ले लेते हैं। इसके अतिरिक्त शरीर में मन और बुद्धि है जिसका त्रिरूप सत्व, रजस और तमस है। इन छह तत्त्वों में सन्तुलन बनाए रखना ही स्वास्थ्य है। स्वास्थ्य शारीरिक तथा मानसिक सन्तुलन होता है। स्वास्थ्य अपने कार्य, जीवन, घरेलू जीवन, सामाजिक जीवन तथा आध्यात्मिक जीवन में सन्तुष्टि का नाम है। असन्तुष्टि रोगों की जड़ होती है।

'हर्बल मैडिसिन' यानी जड़ी-बूटियों द्वारा रोगों का उपचार, एक ज्ञान है, विज्ञान नहीं है। नीम के काढ़े से बुखार उतर जाएगा। किन्तु शरीर में वात बढ़ जाएगी, दर्द होगा, गला सूखेगा, अनिद्रा भी हो सकती है। हमारे आयुर्वेद के ज्ञाता नीम का काढ़ा गुड़ तथा अजवायन के साथ देंगे ताकि शारीरिक सन्तुलन बना रहे।

जैसा कि मैंने ऊपर कहा, शारीरिक स्तर पर रोग उपचार के अतिरिक्त, आयुर्वेद में जीवन के भिन्न-भिन्न पहलुओं पर ध्यान दिया जाता है। आयुर्वेद हमें सुचारु तथा सन्तुष्टिमय जीवन जीने के विभिन्न ढंग बताता है। आयुर्वेद के इन्हीं पहलुओं में से एक है कार्यक्षमता, सुगमता और कार्य से सन्तुष्टि की प्राप्ति है।

हममें से प्रत्येक व्यक्ति अपने कार्य-स्थल पर या कार्य में 16 जाग्रत घंटों में से कम-से-कम आधा समय बिताता है। कार्य की क्षमता को बढ़ाकर, उसमें सुगमता लाकर तथा वहाँ प्रसन्नचित्त रहकर (जो कि अच्छे स्वास्थ्य की कुंजी है) हम अपना जीवन का स्तर बदल सकते हैं।

आयुर्वेद के अनुसार, मनुष्य भिन्न-भिन्न प्रकृति के होते हैं। मनुष्य की प्रकृति उसके

शारीरिक और मानसिक भावों का सूचक होती है। इस प्रकृति ज्ञान पर आधारित हम कार्य-स्थल पर भिन्न-भिन्न व्यक्ति के परस्पर मेल-जोल करने की व्यवस्था कर सकते हैं। हम लोगों को उनकी प्रकृति के अनुसार कार्य वितरण कर सकते हैं।

आयुर्वेद तथा योग के साधारण तरीकों द्वारा प्रतिदिन कुछ मिनट अपनी स्वास्थ्य रक्षा तथा शक्तिवर्द्धन के लिए लगाकर हम कई घंटों की बचत कर सकते हैं। भयानक बीमारियों से भी अधिक कार्यक्षमता कम करने वाली वह स्थिति है जिसमें लोग थके-माँदे रहते हैं, उनमें शक्ति और बल की कमी होती है और वह इन सबके कारणों से भी अनभिज्ञ होते हैं।

मेरी इस पुस्तक का ध्येय आयुर्वेद का सुनहरा युग फिर से लाना है जिससे प्रत्येक मनुष्य को व्यक्तिगत स्तर पर लाभ हो सके तथा समाज और मनुष्य जाति की भलाई हो सके।

यह पुस्तक जर्मन में दो वर्ष पूर्व तथा अंग्रेजी में अमेरिका से इस वर्ष (1999) में प्रकाशित हुई है। अंग्रेजी में इसका नाम है, "Sixteen Minutes to a better 9 to 5" —यह भारत में उपलब्ध है।

पाठकों से निवेदन है कि वे अपने सुझाव तथा अनुभव लिखते रहें।

19 अगस्त, 1999

—विनोद वर्मा
अभिनव स्वास्थ्य संस्थान
[द न्यू वे हेल्थ ऑर्गेनाइजेशन (NOW)]
ए-130, सैक्टर 26, नोएडा-201 301
उत्तर प्रदेश

विषय-सूची

भूमिका

दो हजार वर्ष पूर्व आयुर्वेद मनीषी चरक ने लिखा–

"मनुष्य को इहलोक और परलोक में भलाई के लिए तीन कामनाएँ रखनी चाहिए : जीवन की कामना, धन की कामना और परलोक में सुख की कामना। इन तीनों कामनाओं में से जीवन की कामना को मनुष्य को पहली प्राथमिकता देनी चाहिए, क्योंकि जीवन के जाने पर सब-कुछ ही चला जाता है। जीवन के बाद धन की कामना होनी चाहिए, क्योंकि बिना धन-सम्पत्ति (जीवन-निर्वाह के साधन) के दीर्घायु होने से बड़ा कोई पाप नहीं। इसलिए, मनुष्य को कृषि, पशु-पालन, व्यापार, वाणिज्य, राजकीय सेवा, या ऐसे ही अन्य उत्कृष्ट व्यवसायों द्वारा जीवन-निर्वाह के साधन जुटाने का प्रयास करना चाहिए...ठीक ढंग से कार्य करने पर मनुष्य बिना किसी अपमान के लम्बा जीवन जीता है।"[1]

हम देखते हैं कि प्राचीन आयुर्वेदिक चिन्तन ने कार्य के महत्त्व और कार्य के सम्बन्धों को स्वास्थ्य और दीर्घायु होने के सन्दर्भ में पहचाना। निद्रा के घंटे कम करने के बाद, हमारा अधिकतम समय कार्य-स्थल पर या कार्य सम्बन्धी क्रियाएँ करते हुए व्यतीत होता है। कार्य के वातावरण के साथ तालमेल होना अत्यन्त आवश्यक है। अगर आप जो कार्य कर रहे हैं उसे पसन्द नहीं करते, या आप अपने द्वारा चुने गए व्यवसाय से सन्तुष्ट नहीं हैं, तो यह कार्य की प्रगति को मन्द तो करता ही है साथ में स्वास्थ्य सम्बन्धी समस्याएँ भी उपजाता है। जीवन टुकड़ों में नहीं जिया जा सकता। अगर आप अपने अस्तित्व के एक पक्ष से अप्रसन्न हैं, तो यह आपके जीवन के अन्य सभी पक्षों को भी प्रभावित करेगा। कार्य में असन्तोष व्यक्तिगत जीवन को भी प्रभावित करता है; इससे छोटी-छोटी लेकिन लगातार तंग करने वाली बीमारियाँ हो सकती हैं, और आगे चलकर गम्भीर रोगों के उभरने की आशंका भी हो सकती है।

इस पुस्तक का उद्देश्य आपके बुनियादी स्वभाव या प्रकृति के अनुसार बेहतर कार्य-वातावरण बनाने के लिए व्यक्तित्वों की समझ पर आधारित मार्गदर्शन सुलभ करवाना है। यह सीखना अत्यन्त आवश्यक है कि किस प्रकार से व्यक्तिगत जीवन में

---

1. चरक संहिता, सूत्रस्थान, XI, 4-5

सन्तुष्टि हासिल की जा सकती है, जो कि बेहतर कार्य-कुशलता और स्वास्थ्य दोनों के लिए ही आवश्यक है। इस पुस्तक में आयुर्वेद और योग के ऐसे उपाय किए गए हैं जो बुरी से बुरी परिस्थितियों में भी अपना एक अच्छा-सा निजी वातावरण बनाने में सहायक होंगे। यही समय की माँग है, क्योंकि जीवन-भर में बेरोजगारी के कारण नौकरी या आप जिस किस्म का काम करते हैं उसे बदलना इतना आसान नहीं है। जब हम निराश होकर या अपने कार्य को पसन्द न करने के कारण बदतर कार्य-परिस्थिति के दुष्प्रभावों को बढ़ा लेते हैं तो सम्भवतः हम यह भी भूल जाते हैं कि हमने यह कार्य शुरू ही क्यों किया था, और हम अपने स्वास्थ्य को ही प्रभावित करने लगते हैं। यह पुस्तक इन समस्याओं से निपटने के लिए कुशलतापूर्वक और प्रभावशाली ढंग से मार्गदर्शन उपलब्ध करवाती है।

मैंने समग्रतावादी आयुर्वेदिक सिद्धान्तों की बुनियादी जानकारियों को प्रस्तुत किया है, और एक संक्षिप्त कार्यक्रम समग्रतापूर्ण जीवन जीने की विद्या के लिए दिया है, जो आपके लिए अधिक शारीरिक ऊर्जा, लगातार तंग करने वाले छोटे-मोटे रोगों से मुक्ति, अधिक कार्य-क्षमता, एक तनावमुक्त जीवन और आस-पास के वातावरण के साथ ताल-मेल का द्वार खोल देगा। समग्रतापूर्ण स्वास्थ्य के सिद्धान्त अपने आपको बेहतर ढंग से समझने में आपकी सहायता तो करेंगे ही साथ ही आप दूसरों को भी एक वृहत्तर परिप्रेक्ष्य में समझ पाएँगे। इससे सहनशीलता बढ़ती है और अन्ततः कार्य करने की क्षमता भी। मैंने एकाग्रचित्तता और स्मरण-शक्ति बढ़ाने पर भी अपना ध्यान केन्द्रित किया है। यहाँ जो भी कार्यसारिणी दी गई है, उसे खास तौर पर आधुनिक जीवन-शैली में समय की पाबन्दी को सामने रखकर लिखा गया है।

हमारे द्वारा जीवन का समय पर किया गया उचित प्रबन्धन हमें स्वास्थ्य सम्बन्धी कंष्टों तथा मानसिक तनावों से बचाता है। रोजाना 16 मिनट और साल में दो बार कुछ दिन खर्च करना, एक बहुत ही फायदे का सौदा और लबालब ऊर्जा का स्रोत सिद्ध हो सकता है। क्या आप इसे अपने कार्यक्रम में शामिल करने को ललक नहीं उठेंगे ?

कार्य-दक्षता में कमी, थकान और अन्ततः रोग होने का बुनियादी कारण अपने शारीरिक और मानसिक आयामों को ठीक न रख पाना है। इन्द्रियों, देह और मानस के निरन्तर उपयोग द्वारा हम इस शोर-भरे और प्रदूषित संसार में तमाम तरह की अशुद्धियाँ इकट्ठा कर लेते हैं। इस पुस्तक में प्रस्तुत कार्यक्रम में देह और मानस की नियमित सफाई का सुझाव दिया गया है। यह स्वस्ति की अनुभूति को बढ़ाते हैं, जिसका अर्थ है कि आप अधिक प्रभावशाली ढंग से कार्य कर सकते हैं, जो कि आपके स्वास्थ्य की दृष्टि से एक दीर्घकालिक निवेश है।

अपने सहकर्मियों के आयुर्वेद सम्मत व्यक्तित्व को जानकर—जो कि अपनी शारीरिक अवस्थाओं और मानसिक प्रक्रियाओं का समुच्चय है—आप उन्हें उनकी क्रियात्मक क्षमताओं और जीवन के प्रति उनकी सामान्य प्रतिक्रिया के सन्दर्भ में बेहतर ढंग से समझ सकते हैं। यह समझ दूसरों को आवश्यक छूट देने में आपकी सहायता कर सकती है,

क्योंकि अब आप कार्य में उनकी धीमी रफ्तार या टाइप 'A' (अति सक्रिय) व्यक्तित्व होने की उनकी जरूरत को समझते हैं। वास्तव में, आयुर्वेद पर सेमिनारों में भाग लेकर, लोग स्वयं अपने प्रतिक्रियाओं को समझने लगते हैं और यह दूसरों को बेहतर ढंग से समझ पाने का कारक बनती है। आप अपनी कमजोरियों को सुधार सकते हैं और दूसरों के प्रति सहयोग और सहानुभूति की भावना का अनुभव कर सकते हैं। आप दूसरों के बहुत सुस्त या बहुत जल्दबाज होने की आलोचना करना बन्द कर सकते हैं, और खुले तौर पर उनकी इन समस्याओं की त्रिदोष-विषयक प्रकृति और मूलभूत गठन के सन्दर्भ में चर्चा कर सकते हैं। आप अपनी कमजोरियों से उबर पाने में एक-दूसरे की सहायता कर सकते हैं, इससे आपके कार्य का वातावरण एक आयुर्वेदिक परिवार के जैसा हो जाएगा। इसके बाद अवकाश के समय तनावमुक्त होने के लिए हास्य योग या ऐसे ही कुछ और रोचक अभ्यास करके इसे और भी बढ़ाया जा सकता है। इन उपायों को कई संगठनों और समूहों पर आजमाया जा चुका है। सिर्फ हफ्ते-भर साथ-साथ अभ्यास करने के बाद वातावरण में काफी अन्तर देखा गया और लोग तनावरहित अनुभव करने लगे। जाहिर है जब आप तनावमुक्त होंगे तो बेहतर काम करेंगे ही।

अपने कर्मचारियों को सक्षम और मजबूत बनाने की दिशा में कुछ धन का निवेश करना किसी भी व्यवसाय के लिए फायदे की बात रहेगी। प्रारम्भिक प्रायोगिक प्रशिक्षण के बाद इस पुस्तक में दिए गए अभ्यासों को करके तनाव और दबावों से मुक्ति पाना आसान होगा।

—डॉ. विनोद वर्मा

1

स्वास्थ्य : भीतर से बाहर की ओर यात्रा

दैनिक जीवन में प्रायोगिक पक्षों को कार्यान्वित करने से पहल आयुर्वेद के बुनियादी दृष्टिकोण को समझना आवश्यक है। जीवन के प्रति हमारा आधुनिक पश्चिमी दृष्टिकोण विखंडित है; हमने मानव-अस्तित्व के विभिन्न पक्षों को अलग-अलग खाँचों में विभाजित किया हुआ है। अब हम जीवन और स्वास्थ्य के समग्र दृष्टिकोण को देखेंगे, क्योंकि आयुर्वेदिक पद्धति का आधार यही है।

स्वास्थ्य के नियम

स्वास्थ्य के नियम आधारभूत ब्रह्मांडीय एकता पर निर्भर है। ब्रह्मांड एक सक्रिय इकाई है, जहाँ प्रत्येक वस्तु निरन्तर परिवर्तित होती रहती है; कुछ भी अकारण और अकस्मात नहीं होता, और प्रत्येक कार्य का प्रयोजन और उद्देश्य हुआ करता है। स्वास्थ्य को व्यक्ति के स्व और उसके परिवेश से तालमेल के रूप में परिभाषित किया जा सकता है। विकृति या रोग होने का कारण व्यक्ति के स्व का ब्रह्मांड के नियमों से ताल-मेल न होना है। आप एक व्यक्ति के तौर पर, इन परिवर्तनशील ब्रह्मांड का हिस्सा हैं, और बेहतर स्वास्थ्य बनाए रखने के क्रम में, आपको ब्रह्मांड को लय के साथ संगति बिठाने का प्रयास करना होगा। साधारण शब्दों में, आपको जीवन का ऐसा मार्ग अपनाना चाहिए, जिसका ब्रह्मांड के आधारभूत नियमों से तालमेल हो। आप, एक व्यक्ति के तौर पर, एक अविभाज्य इकाई हैं, जिसे छोटे-छोटे हिस्सों में नहीं बाँटा जा सकता, और न ही ब्रह्मांड से अलग एक स्वतंत्र इकाई के रूप में देखा जा सकता है।

स्वास्थ्य की देखभाल का आधुनिक दृष्टिकोण अलग-अलग नियमों पर आधारित है, और यह आयुर्वेद के समग्र दृष्टिकोण के विपरीत है, जो कि पूरी तरह से विभाजित है। मानव शरीर की तुलना एक ऐसी मशीन के रूप में की गई है जिसके अलग-अलग भागों का विश्लेषण किया जा सकता है। रोग को शरीर रूपी मशीन के किसी पुरजे में खराबी के तौर पर देखा जाता है। देह को विभिन्न प्रक्रियाओं को जैविकीय और आणविक स्तरों पर समझा जाता है, और उपचार के लिए, देह और मानस को दो

अलग-अलग सत्ता के रूप में देखा जाता है। प्रकृति को विकृति में परिवर्तित करने में संयोग का महत्त्वपूर्ण हाथ है।

पश्चिम की आधुनिक चिकित्सा पद्धति के अनुसार, सभी मनुष्य एक समान समझे जाते हैं। आयुर्वेद के मतानुसार, शेष प्रकृति के समान मनुष्य भी नित्य-परिवर्तनशील, सक्रिय प्राणी है। वे अपने मूलभूत गठन या प्रकृति में (जिसका अर्थ शारीरिक प्रतिक्रियाएँ और व्यक्तित्व है) अलग-अलग होते हैं।

स्वास्थ्य की आयुर्वेद सम्मत अवधारणा बहुत व्यापक है। यह सम्भव है कि आप स्वयं को स्वस्थ समझते हों, क्योंकि आपका शारीरिक रचनातन्त्र ठीक ढंग से कार्य करता है, फिर भी आप विकृति की अवस्था में हो सकते हैं अगर आप असन्तुष्ट हों, शीघ्र क्रोधित हो जाते हों, चिड़चिड़ापन या बेचैनी महसूस करते हों, गहरी नींद न ले पाते हों, आसानी से फारिग न हो पाते हों, उबासियाँ बहुत आती हों, या लगातार हिचकियाँ आती हों, इत्यादि।

हाल ही के कुछ वर्षों में हमारे भूमण्डल से जुड़ी कुछ विध्वंसक घटनाओं ने हमें आधुनिक विज्ञान के खंडित या अपूर्ण दृष्टिकोण पर ध्यान देने को विवश कर दिया है। ओजोन की परत में छिद्र, चेरनोबिल की आणविक दुर्घटना, और खाड़ी युद्ध ने हमें महसूस करा दिया है कि इन भूमण्डलीय घटनाओं का दुष्प्रभाव कहाँ तक हो सकता है। इन घटनाओं का मनुष्य के स्वास्थ्य से सीधा सम्बन्ध है और इसका प्रभाव आने वाली पीढ़ियों पर पड़ेगा।

ब्रह्मांडीय वास्तविकता की कुंडली (चित्र 1) के रूप में कल्पना करें। हमारा भौतिक अस्तित्व इस कुंडलाकार चक्र का अन्तर्तम भाग है।[1] इसके बाद हमारा निकटतम

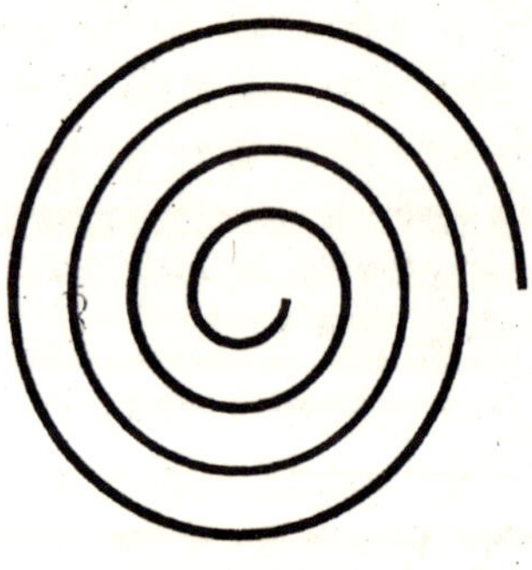

चित्र 1 : **ब्रह्मांडीय वास्तविकता कुंडली के रूप में**

---

1. आयुर्वेदिक या भारतीय परम्परा के सन्दर्भ में, भौतिक अस्तित्व में मानस और देह दोनों आते हैं। वास्तव में, इसकी पहचान 'आत्मा' से अलग की जाती है, जो कि ऊर्जा है, और चेतना का कारक है। देह और मानस को एक-दूसरे से अलग नहीं देखा जाता क्योंकि सभी दैहिक और मानसिक क्रियाएँ एक-दूसरे से तालमेल रखती हैं, और परस्पर सम्बन्धित और स्वतन्त्र होती हैं।

वातावरण आता है, जैसे परिवार और घनिष्ठ मित्र। फिर हमारी सामाजिक परिस्थितियाँ, हमारा कार्य-स्थल और बाह्य संसार से हमारा प्रतिदिन का लेन-देन आता है। इसके ठीक बाद हमारा विस्तृत वातावरण, जैसे देश और भूमण्डलीय वातावरण आता है। और अन्ततः ब्रह्मांडीय वातावरण आता है। इस प्रकार वास्तविकता की अनेक परतें जो परस्पर संयुक्त, एक-दूसरे से सम्बन्धित और स्वतन्त्र हैं, आपस में खुलती हैं।

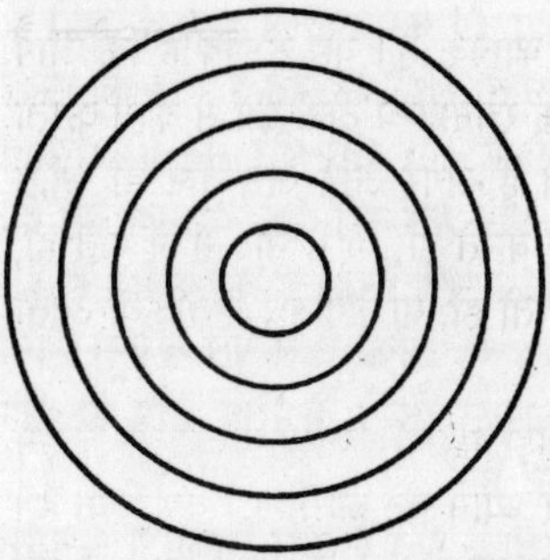

चित्र 2 : **एक-दूसरे के भीतर परस्पर सम्बद्ध चक्र दिखाते हैं कि ब्रह्मांडीय वास्तविकता विखंडित नहीं होती; यहाँ अस्तित्व के विभिन्न आयाम स्वतन्त्र चक्रों के रूप में एक-दूसरे को जोड़ते हैं।**

मानव देह की प्रत्येक कोशिका अपने आपमें एक संसार है। यह बनाने, रचना करने, पचा सकने और नष्ट करने जैसा बहुत कुछ कर सकती है। कोशिकाएँ मिलकर एक अंग विशेष की रचना करती हैं। एक अंगविशेष में विद्यमान कोशिकाएँ परस्पर सहयोग और तालमेल के साथ एक उद्देश्य पूर्ति के लिए कार्य करती हैं। देह के विभिन्न अंग परस्पर तालमेल रखते हुए सभी कार्य करते हैं। प्रत्येक लघु संगठन एक बड़े संगठन के भीतर होता है, फिर भी बड़ा छोटे को नहीं जोड़ता (चित्र 2)। इसके बजाए, बड़ा छोटे के भीतर से उभरता है, या छोटा एक कुंडली बनाता हुआ बड़े संगठन में परिवर्तित हो जाता है (चित्र 1)। इस तरह से सम्पूर्ण ब्रह्मांडीय वास्तविकता का निर्माण होता है। छोटा, बड़ा और फिर उससे बड़ा सब परस्पर एक ऐसी संगति में सम्बद्ध होते हैं कि किसी एक में आया व्यवधान सभी में व्यवधान उत्पन्न कर देता है।

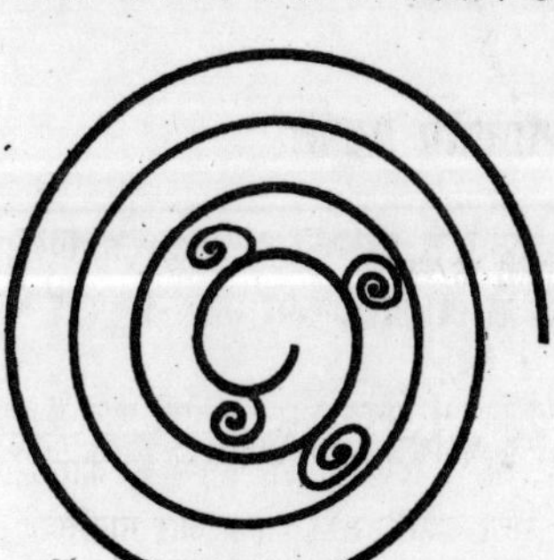

चित्र 3 : **कुंडलीय वास्तविकता में उपतन्त्रों का विकास**

अब हम देखेंगे कि इस सम्पूर्ण अनुशासित और तालमेल युक्त तन्त्र में रोग कैसे उत्पन्न हो जाता है। स्वास्थ्य के सन्दर्भ में, हमारी भौतिक देह एक ऐसा संगठन है जो सृजन और विनाश की प्राकृतिक शक्तियों के मध्य एक सुनिश्चित क्रम और सन्तुलन में ढली है। जब यह सन्तुलन बिगड़ता है, तब इस कुंडली की सामान्य लय बिगड़ जाती है। इससे बहुत से उपतन्त्र विकसित होने लगते हैं, जो कि एक उथल-पुथल पैदा करती है, क्योंकि यह उपतन्त्र ब्रह्मांडीय संगठन के साथ ताल-मेल नहीं बिठा पाते (चित्र 3)। यदि इस उथल-पुथल पर आरम्भ में ही ध्यान न दिया जाए, तो यह उपतन्त्र बढ़ते ही जाते हैं, और हमारे भौतिक संगठन के अस्तित्व के समक्ष चुनौती खड़ी कर देते हैं। देह की ऊर्जा और क्रियाएँ इन उपतन्त्रों को पोसने में लग जाती हैं और धीरे-धीरे समूचा अस्तित्व ब्रह्मांड की लय के बरक्स बेताला हो जाता है। यह और कुछ नहीं एक भयानक रोग है।

आयुर्वेद, या स्वास्थ्य-सुरक्षा के अन्य वास्तविक सम्पूर्ण सिद्धान्त का कर्तव्य है, देह का प्राकृतिक सन्तुलन बनाए रखना और शेष विश्व से उसका ताल-मेल बनाना। रोग की अवस्था में, इसका कर्तव्य उपतन्त्रों के विकास को रोकने के लिए शीघ्र हस्तक्षेप करना और देह के सन्तुलन को पुनः संचित करना है।

प्रारम्भिक अवस्था में, रोग सम्बन्धी तत्त्व अस्थायी होते हैं और साधारण अभ्यास से प्राकृतिक सन्तुलन को फिर से कायम किया जा सकता है। आयुर्वेद में स्वास्थ्य की अवस्था को प्रकृति (प्रकृति अथवा मानवीय गठन में प्राकृतिक सामंजस्य) और अस्वास्थ्य या रोग की अवस्था को विकृति (प्राकृतिक सामंजस्य से बिगाड़) कहा जाता है। चिकित्सक का कार्य रोगात्मक चक्र में हस्तक्षेप करके प्राकृतिक सन्तुलन को कायम करना और उचित आहार और औषधि की सहायता से स्वास्थ्य प्रक्रिया को दुबारा शुरू करना है। औषधि का कार्य खोए हुए सन्तुलन को फिर से प्राप्त करने के लिए प्रकृति की सहायता करना है।[1] आयुर्वेदिक मनीषियों के अनुसार उपचार स्वयं प्रकृति से प्रभावित होता है, चिकित्सक और औषधि इस प्रक्रिया में सहायता-भर करते हैं। उदाहरण के लिए, एक मनुष्य जो फिसलकर गिर जाता है, सम्भव है कि कुछ समय बाद वह स्वयं उठ खड़ा हो, लेकिन उसे किसी का सहारा मिल जाए तो वह न्यूनतम कष्ट झेलकर शीघ्र ही उठ खड़ा होगा।[2]

ब्रह्मांडीय एकता और मूल मानवीय प्रकृति

सम्पूर्ण जगत का भौतिक अस्तित्व पाँच मूल तत्त्वों से मिलकर बना है—आकाश, वायु, अग्नि, जल और पृथ्वी। यह पाँचों तत्त्व बहुत से आकारों, रूपों और अनुपात में

---

1. पी.वी. शर्मा (1994) आयुर्वेद मूल्स विद नेचर : नमह (न्यू अप्रोचेज़ टु मेडिसिन एण्ड हैल्थ), खण्ड 1, अंक 2 (पांडिचेरी : श्री अरविन्द सोसायटी)
2. चरक संहिता, सूत्रस्थान, X, 5

संयुक्त हैं, जो इस दृश्यमान संसार में विविधता का कारण हैं। चेतना, ओजस अथवा जीवन का कारण एक मौन, अविनाशी ऊर्जा है। (चित्र 4) व्यक्ति के भौतिक अस्तित्व को एक त्रिभुज के रूप में दर्शाता है। त्रिभुज के मध्य एक बिन्दु ऊर्जा का प्रतीक है जो भौतिक तत्त्व में प्राण वायु का संचार करता है।

पाँचों तत्त्व मिलकर अलग-अलग स्तरों पर वैश्विक यथार्थ का निर्माण करते हैं। ब्रह्मांड में इनका साम्य लय और सन्तुलन को दर्शाता है, जबकि इनमें आया विकार विपत्ति का कारण बनता है। उदाहरण के लिए, जीवन दायिनी वायु आँधी के रूप में अनर्थकारी होती है। कुछ ही क्षणों में एक भूकम्प भयंकर विनाश कर सकता है। जीवन प्रदायक शान्त और सुन्दर नदी भी विनाश का कारण बन सकती है। सूर्य इस धरती पर जीवन को सम्भव बनाता है, लेकिन उसका भीषण ताप अनावृष्टि और उपज की बर्बादी का कारण भी बनता है।

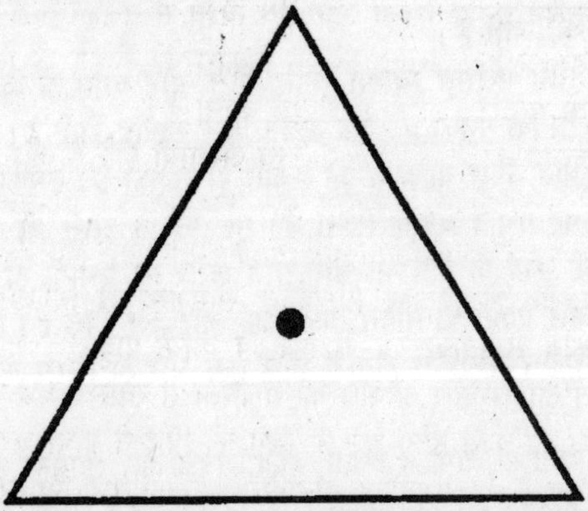

चित्र 4 : **व्यक्ति के भौतिक और आध्यात्मिक अस्तित्व का प्रतीक**

ठीक यही ब्रह्मांडीय नियम मानव देह पर लागू होते हैं। देह की रचना करने वाले पाँचों तत्त्वों को त्रिदोष के रूप में माना गया है, जो कि सभी शारीरिक और मानसिक क्रियाओं के लिए उत्तरदायी हैं। ये त्रिदोष वात, पित्त और कफ हैं। वात की उत्पत्ति आकाश और वायु से, पित्त की अग्नि से और कफ की उत्पत्ति जल और पृथ्वी से हुई है।

वात, उन्हीं मूल तत्त्वों की तरह जिनसे इसकी उत्पत्ति हुई है, सर्व-व्यापक और गतिशील है। साथ ही यह हल्का, सूक्ष्म, शीतल, सूखा और रुक्ष होता है। यह देह में सर्वत्र होने वाली गति के लिए जिम्मेदार है। इसमें सभी दैहिक और मानसिक क्रियाएँ शामिल हैं। जैसे—रक्त संचरण, साँस लेना, पसीना आना, बोलना, अनुभूति, स्पर्श, श्रवण-शक्ति, भावनाएँ (जैसे, डर, चिन्ता, दुःख, उत्साह आदि), सहज आवेग, भ्रूण का निर्माण, जनन-क्रिया और अवरोधन।

पित्त, उसी मूल तत्त्व की तरह जिससे इसकी उत्पत्ति हुई है, उष्ण होता है। साथ ही इसका अभिलक्षण तीक्ष्ण, खट्टा, कड़वा और मांस जैसी गन्ध-सा होता है। यह दृष्टि, पाचनशक्ति, भूख, प्यास, ताप-नियन्त्रण, कोमलता, कान्ति, प्रसन्नता, बुद्धि और कामशक्ति के लिए जिम्मेदार होता है।

कफ, की उत्पत्ति पृथ्वी और जल जैसे मूल तत्त्वों से हुई है, और इन तत्त्वों की तरह, यह कोमल, ठोस, धीमा, मधुर, भारी, शीतल, तरल, स्निग्ध और सुस्थिर होता है। यह देह का ठोस ढाँचा बनाता है, और बन्धन, स्थिरता, भारीपन, शक्ति, सहनशीलता, संयम और यौन-शक्ति के लिए जिम्मेदार होता है।

जब ये त्रिदोष वैयक्तिक रूप से और एक-दूसरे के सन्दर्भ में सन्तुलित होते हैं, तो यह अच्छे स्वास्थ्य को दर्शाते हैं। अगर किसी दोष में व्यवधान पैदा होता है और वह अपनी मात्रा, गुण और स्थान से विचलित हो जाता है, या त्रिदोष आपस में सही अनुपात में न रहे, तो ये विकृति या क्षति की एक ऐसी अवस्था की ओर ले जाते हैं, जिसके कारण अनेक रोग पैदा हो जाते हैं।

ओजस के तीन मूलभूत स्वरूपों (वात, पित्त और कफ) के विभिन्न प्रकार और संयोग के कारण प्रत्येक मनुष्य की एक अलग 'मूल प्रकृति' होती है। उदाहरण के लिए, किसी मुनष्य में वात, पित्त या कफ की प्रकृति हो सकती है। इसका अर्थ है कि कोई एक दोष शरीर पर प्रभुत्व बनाए रखता है। मूल प्रकृति इससे भी अधिक जटिल हो सकती है, क्योंकि कोई दो दोष भी साथ-साथ शरीर पर प्रभावी हो सकते हैं। मानव प्रकृति के तीन और प्रकार वात-पित्त, वात-कफ और कफ-पित्त हैं। सातवीं प्रकृति वह है जिसमें सभी त्रिदोष सन्तुलित होते हैं, और एक और ही किस्म की देह की संरचना करते हैं।

हमारे आस-पास के लोगों में दक्षता, बुद्धि, समझ और सामान्य ऊर्जा स्तर में आए कई उतार-चढ़ाव देखकर हम जान सकते हैं कि कितने अलग-अलग तरह के लोग मौजूद होते हैं।

मूल प्रकृति में तीसरा अन्तर पहली छह प्रकार की प्रकृतियों में प्राबल्य की मात्रा का कम-ज्यादा होना है। उदाहरण के लिए, किसी व्यक्ति में वात-प्राबल्य की प्रवृत्ति कुछ कम और किसी में बहुत अधिक हो सकती है। इस प्रकार, हम पाते हैं कि वैयक्तिक-प्रकृति में बहुत-सी भिन्नताएँ होती हैं। अच्छा स्वास्थ्य पाने और दीर्घायु होने के क्रम में यह आवश्यक है कि अपनी विशेष प्रकृति को सन्तुलित रखा जाए।

प्रत्येक दोष के विषय में विस्तार से चर्चा करने से पहले, यह समझना आवश्यक है कि ये स्थायी नहीं होते। ब्रह्मांड एक सक्रिय इकाई है, और अन्य पदार्थों की तरह, त्रिदोष समय, स्थान, पोषण और अन्य गतिविधियों के साथ-साथ बदलते हैं। अगर ये स्थायी होते तो सन्तुलन बनाए रख पाने के वैयक्तिक प्रयास का वैज्ञानिक आधार ढह जाता। आयुर्वेद के अनुसार हम स्वयं अपने भाग्य के निर्माता होते हैं और अपने व्यक्तिगत प्रयास द्वारा, हम अच्छा स्वास्थ्य पा सकते हैं, या उसे पूरी तरह बर्बाद कर

सकते हैं।[1]

क्योंकि समस्त संसार उन्हीं पाँच तत्त्वों से मिलकर बना है, हमारे आस-पास का सब कुछ हमारे दोषों के सन्दर्भ में हमें प्रभावित करता है। पानी का एक गिलास, चुटकी भर नमक, जलवायु, दिन का समय, भौगोलिक स्थिति, आदि। जो सन्तुलन बनाए रखने में सहायता करता है वह सब औषधि है, और वह सब जो इस सन्तुलन को बिगाड़ता है, विष है। उदाहरण के लिए, ग्रीष्म ऋतु में एक दिन चिलचिलाती गर्मी में, अत्यधिक पसीना आने के कारण आपके पैरों और टाँगों में दर्द हो सकता है। नींबू-पानी का एक गिलास देह का सन्तुलन कायम करके इस दर्द को दूर भगा सकता है। लेकिन, सर्दी की एक शाम, वहीं नींबू पानी, वात और पित्त बढ़ाकर नुकसान भी कर सकता है। ठंडा, मीठा दूध हृदयदाह को दूर करने में सहायता करता है और मसालेदार भोजन के दुष्प्रभावों को हटाता है। लेकिन, यही ठंडा दूध भारीपन और कँपकँपी के शिकार व्यक्ति को हानि पहुँचा सकता है। ये बढ़े हुए कफ के लक्षण हैं और ठंडा दूध इस दोष को बढ़ाता है, क्योंकि इसमें कफ का प्राबल्य होता है, इसलिए लाभ की जगह हानि ही पहुँचाता है। आयुर्वेद में समय और स्थान का ध्यान रखते हुए व्यक्ति की प्रकृति के अनुसार औषधि दी जाती है। प्रत्येक दोष, उसके प्राबल्य के लक्षणों, विकृति के कारणों, लक्षणों और उसके उपचार के विषय में विस्तारपूर्वक जानने के बाद यह अधिक स्पष्ट हो जाएगा।

त्रिदोषों के लक्षण

वात-प्रकृति

कल्पना करें कि आप बीस विद्यार्थियों के साथ कक्षा में उपस्थित हैं, और अध्यापक को किसी वस्तु की आवश्यकता पड़ जाती है। उसके लिए सबसे पहले उठने वाला वात-प्रकृति का होगा। जहाँ तक मूल-प्रकृति का सम्बन्ध है, परिवार या समूह में सबसे पहले टेलीफोन को उठाने वाला व्यक्ति भी इसी श्रेणी में आता है। जिन लोगों में वात का प्राबल्य होता है वे चुस्त, चपल, शीघ्र कार्य करने वाले, अबाधित गति वाले, उत्साही,

1. आयुर्वेद के अनुसार, जिन परिस्थितियों (स्वास्थ्य से सम्बद्ध या अन्य) पर हमारा नियन्त्रण नहीं होता वे हमारे पूर्वजन्मों के कर्मों के फल हैं और इन्हें दैव कहा जाता है। इस जीवन में किए गए प्रयासों को पुरुषार्थ कहा जाता है। अच्छे स्वास्थ्य और दीर्घायु के लिए, दैव और पुरुषार्थ के बीच तालमेल जरूरी है। इसका अर्थ यह हुआ कि हमें एक विशेष प्रकार की धरती मिली है और सर्वोत्तम परिणाम पाने के लिए हमें इस धरती के मूलभूत गुण को ध्यान में रखते हुए ही इस पर काम करना होगा। अपने पुरुषार्थ से हम खंडहर को महल या महल को खंडहर बना सकते। दूसरे शब्दों में कहें तो, अगर हमें अच्छा स्वास्थ्य प्राप्त हुआ है तब भी हमें उसे बनाए रखने के लिए निरन्तर प्रयास करते रहना चाहिए क्योंकि इस ब्रह्मांड में सब कुछ निरन्तर परिवर्तनशील है। (देखिए, चरक संहिता, विमानस्थानम, III, 29-35)

भय और चिन्ता जैसे भावावेगों पर शीघ्र प्रतिक्रिया करने वाले, और आसानी से चिड़चिड़ा जाने वाले होते हैं। वे सर्दी सहन नहीं कर सकते, और जल्दी से काँपने लगते हैं। उनके बाल और नाखून खुरदूरे और रक्तवाहिनी नलिकाएँ असामान्य ढंग से उभरी हुई होती हैं। वात-प्राबल्य की मात्रा पर निर्भर करते हुए, आपमें ये लक्षण विभिन्न मात्रा में हो सकते हैं, और यह भी सम्भव है कि इनमें से कोई भी लक्षण न हो।

वात-विकार के कारण : अब हम उन कारणों के बारे में जानेंगे जिनसे वात-विकार उत्पन्न होता है, ताकि वातग्रस्त लोग उनसे बच सकें। उपवास, देर से भोजन करना, और भूखे रहना इस दोष के कार्यों में बाधक है। रात्रि में देर तक जागना, ठंडी हवा में रहना, जरूरत से ज्यादा पका हुआ सूखा आहार, और बासी भोजन इस दोष को बढ़ाने वाले कुछ अन्य कारण हैं। वर्षा ऋतु, रात्रि का अन्तिम प्रहर, वृद्धावस्था, जंगलों और पहाड़ी क्षेत्रों की जलवायु भी वातवर्द्धक हैं। चोट-चपेट और रक्तस्राव से और इसी तरह सही मुद्रा में न रहने या सख्त बिस्तर पर सोने से भी वात कुपित होता है। अति-व्यस्त जीवन-शैली, अपराध-भावना, भय और दुश्चिन्ता सरीखे भावावेग वात को कुपित करते हैं। अत्यधिक शारीरिक संसर्ग में संलग्न रहने से भी वात-विकार उत्पन्न होता है।

यह स्पष्ट है कि वात प्रमुख व्यक्ति वातवर्द्धक दोष से आसानी से प्रभावित होगा। सबसे पहले, हमें इस विकार के लक्षणों के बारे में जानना चाहिए और दुबारा सन्तुलन स्थापित करने के लिए उपचारात्मक उपायों को अपनाना चाहिए।

वात-विकार के लक्षण : सुबह उठते ही यदि आपका शरीर अकड़ा हुआ हो, मुँह का स्वाद गन्दा हो, और मुँह और गला सूखा हुआ हो तो अवश्य ही इस दोष में वृद्धि हुई है। इसका अर्थ है आपकी वात अपने नियमित और नैसर्गिक मार्ग (प्रकृति) से भटककर विरूपता (विकृति) में परिवर्तित हो रही है।

वात-विकार के कारण थकावट, पेटदर्द, रूखी त्वचा, गहरे रंग का मल, चक्कर आना, कँपकँपी, उबासी, हिचकी, बेचैनी और सन्निपात जैसी शिकायत हो सकती हैं। यह त्वचा सूखने, रंग फीका पड़ने, कनपटियों में दर्द होने, अनिद्रा व दीनतापूर्ण व्यवहार जैसे लक्षणों को उभार सकता है। इनमें से एक या उससे अधिक लक्षण यह सुनिश्चित कर देते हैं कि अमुक व्यक्ति वात बढ़ने से पीड़ित है इसलिए उसे इसमें वृद्धि करने वाले सभी काम छोड़कर कुछ उपचारात्मक उपाय अपनाने चाहिए।

वात-विकार का उपचार : असन्तुलित या विकारग्रस्त वात के उपचार हेतु, मधुर, खट्टा और गरम भोजन करना चाहिए और नमकीन और सूखा आहार नहीं लेना चाहिए। गरम जल से स्नान, तुर्की स्नान या हमामी गुसल जैसे शरीर को गरमी पहुँचाने वाले तरीके अपनाने चाहिए। वात घटाने वाली औषधियों के सथ एनीमा भी लिया जा सकता है। इस विकार के रोगात्मक प्रभावों के उपचार हेतु गरम-गरम तेल की मालिश एक बहुमूल्य उपाय है। समुचित आराम, निद्रा, शान्त वातावरण और प्रसन्नचित्त रहना जैसे कुछ और उपाय हैं जो महत्त्वपूर्ण हैं।

पित्त-प्रकृति

जिन लोगों से गरमी सहन नहीं होती और जो प्रायः गरमाए चेहरे और चमकती हुई रंगत वाले होते हैं उनमें पित्त की प्रधानता होती है। इस प्रकृति के लोगों में प्रायः तिल, चकत्ते, या मुहाँसे पाए जाते हैं, इन्हें अत्यधिक भूख और प्यास लगती है, और शरीर से तेज गन्ध आती है। इनमें आमतौर पर धैर्य और सहनशीलता का अभाव होता है। इनके बाल झड़ने लगते हैं या अपेक्षाकृत शीघ्र ही सफेद हो जाते हैं।

पित्त-विकार के कारण : अत्यधिक मसालेदार या नमकीन भोजन करने से, जलन की अनुभूति होती है इस दोष में विकार उत्पन्न होता है। आधी रात और दोपहर पित्तवर्द्धक समय है, जबकि रेगिस्तानी और तटवर्ती इलाके पित्तवर्द्धक स्थान होते हैं। अत्यधिक धूप सेंकने से पित्त बढ़ सकता है और पतझड़ (यूरोप में ग्रीष्म ऋतु के समान) पित्त की ऋतु है, जबकि युवावस्था जीवन में पित्त का समय होती है। अत्यधिक क्रोध इस दोष में विकार पैदा कर सकता है।

पित्त-विकार के लक्षण : जब पित्त सामान्य रूप से कार्य नहीं कर रहा होता तो मनुष्य अत्यधिक भूख या प्यास महसूस करता है। बहुत अधिक पसीना और दुर्गन्ध आ सकती है, या त्वचा फटने और मोटी होने की समस्या हो सकती है। ददोरे, मुहाँसे और जुलपित्ती (भ्मतचमे रू त्वचा का एक रोग) पित्त-विकृति के कुछ अन्य लक्षण हैं। देह में जलन की अनुभूति और तपन का अनुभव होता है, और उत्तरोत्तर असन्तोष और क्रोध का अनुभव होता है।

पित्त-विकार का उपचार : तिक्त, मधुर, काषाय और शीतल भोजन करना विकारग्रस्त पित्त का सबसे अच्छा उपचारात्मक उपाय है। शीतल जल से स्नान और मालिश, या देह पर शीतल पदार्थों (जैसे चन्दन, चिकनी या मुल्तानी मिट्टी) का लेपन इस विकार के प्रभावशाली इलाज हैं। रेचक गुणों वाली औषधियाँ भी इस विकार से छुटकारा पाने के लिए उपयोग में लाई जाती हैं। सान्त्वना और भावनात्मक सहारा देना इस दिशा में अतिरिक्त उपचारात्मक उपाय हैं।

कफ-प्रकृति

कफ-प्रधान व्यक्ति प्रायः वात-प्रधान व्यक्तियों के ठीक विपरीत होते हैं, जैसे वे अपने कार्यों में अपेक्षाकृत धीमे होते हैं और इनमें पहल करने की प्रवृत्ति नहीं होती। वे निर्णय लेने में समय लगाते हैं। सामान्य तौर पर वे स्थिर प्रकृति के और मजबूत काठी वाले होते हैं। पित्त श्रेणी के विपरीत, उन्हें भूख-प्यास कम लगती है या पसीना कम आता है। उनका चेहरा निश्छल, और आँखें और रंगत साफ होती हैं।

कफ-विकार के कारण : अत्यधिक नमकीन, तैलीय और वसायुक्त भोजन, गतिहीन जीवन-शैली, व्यायाम की कमी, और दिन में सपने देखना इस दोष में विकार उत्पन्न करते

हैं। बचपन, बसन्त ऋतु, रात्रि का प्रथम प्रहर और भोर वे समय हैं जब मनुष्य इस दोष में आए असन्तुलन से पीड़ित होता है।

कफ-विकार के लक्षण : कफ में आया असन्तुलन उनींदेपन की अनुभूति को उत्तरोत्तर बढ़ावा देता है, और बहुत अधिक नींद आने लगती है। कफ में आए विकार से होने वाली थकावट वात में आए विकार से होने वाली थकावट में अन्तर है, कफ-विकार के कारण देह में भारीपन महसूस होता है जबकि वात-विकार में देह अकड़ी हुई लगती है। वात-जनित थकावट आराम करने से दूर हो जाती है, जबकि कफ-जनित थकावट आराम करने से बढ़ जाती है। यदि आप कफ-विकार से ग्रस्त हैं, तो जितना आप सोएँगे, उतनी ही अधिक सुस्ती आप महसूस करेंगे। मुँह का स्वाद मीठा होना और अधिक लार बनना कफ में आई विकृति के अन्य लक्षण हैं। कफ-विकार के कारण उबकाई, गले में खराश, मल-मूत्र और आँखों में सफेदी जैसे लक्षण उभर सकते हैं। थकावट, शिथिलता और अवसाद इस समस्या के अन्य लक्षण हैं।

कफ-विकार का उपचार : ऐसे मनुष्य को कटु, तिक्त, कषाय और तीखे भोजन लेने चाहिए। भाप लेना लाभदायक है। इस दोष में सन्तुलन लाने के लिए स्वयं को चुस्त-दुरुस्त बनाने, कम सोने और खूब शारीरिक व्यायाम करने के लिए बाध्य करना चाहिए। वमन करवाकर भी इस दोष को दूर करके सन्तुलन स्थापित किया जा सकता है।

देह और मानस के कार्यों पर नियन्त्रण रखने वाले त्रिदोषों पर विचार करने के पश्चात् यह स्पष्ट है कि जब ये सन्तुलित नहीं होते, तो हम शारीरिक रोगों के शिकार हो जाते हैं। साथ ही, यह असामंजस्य, मानसिक और व्यक्तित्व सम्बन्धी समस्याओं का कारक बनता है। उदाहरण के तौर पर, वात-विकार से ग्रस्त कोई व्यक्ति बहुत जल्दबाज हो सकता है, सम्भव है कि वह दूसरों को ठीक ढंग से न सुने और अपने कार्य-स्थान में समस्या खड़ी कर दे। इसी प्रकार से, पित्त-विकार से ग्रस्त व्यक्ति क्रोध के दौरों और असहिष्णु व्यवहार के कारण वातावरण खराब कर सकता है—खासकर दोपहर के समय, और भोजन से पहले। कफ-विकार से पीड़ित व्यक्ति बहुत सुस्त और अकुशल होता है। इसलिए, कुछ सीमा तक, जब त्रिदोष देह के भीतर अपनी लय में नहीं होते तो हम कुछ निश्चित क्रियाओं द्वारा संचालित होने को बाध्य हो जाते हैं। सन्तुलन की हमारी खोज अस्तित्व के एक बहुत ही आधारभूत भौतिक स्तर से प्रारम्भ होती है, यात्रा आगे चलती है और वास्तविकता के वृहद्तर पक्ष—मानस को अपने में समेट लेती है।

मानस के तीन गुण—रजस, तमस और सत्व

भौतिक स्तर पर कार्य करने वाली तीन मुख्य शक्तियों वात, पित्त और कफ के समान, मानस भी तीन प्रकार के क्रियात्मक गुणों से युक्त होता है, जिन्हें हमारी तन्दुरुस्ती के

लिए सन्तुलन में रहना चाहिए। ये सक्रियता (रजस), निष्क्रियता (तमस) और स्थिरता (सत्व) हैं। विचार करना, योजना बनाना और निर्णय लेना मानस का रजोगुण है। कह सकते हैं कि कार्य का सामान्य दिन रजोगुण प्रधान होता है। निद्रावस्था में, मस्तिष्क नई जानकारियों को ग्रहण नहीं कर पाता, इन्द्रियाँ अस्थायी रूप से सुप्तावस्था में होती हैं, इस अवस्था को तमस कहते हैं। लालच, ईर्ष्या, आलस, पीड़ा पहुँचाने और हत्या करने की भावना जैसे गुण, जो मानसिक विकास को अवरुद्ध करते हैं, तमस की श्रेणी में आते हैं। मानस के सत्व प्रधान गुण वह हैं जो सन्तुलन, स्थिरता, अच्छाई, सच्चाई, करुणा और सदाचार की ओर ले जाते हैं। ये वे गुण हैं जो संयम, आत्मनियन्त्रण, इन्द्रियों को वश में करने श्वास नियन्त्रण, यौगिक आसन और मन को एकाग्र करने से विकसित होते हैं। (यद्यपि यह तकनीकी तौर पर गलत है, मन की एकाग्र अवस्था को ध्यान कहते हैं। अधिक जानकारी के लिए मेरी पुस्तक 'योगसूत्राज़ ऑफ़ पतंजलि' देखिए)।[1]

मानस के इन तीन गुणों में आया असन्तुलन बहुत से रोगों का कारक बन सकता है। तकनीकी तौर पर उन्नत औद्योगिक राष्ट्रों में जीवन रजस और तमस प्रधान है, और वहाँ सत्व के लिए कोई स्थान या समय नहीं है। इसके कारण अनिद्रा, अत्यधिक तनाव और बहुत-सी मानसिक व्याधियाँ होती हैं। लालच, असन्तोष और भौतिक पदार्थों के प्रति अत्यधिक मोह मुख्य विशेषताएँ हैं जो मानवीय शान्ति को दूर ले जा रहे हैं। सौभाग्यवश, इस बात को अब पूरी दुनिया में समझ लिया गया है और दुनिया-भर में सात्विक गतिविधियों, चित्त की प्रशान्ति को स्थापित करने के लिए एक आन्दोलन उठ खड़ा हुआ है।

आयुर्वेद के अनुसार, जीवन की पहली प्राथमिकता स्वास्थ्य-सुरक्षा होनी चाहिए क्योंकि जब हम बीमार होते हैं तब कुछ भी मायने नहीं रखता। दूसरी प्राथमिकता जीवन-निर्वाह के यथोचित साधन जुटाता है, क्योंकि इसके बिना जीवन कष्टप्रद हो जाता है। इन दो आधारभूत आवश्यकताओं को पूरा करने के पश्चात्, तीसरी प्राथमिकता आध्यात्मिक सन्तोष है। दूसरी प्राथमिकता लोगों के जीवन का मुख्य ध्येय जान पड़ता है और वे इसके मकड़जाल में फँसकर समाप्त भी हो जाते हैं। प्रतिदिन के कुछ सामान्य अभ्यास से मानस के इन तीनों गुणों में सन्तुलन स्थापित करके, इस मकड़जाल से बाहर निकला जा सकता है।

कई अलग-अलग व्यक्तियों के साथ बैठकों और कार्यक्रमों से भरपूर एक व्यस्त दिन तीव्र मानसिक क्रियाओं को जन्म देता है। ऐसे ही एक दिन के बाद, सम्भव है कि सोने में दिक्कत महसूस हो, या अच्छी नींद न आए। फिर भी, यदि काम के बाद और सोने से पहले अपने लिए कुछ समय—मन को शान्त करने, ध्यान लगाने—के लिए निकाला जाए, तो नींद का क्रम फिर से ठीक हो सकता है, और अगले दिन पूरी ऊर्जा के साथ

1. विनोद वर्मा, (1996) योगसूत्राज़ ऑफ़ पतंजलि : ए साइटिफिक एक्सपोज़िशन (न्यू डेल्ही : क्लैरियॅन बुक्स) इसका हिन्दी संस्करण राधाकृष्ण प्रकाशन द्वारा शीघ्र प्रकाशित।

उठा जा सकता है।

भौतिक स्तर पर देह की तीन प्रमुख क्रियाएँ और मानस की तीनों क्रियाएँ परस्पर अन्तःसम्बन्धित और अन्योयाश्रित होती हैं। उदाहरण के लिए, कोई व्यक्ति जो कि बहुत से दबावों के तहत व्यस्ततापूर्ण दिन-भर कार्य करता रहा हो (रजोगुण की अधिकता); उसमें अब नींद न आने की समस्या से वात-विकार पैदा हो सकता है। यह व्यक्ति कब्ज, घबराहट, अत्यधिक तनाव या वात से सम्बन्धित अन्य लक्षणों से पीड़ित हो सकता है। इसी प्रकार से, वात का असन्तुलन, जो कि उचित भोजन न करने से पैदा होता है, अति सक्रिय मन की चंचलता, घबराहट और अनिद्रा की स्थिति ला सकता है। आत्म-संयम की कमी और अत्यधिक क्रोध (तमस) पित्त-विकार के लक्षण हैं। अनुचित आहार (जैसे बहुत अधिक अम्लीय भोजन या अल्कोहल सरीखे मादक पदार्थ) के कारण विकारग्रस्त पित्त सहज ही किसी को भी गुस्सेबाज और असहिष्णु बना सकता है। ठीक ऐसे ही, कफ विकार से ग्रस्त व्यक्ति निष्क्रियता और अत्यधिक सोने के कारण अवसाद ग्रस्त हो सकता है। दूसरी ओर, अति तामसिक विचारों के कारण अवसाद से घिरा व्यक्ति कफ-विकार से होने वाली समस्याओं से पीड़ित हो सकता है। क्योंकि एक घटक दूसरे घटक को प्रभावित करता है, मनुष्य घटनाओं के दुष्चक्र में फँस जाता है। इस स्थिति में, मनुष्य को त्रिआयामी आयुर्वेदिक उपचार को देह, मानस और ओजस (आत्मा) के साथ एकमेक करते हुए अपनाना चाहिए, जिसकी अगले अध्याय में चर्चा की जाएगी।

स्वास्थ्य का सार

मानव अस्तित्व की छहों अलग-अलग महत्त्वपूर्ण शक्तियों के मध्य सन्तुलन कायम करना ही स्वास्थ्य का सार है—तीन दैहिक स्तर पर और तीन मानसिक स्तर पर। तीन-तीन के इन दोनों समूहों में से किसी को भी अलग नहीं किया जा सकता क्योंकि ये परस्पर अन्तःसम्बन्धित और अन्योयाश्रित है। दैहिक स्तर पर, यदि एक दोष विकारग्रस्त हो जाए, तो यह धीरे-धीरे दूसरे दोषों में भी विकार पैदा करता है, क्योंकि ये सभी आपसी तालमेल के साथ कार्य करते हैं। उदाहरण के लिए, यदि वात विकारग्रस्त होता है, तो यह पित्त के प्रकार्यों में बाधा डालेगा, जैसे कि तेज हवा में लौ नहीं टिक सकती। देह के कुछ खास हिस्सों में आया कफ-विकार वात का मार्ग रोकता है और अन्य समस्याएँ पैदा करता है।

चित्र 5 और 6 अलग-अलग दैहिक और मानसिक स्तरों पर छहों महत्त्वपूर्ण शक्तियों के बीच सम्बन्ध को दर्शाते हैं। चित्र 5 वात का रजस से, पित्त का सत्व से, और कफ का तमस से सम्बन्ध दर्शाता है। वात और रजस दोनों गति और क्रिया से सम्बन्धित हैं। सत्व के गुण शुद्धता, सत्यनिष्ठा, करुणा और शुचिता है, और प्रकाश इसका प्रतिनिधित्व करता है। ये गुण हमारे मानस को प्रबुद्ध बनाते हैं। पित्त दैहिक अग्नि और ऊर्जा का प्रतिनिधित्व करता है। कफ एक महत्त्वपूर्ण शक्ति है जो भौतिक देह का

निर्माण करती है और इस प्रकार शेष दो महत्त्वपूर्ण शक्तियों को आकार देती है और उनके लिए एक मूलभूत कार्य प्रदान करती है। मानसिक स्तर पर, तमस निष्क्रियता और जड़ता का प्रतिनिधित्व करता है। सक्रियता का निष्क्रियता के बगैर अस्तित्व नहीं हो सकता; सच्चाई और शुचिता को श्रेयस्कर माना जाता है क्योंकि इसके विरोधी गुण भी विद्यमान हैं। चित्र 6 छहों महत्त्वपूर्ण शक्तियों के अन्तःसम्बन्ध और अन्योयाश्रितता के दूसरे पहलू को दर्शाता है। एक ही पक्ष पर उत्तरोत्तर चलायमान त्रिदोषों और तीनों मानसिक गुणों के दोनों त्रिकोणों को ध्यान से देखिए। प्रस्तुत स्थिति सन्तुलन और सामंजस्य की आदर्श अवस्था का प्रतिनिधित्व करती है।

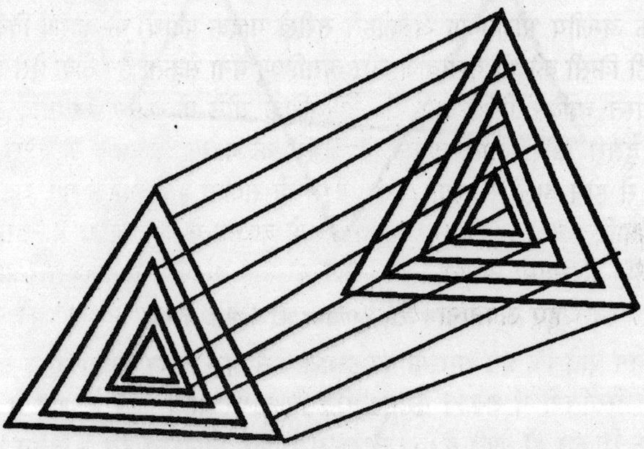

चित्र 5 : **अस्तित्व की विभिन्न परतों पर तीनों दोषों और तीनों मानसिक गुणों के मध्य अन्तःसम्बन्ध**

कार्य का षड्आयामी मानवीय अस्तित्व से सम्बन्ध

सामाजिक स्तर पर या कार्य-स्थल पर सामंजस्यपूर्ण और शान्तिपूर्ण वातावरण बनाने के लिए, हमें समूह का निर्माण करने वाले व्यक्तियों पर ध्यान देना होगा। एक स्वस्थ देह में, सभी अंग प्रकृति के साथ तालमेल रखते हैं, इसी प्रकार एक समूह में समन्वयपूर्ण सामाजिक तालमेल बिठाने के लिए एक सन्तुलित मानसिक और दैहिक आधार होना चाहिए। आयुर्वेदिक सिद्धान्तों को अपनाना आसान है और ये हमारी दैहिक और मानसिक क्षमताओं को बढ़ाने में हमारी सहायता करते हैं।

आयुर्वेद एक व्यक्ति के अस्तित्व के विभिन्न पक्षों को अलग-अलग करके नहीं देखता। स्वास्थ्य सम्बन्धी समस्याओं का व्यक्तित्व पर और व्यक्तित्व का स्वास्थ्य सम्बन्धी समस्याओं पर प्रभाव पड़ता है। इसी प्रकार, काम के समय उपजी समस्याओं और मनमुटाव की जड़ें हमारे स्वास्थ्य और व्यक्तिगत जीवन में होती हैं। ये समस्याएँ एक दुश्चक्र निर्मित करती हैं, और अन्ततः हम एक ऐसी अवस्था में पहुँच जाते हैं जहाँ

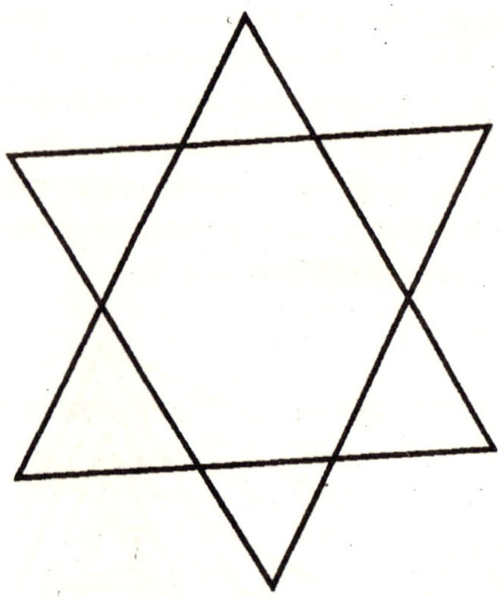

चित्र 6 : **सन्तुलन और सामंजस्य की आदर्श अवस्था**

हम ये नहीं जान पाते कि इस समस्या का इलाज कैसे शुरू किया जाए। बहुत से लोग इस प्रकार की स्थितियों में थकान के एक ऐसे बिन्दु पर पहुँच जाते हैं जहाँ वे किसी गम्भीर रोग के शिकार हो जाते हैं। अच्छे स्वास्थ्य और सामंजस्य हेतु सन्तुलन कायम करने के लिए, आयुर्वेद एक स्वस्थ-सुखी जीवन जीने का सुझाव सामने रखता है। इसके लिए यह भी आवश्यक है कि हम अपने कार्यक्षेत्र में समग्रतावादी मूल्यों का समावेश करें। पहले बताए गए छह आयामों के दृष्टिकोण से अपने जीवन में सन्तुलन बनाए रखना सम्भव नहीं है यदि हम कौटुम्बिक और व्यक्तिगत स्तरों पर ही प्रयास करते हैं, खास तौर पर तब जबकि हम आठ या नौ घंटे अप्रिय ढंग से अपने कार्य में लगाते हों। आखिरकार, हमारे रोजाना का सबसे महत्त्वपूर्ण भाग शेष हिस्से पर हावी हो जाएगा, और हम सामंजस्यपूर्ण जीवन जीने में समर्थ नहीं हो पाएँगे। मानव अस्तित्व के बहुत से आयामों की पहचान, कार्य-स्थल पर लचीलेपन, समझदारी और आपसी सहयोग से हो सकती है। जब काम के दौरान लोग एक-दूसरे के प्रति सहयोग की भावना और अपने कार्य के अलावा कुछ अन्य समान उद्देश्य भी रखते हैं, तो वे प्रसन्नचित्त और सन्तुष्ट रहते हैं। मानस की इस अवस्था से स्वास्थ्य अच्छा होता है, कार्यक्षमता बढ़ती है, और बीमारी के कारण ली जाने वाली छुट्टियों की संख्या में कमी आती है।

आगामी अध्यायों में जीवन-शैली में परिवर्तन लाने के आसान उपाय बताए गए हैं, जो थोड़े से समय का निवेश करने पर, आपके अस्तित्व के विभिन्न स्तरों पर बहुत से लाभ प्रदान करेंगे।

2

स्वास्थ्य रक्षा

भूमिका वाले अध्याय में आयुर्वेद के समग्रतावादी सिद्धान्तों पर प्रकाश डाला गया है। अब हम देखेंगे कि ये सिद्धान्त प्रत्येक व्यक्ति पर किस प्रकार लागू होते हैं और अपने स्वास्थ्य की सुरक्षा के लिए किस प्रकार संवेदनशील हुआ जा सकता है।

स्वास्थ्य और अ-स्वास्थ्य

स्वास्थ्य की दशा हमेशा एक-सी नहीं रहती। स्वस्थतम व्यक्ति भी समय-समय पर छोटी-मोटी व्याधियों का शिकार बन सकता है, या किसी कारण से स्वयं को अस्वस्थ महसूस कर सकता है। आम तौर पर, हम निरोग होकर स्वास्थ्य की पूर्वावस्था को प्राप्त कर लेते हैं। अस्वस्थ होना, या छोटी-मोटी व्याधियों का शिकार होना, अस्थायी है और इसे 'अ-स्वास्थ्य' की दशा कह सकते हैं। आयुर्वेद में स्वास्थ्य और अ-स्वास्थ्य की इन दो दशाओं को क्रमशः प्रकृति और विकृति कहते हैं। देह की मूल प्रकृति स्वस्थ रहना है। प्रकृति हमारे आधारभूत गठन की ओर भी इंगित करती है। इसकी व्याख्या आगे की जाएगी। विकृति का अर्थ देह की प्राकृतिक अवस्था से विचलन है।

अपने जीवन में कई बार, हम स्वास्थ्य की अवस्था से अ-स्वास्थ्य की ओर, और अ-स्वास्थ्य की अवस्था से स्वास्थ्य की ओर संचरण करते हैं। हम इस परिकल्पना से आरम्भ करते हैं कि जिस प्रकार स्वास्थ्य की अवस्था स्थिर नहीं होती, वैसे ही अ-स्वास्थ्य की अवस्था भी अस्थायी होती है। स्वयं को अ-स्वास्थ्य की अवस्था में पड़ने से रोककर, और दूसरे सन्तुलन बिगड़ने पर शीघ्र स्वस्थ होकर, हमें अपनी ऊर्जा या शक्ति की दिशा अपने स्वास्थ्य को बचाए रखने की ओर रखनी चाहिए।

स्वास्थ्य की अवस्था (प्रकृति) ⇌ अ-स्वास्थ्य की अवस्था (विकृति)

अपने स्वास्थ्य की उपेक्षा के कारण, यदि हम अ-स्वास्थ्य की अवस्था को बहुत लम्बे समय तक बने रहने दें, तो स्वास्थ्य की पूर्वावस्था को प्राप्त करने की प्रक्रिया क्रमशः कठिन होती जाएगी। जितना हम विलम्ब करेंगे, उतनी ही कठिनाई और लम्बा समय स्वस्थ होने में लगेगा। और, हम अ-स्वास्थ्य की अवस्था को वर्षों तक बने रहने दें, तो

सम्भव है कि एक ऐसी स्थिति आ जाए जहाँ से आंशिक रूप से ही पूर्वावस्था को प्राप्त किया जा सकता है। यह एक गम्भीर बीमारी है।

उपरोक्त कथन को स्पष्ट करने के लिए हम कुछ उदाहरण लेते हैं। मुँह में छाले पड़ना अ-स्वास्थ्य की एक अवस्था है। ये बहुत पीड़ादायक हो सकते हैं, और खाना चबाने की प्रक्रिया को कष्टदायक बना सकते हैं। ये सामान्यतः पित्त-विकार के कारण उत्पन्न होते हैं। आम तौर पर, ये शरद ऋतु के ग्रीष्म ऋतु में परिवर्तित होने के दौरान होते हैं, या ग्रीष्म ऋतु में अनुचित आहार लेने के कारण होते हैं। यदि कोई व्यक्ति ग्रीष्म ऋतु के दौरान बहुत अधिक आलू, लहसुन, पनीर, गिरीदार फल, सूअर का मांस और दूसरे पित्त बढ़ाने वाले आहार लेता है, और पर्याप्त शीतल जल नहीं पीता, तो वह व्यक्ति छाले, या अन्य पित्तजनित रोगों से ग्रस्त हो सकता है। अगर, इनके उभरते ही, पित्त घटाने वाले आहार लिए जाएँ (ठंडा दूध, चावल, मछली, गाजर, पपीता, अंजीर, सौंफ आदि), तो इस छोटी-सी व्याधि से शीघ्र ही छुटकारा पाया जा सकता है। अगर इनका उपचार बाह्य तौर पर ही किया जाए, और पित्तजनित आहार लेना जारी रखकर आग में घी डालने का काम किया जाए, तो पूरी तरह स्वस्थ नहीं हुआ जा सकता, और यह व्याधि चिरस्थायी हो सकती है। जब यह व्याधि चिरस्थायी हो जाए, तो इसका उपचार कहीं कठिन होता है और इस रोग के बार-बार होने से, मुँह की अन्य छूत वाली बिमारियाँ भी हो सकती है।

अब हम कब्ज से पीड़ित व्यक्ति का उदाहरण लेते हैं, जो कि एक वातजनित रोग है। अनियमित, सख्त, गहरे रंग का पखाना, या केवल आंशिक रूप से पेट साफ होना कब्ज के लक्षण हैं। सुबह के समय गरम जल पीने से, उचित आहार लेने से और इस रोग को उत्पन्न करने वाले कारणों को दूर करने पर, अ-स्वास्थ्य की इस अवस्था से निवृत्ति पाना सरल है। अगर इस पर ध्यान न दिया जाए, और इसे बने रहने दिया जाए, तो यह जठराग्नि, सिरदर्द, थकावट, निद्रा विक्षोभ, दुःस्वप्न और चक्कर आना सरीखे रोगों को बढ़ावा दे सकता है। ये समस्याएँ वात में और अधिक विकार उत्पन्न करती हैं और इससे सम्बन्धित अन्य व्याधियों का कारण भी बन सकती हैं। कब्ज के कारण अर्श (बवासीर) या लम्बे समय तक उपचार न करवाने पर आन्त्र-शोध भी हो सकता है। एक बार रोग गम्भीर हो जाए, तो साधारणतः सामान्य घरेलू आयुर्वेदिक औषधियाँ इसके उपचार के लिए काफी नहीं होती।

एक और उदाहरण लेते हैं—साधारण जुकाम का। यह उदाहरण पहले बताए गए उदाहरणों से थोड़ा-सा अलग है क्योंकि इसमें अ-स्वास्थ्य की अवस्था दोषों में असन्तुलन[1]

---

1. आयुर्वेद के अनुसार, रोगों को तीन श्रेणियों में रखा गया है—अन्तर्जात, बहिर्जात और मानसिक। अन्तर्जात रोग वे होते हैं जो त्रिदोषों—वात, पित्त और कफ—के कारण होते हैं। बहिर्जात रोग वे होते हैं जो विष, प्रदूषित वायु, परजीवी, जीवाणु, विषाणु आदि सरीखे बाह्य कारणों से होते हैं। मानसिक रोग वे हैं जो अपूर्ण इच्छाओं और अवांछित स्थितियों का सामना करने के कारण होते हैं। →

के कारण नहीं बल्कि एक बाह्य आक्रमण के कारण होती है। यह व्याधि कफ से सम्बन्धित है; जिसमें श्लेष्मल झिल्ली (म्यूॅकस मेम्ब्रेन) सूज जाती है और श्लेष्मा अधिक मात्रा में बनने लगता है। हम जुकाम के शिकार इसलिए हो जाते हैं क्योंकि हमारी जीवन-दायिनी शक्तियाँ—त्रिदोष—अपने सन्तुलन में नहीं होती, और जीवाणु या विषाणु के बाह्य आक्रमण से लड़ने की हमारी देह की सामान्य योग्यता को कम कर देती है। इस मामले में, आराम करना और पित्तवर्द्धक व कफनाशक गरम आहार लेना पुनः स्वस्थ होने के लिए आवश्यक है। शीतल पेय, दूसरे शीतल आहार, मीठे, नमकीन या तेलयुक्त पदार्थ, और ठंड में घूमना अ-स्वास्थ्य की अवस्था को लम्बा बना देता है। ध्यान न देने के कारण यदि जुकाम बहुत लम्बे समय तक बना रहता है, तो इससे साइनस में संक्रमण[1] हो सकता है। यह चिरस्थायी भी हो सकता है और इससे श्रवणशक्ति, घ्राणशक्ति और दृष्टि कमजारे हो सकती है, या अन्य सम्बन्धित समस्याएँ हो सकती है। इसलिए, यह आवश्यक है कि जुकाम से फौरन छुटकारा पाने का हर सम्भव प्रयास किया जाए।

अ-स्वास्थ्य की अवस्था से स्वास्थ्य की ओर आना एक प्राकृतिक घटना है; लेकिन हमारे प्रयास, औषधियाँ और चिकित्सक, इस प्रक्रिया को तेज करने में सहायक होते हैं। उदाहरण दर्शाते हैं कि असावधानी, अज्ञान या गलत उपचार के द्वारा हम स्वस्थ होने की प्रक्रिया को आगे खिसका सकते हैं। इसलिए, देह के विषय में समुचित ज्ञान, किसी सिद्ध चिकित्सक[2] से परामर्श, और सही औषधियाँ बहुत महत्त्वपूर्ण हैं।

आयुर्वेद की त्रि-आयामी उपचार पद्धति

इस बिन्दु तक हम फिर से स्वस्थ होने के लिए उपचार की अलग-अलग तरीकों का विवेचन कर चुके हैं। रोग होने की स्थिति में आयुर्वेद में त्रि-आयामी उपचार पद्धति को

→

रोगों के ये तीनों प्रकार परस्पर अन्योन्याश्रित हैं। त्रिदोषों में उत्तरोत्तर असन्तुलन न केवल अन्तर्जात रोगों की ओर ले जाता है, बल्कि देह का ओजस (immunity and vitality) भी कम करता है। सभी प्रकार के बाह्य आक्रमणों का मार्ग प्रशस्त करता है। दूसरी ओर बहिर्जात रोग त्रिदोषिय साम्यावस्था को बाधित करते हैं और साथ ही अन्तर्जात रोगों की ओर भी ले जा सकते हैं। अनिद्रा, उत्तेजना या घबराहट (वातजनित रोग), या अवसाद और जड़ता (कफ जनित रोग), बहुत से मानसिक रोगों का कारण भी बन सकते हैं।

1. मानव कपाल में (सिर के ऊपरी हिस्से की अस्थियाँ), बहुत से रन्ध्र होते हैं, जो शिरानाल (साइनस) के नाम से जाने जाते हैं। जब इन रन्ध्रों में से कोई भी सूज जाती है या संक्रमित हो जाती है, तो इसे साइनसाइटिस कहते हैं।

2. एक सिद्ध चिकित्सक वह है जो मानव देह को एक यन्त्र न मानकर उसे समग्रता में परखता है। वह न केवल रोगग्रस्त हिस्से पर फोकस करता है, बल्कि समस्या की जड़ तक जाता है, और रोग के कारणों का पता भी लगाता है। उसे ज्ञान के साथ व्यवहारिक अनुभव होना चाहिए, और स्नेही और प्रसन्नचित्त होना चाहिए।

उपयुक्त बताया गया है। ये तीन प्रकार तार्किक, मनोवैज्ञानिक और आध्यात्मिक है, और इन्हें एक ही साथ प्रयुक्त करना चाहिए। (चित्र 7)। हम इन सिद्धान्तों को अपना स्वास्थ्य बनाए रखने, छोटे-मोटे रोगों का उपचार करने, और व्याधियों से बचाव में प्रयुक्त कर सकते हैं।

तार्किक उपचार पद्धति : इसमें उचित आहार लेना, समुचित विश्राम करना, एनीमा, स्वैच्छिक वमन, विरेचन आदि शुचि क्रियाएँ, मालिश करना, लेप लगाना और शारीरिक व्यायाम करना शामिल है। यह आरोग्य लाभ के लिए समुचित वातावरण और ऋतु और मौसम के परिवर्तनों को ध्यान में रखते हुए अपने पर्यावरण से संगति बैठाने की माँग भी करती है।

मनोवैज्ञानिक उपचार पद्धति : यहाँ हम स्वास्थ्य लाभ की प्रक्रिया में मानसिक प्रयास और शक्ति का प्रयोग करते हैं। हमारी विचार प्रक्रिया रोग के कारणों, इसमें वृद्धि करने वाले घटकों का पता लगाने की दिशा में निर्देशित होती है, और इन अवस्थाओं को निर्मूल करने के लिए मनोशक्ति का प्रयोग किया जाता है। वर्तमान परिप्रेक्ष्य में, जबकि हम स्वास्थ्य को बनाए रखने के विषय में बात कर रहे हैं, तो साथ में स्वास्थ्य समस्याओं को सुलझाने के लिए मानसिक शक्ति को निर्देशित करना भी सीख सकते हैं। लेकिन रोगग्रस्त होने पर लोग स्वास्थ्य लाभ की प्रक्रिया में मानसिक शक्ति को निर्देशित कर पाने में अक्षम होते हैं। अनुभवी वरिष्ठजनों की सहायता या चिकित्सक से मानसिक सम्बल और साहस पाकर हम धीरे-धीरे शक्ति प्राप्त कर सकते हैं। इसे सात्विक कार्यों, और योग और ध्यान के विभिन्न अभ्यासों से प्राप्त किया जा सकता है।

आध्यात्मिक उपचार पद्धति : इसमें मन्त्रोचारण, जड़ियाँ और रत्न धारण करना, पवित्र कार्य करना, अर्पण, धार्मिक नियमों का पालन करना, उपवास रखना, आशीर्वाद लेना, देवताओं को समर्पित होना, दान, तीर्थ-यात्रा और प्रायश्चित शामिल हैं। जड़ियाँ, बीज और रत्न धारण करने से देह की सूक्ष्म ऊर्जा पर प्रभाव पड़ता है। पवित्र स्थलों से लाई गई और पुण्यात्माओं के आशीर्वाद से अभिषिक्त वस्तुओं, प्रार्थनाओं, तीर्थ-यात्रा और पूजा में हमारी भौतिक वास्तविकता से परे की ब्रह्मांडीय शक्ति होती है और यह हमें ब्रह्मांड की असीम, अनादि, अनन्त ऊर्जा से जोड़ सकती हैं।

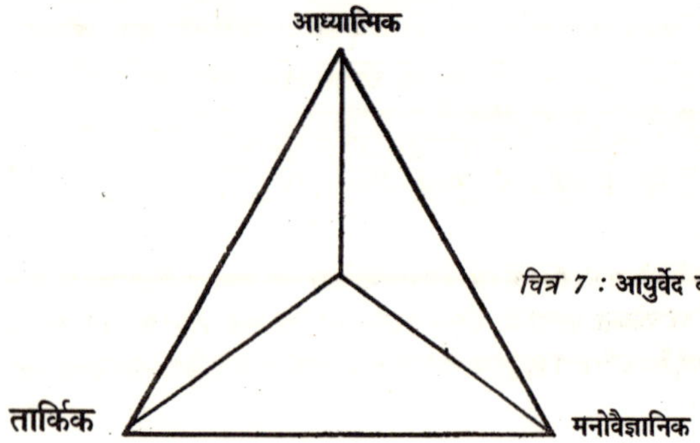

चित्र 7 : **आयुर्वेद की त्रि-आयामी उपचार पद्धति**

शुभस्य शीघ्रम सिद्धान्त

आयुर्वेद के अनुसार, रोग जीवन की महत्त्वपूर्ण शक्तियों को परितुष्ट करता है। इसलिए, जब 'अ-स्वास्थ्य' की अवस्था एक लम्बे समय तक बनी रहती है, तो सामान्य ओजस घट जाता है और हम समस्त प्रकार के दूसरे रोगों के प्रति असुरक्षित हो जाते हैं। हमें अ-स्वास्थ्य के तीन प्रमुख पक्षों—तीव्रता, अवधि और आवृत्ति—पर ध्यान देना चाहिए और इन्हें कम करने का प्रयास करना चाहिए। ये तीनों पक्ष उम्र बढ़ने के साथ-साथ स्पष्ट होते जाते हैं। इसका अर्थ है कि स्वस्थ होने की हमारी क्षमता कम होती जाती है। फिर भी, अगर हम सन्तुलन बनाए रखें तो हम तन्दुरुस्ती और ओजस्विता को बनाए रख सकते हैं। इसके लिए, हम जो भी करते हैं उसके प्रति सजग रहने की जरूरत है। इसका अर्थ यह नहीं है कि हमें हर हफ्ते दो घंटे व्यायामशाला में कसरत करने, या सुबह-सुबह सैर पर जाने, या कैलोरी के हिसाब से नपा-तुला आहार लेने, या ढेर नियम-कायदे मानने की जरूरत है। स्वास्थ्य को लेकर उन्माद मत पालिए। आयुर्वेद में लगभग सभी कुछ खाने और करने की अनुमति है, लेकिन यह मध्य मार्ग का परामर्श देता है। हमें अति से बचना चाहिए, और ऐसे पोषणयुक्त आहार लेने चाहिए जो देह को प्राकृतिक साम्यावस्था में रखे।

अपनी देह और मानस को जानिए

अधिकांश नौकरी-पेशा लोगों के पास बहुत अधिक अतिरिक्त समय नहीं होता इसलिए हमें स्वयं को स्वस्थ बनाए रखने के लिए कार्यक्षम तरीके ढूँढ़ निकालने की जरूरत है। मानस, देह और वातावरण की जानकारी वह नींव है जिस पर आपकी इमारत खड़ी होगी। धीरे-धीरे, आपकी जानकारी ज्ञान में परिवर्तित हो जाएगी और आप साम्यावस्था की स्थिति को 'अनुभव' करना प्रारम्भ कर देंगे और ऐसा कुछ नहीं करेंगे जो इसके विरुद्ध जाता हो। स्वास्थ्य की देखभाल रोचक ढंग से होनी चाहिए—शतरंज के खेल की तरह। हर चेष्टा बुद्धिमत्ता होनी चाहिए, लेकिन यांत्रिक ढंग से नहीं। हमारी देह समस्त पीड़ाओं और सुखों की स्थली है। यह 'स्व' है जिसके साथ आप तादात्म्य स्थापित कर सकते हैं। आयुर्वेद का उद्देश्य सुख में वृद्धि और पीड़ा में कमी करना है। आप धीरे-धीरे ऐसी गतिविधियाँ और कृत्य को अपनाकर जो आपके भीतर और आसपास के वातावरण में एक सामंजस्यपूर्ण प्राकृतिक सन्तुलन बनाए रखते हैं इस लक्ष्य को हासिल कर सकते हैं। आयुर्वेद में स्वास्थ्य सुरक्षा के लिए कष्टकारी उपायों को अपनाना उपयुक्त नहीं बताया गया है।

कभी-कभी स्वास्थ्य और अ-स्वास्थ्य की अवस्था के बीच का अन्तर बहुत मामूली-सा होता है। हम सभी ऐसे दौर से गुजरते हैं जब हम स्वस्थ अनुभव नहीं करते लेकिन लक्षण बहुत अस्पष्ट होते हैं। इसलिए, हम चिकित्सक की सलाह लेने में हिचकिचाते हैं और

छोटी-मोटी लेकिन कभी-कभी कष्टकारी स्वास्थ्य समस्याओं से पीड़ित होते हैं। मैं इन लक्षणों को व्यक्तिनिष्ठ लक्षण कहती हूँ। इसका अर्थ यह है कि ये लक्षण वस्तुनिष्ठ नहीं हैं क्योंकि हम इन्हें पहले से ही मौजूद मानदंडों से पहचानते हैं। हमें इन नगण्य व्यक्तिनिष्ठ लक्षणों पर तुरन्त ध्यान देना चाहिए। आयुर्वेदिक पद्धति इन लक्षणों के महत्त्व को पहचानती है और एकदम शुरू में ही इनका उपचार करने की सलाह देती है। उदाहरण के लिए आयुर्वेद के अनुसार उबासियाँ लेना (सिवाय नींद के समय के) अस्वस्थता की स्थिति है। असमय बहुत उबासियाँ आना वात विकार का लक्षण है। मालिश, समुचित आहार, नींद और आराम जैसे उपायों से वात को सन्तुलित करके हम आरोग्य स्थापित कर सकते हैं।

जागरूक बनिए

स्वस्थ रहने की आयुर्वेदिक अवधारणा के अनुसार हमें देह और मानस के सन्तुलन पर ध्यान देना चाहिए जिससे हम उचित समय पर सही कदम उठा सकें। सन्तुलन के सामान्य पथ से विचलित होते ही हमें शीघ्रातिशीघ्र इसे पुनर्स्थापित करना चाहिए। इसे यहाँ और अभी सिद्धान्त कह सकते हैं। हम छोटे-मोटे विचलनों की पहचान कर सकते हैं और तुरन्त उन्हें ठीक कर सकते हैं। स्वस्थ बने रहने के लिए केवल इस बात की जरूरत है कि हम अपनी देह की भाषा को समझें।

शुद्धिकरण

जब आप प्रतिदिन स्नान करते हैं, तो बहुम कम गन्दगी ही देह पर रह जाती है। इसकी फौरन सफाई हो जाती है और आप इसके बाद स्वस्ति और ताजगी महसूस करते हैं। महीने-भर में केवल दो बार स्नान करने वाले आलसी और गन्दे व्यक्ति की कल्पना कीजिए। आपमें से अधिकांश लोगों की प्रतिक्रिया इस प्रकार होगी, "निश्चित रूप से इस व्यक्ति को ढेर सारी सफाई की जरूरत है।" जिस प्रकार देह के बाहरी अंग प्रतिदिन गन्दगी को संचित करते हैं, ठीक वैसे ही, एक समय के बाद देह के आन्तरिक अंग भी प्रतिदिन गन्दगी को संचित करने लगते हैं और इनके प्रकार्यों को पुनर्जीवित करने के लिए मियादी सफाई की आवश्यकता होती है।

इन्द्रियों और मस्तिष्क के लगातार उपयोग, बहुत-सी दबावयुक्त और तनावपूर्ण परिस्थितियों के प्रभाव, और अन्य अतिशय भावनात्मक, घटनाएँ मानस को प्रभावित करती हैं। इसके लिए यौगिक आसनों, प्राणायाम और ध्यान के द्वारा नियमित अन्तराल पर शुद्धिकरण की आवश्यकता होती है। अगर आन्तरिक अंगों और अन्तःकरण की सफाई और शुद्धिकरण नहीं किया गया है, तो एक दिन 'संचित गन्दगी' का भार बढ़ जाएगा और यह स्वयं का एक उपतन्त्र विकसित कर सकती है (उपतन्त्र और रोगों पर

अधिक जानकारी के लिए अध्याय एक देखिए)। इसलिए, रोग से बचाव, और दीर्घायु होने के लिए, सफाई और शुद्धिकरण का अभ्यास बहुत आवश्यक है।

किसी निवेश के द्वारा होने वाला लाभ सही समय पर किए गए उचित निर्णय पर निर्भर करता है। स्वास्थ्य में किए जाने वाले निवेश को भी ठीक ढंग से देखा जा सकता है। अगर एक दोष विकारग्रस्त हो जाता है, या विकारग्रस्त होने को है, तो आप बहुत कुछ कर सकते हैं। आप विकार उत्पन्न करने वाले कारणों का पता लगा सकते हैं और उन सभी क्रियाओं को रोक सकते हैं जिनसे यह विचलन हुआ है। जब आप अपनी शक्ति को फौरन इस विकार को शान्त करने में लगा देंगे, तो समस्या सहज ही सुलझ जाएगी। अगर आप अनभिज्ञ बने रहते हैं और अपनी देह की भाषा को नहीं समझ पाते हैं, तो सम्भवतः आप उचित निर्णय नहीं कर पाएँगे और आप पहले से ही विकारग्रस्त दोष में और विकार पैदा कर देंगे। यह निश्चित रूप से इस दोष से सम्बन्धित एक या उससे अधिक रोगों की ओर ले जाएगा। तब आपको रोग का सामना करना पड़ेगा। बेहतर होगा कि आप अपने स्वास्थ्य के सम्बन्ध में 'शुभस्य शीघ्रम' सिद्धान्त पर डटे रहें और इसे पहली प्राथमिकता दें।

'शुभस्य शीघ्रम' सिद्धान्त को तब भी कार्यान्वित किया जा सकता है जब मानस के तीन गुणों के मध्य सन्तुलन बनाए रखने की आवश्यकता होती है। उदाहरण के लिए, ईर्ष्या की प्रबल भावना, किसी के प्रति अत्यधिक लगाव, जिससे आप प्रेम करते हैं उससे विद्रोह, मानसिक कष्ट साथ लाते हैं। मानस की यह अवस्था रचनात्मकता और कार्यक्षमता को घटाती है, और आपके मानस को दुःख के अन्धकार से भर देती है। फिर भी, अगर आप नियमित तौर पर प्राणायाम, और ध्यान करते हैं, तो धीरे-धीरे मानसिक कष्ट और ऋणात्मक गुण सत्व के प्रकाश में नष्ट हो जाएँगे। अगर आपका मानस अत्यधिक गतिविधियों के द्वारा संचालित होता है, और आप स्वयं पर आलोचनात्मक दृष्टि डालने की योग्यता खो चुके हैं, तो आपके मानस का अन्धकार आपको अवसाद या पेट के अल्सर, अर्श, सरीखी स्वास्थ्य समस्याओं की ओर ले जाएगा।

आगामी नैदानिक उपाय आपको अपने भीतर के सामंजस्य और आपके आसपास के वातावरण से इसके सम्बन्ध के प्रति जागरूक बनाने में सहायता करेंगे।

पिछले अध्याय में आधारभूत प्रकृति के विषय में बताया जा चुका है। इससे पहले कि हम आयुर्वेदिक निदान के साथ आगे बढ़ें, यह जानना आवश्यक है कि किस प्रकार हमारी आधारभूत प्रकृति का निर्धारण किया जा सकता है, क्योंकि यही आयुर्वेदिक आरोग्य साधना का आधार है।

प्रकृति निर्धारण

हममें से अधिकांश लोग जानते हैं कि भोजन को लेकर हमारी पसन्द में, पोषक तत्त्वों और औषधियों की प्रतिक्रिया और प्रभाव में, और विभिन्न परिस्थितियों में प्रतिक्रिया

करने के हमारे आधारभूत तरीके में अन्तर होता है, यहाँ तक कि भाई-बहनों के साथ भी। एक माँ अपने बच्चों में अन्तर पाती है। आयुर्वेद के अनुसार, आधारभूत गठन वह है जो हमें जन्म से प्राप्त होता है। यह सभी दैहिक और मनोवैज्ञानिक प्रतिक्रियाओं का आधार है। अच्छे स्वास्थ्य और मानसिक साम्यावस्था को बनाए रखने के लिए, हमें अपने आधाभूत गठन पर विचार करना पड़ेगा। पहले बताए गए प्रकृति के सात प्रकारों में (वात, कफ, पित्त, वात-पित्त, पित्त-कफ, वात-कफ और त्रिदोषों की साम्यावस्था), विभिन्नता प्रत्येक दोष में सादृश्य और अनुपात में अन्तर के कारण बढ़ती है। प्रत्येक दोष के बताए गए मूलभूत-चरित्र को जानना और आप जिस श्रेणी से सम्बन्ध रखते हैं उसका निर्धारण करना कठिन नहीं है। मेरी कक्षाओं में, विद्यार्थी इसे काफी सहजता से करते हैं। विभ्रम तभी होता है जब—एक दीर्घकालीन असन्तुलन के कारण—एक या दो दोषों में विकार उत्पन्न हो जाता है, और व्यक्ति की आयुर्वेदिक विशेषता का पता लगाना कठिन हो जाता है।

हमें यह ध्यान रखना चाहिए कि व्यक्ति की प्रकृति मूलभूत स्तर पर नहीं बदलती। अगर आप तत्काल निर्णय लेने में सक्षम हैं, द्रुतगामी हैं, त्वचा आमतौर पर रूखी रहती है, और सर्दी का शिकार आसानी से हो जाते हैं, तो आप वात प्रकृति के हैं। आपकी यह मूलभूत प्रकृति जीवन-भर नहीं बदलेगी; फिर भी, इसकी सीमा और मात्रा में उतार-चढ़ाव सम्भव है। आपकी वात प्रकृति के चलते, नियमित तेल-मालिश करना, कम बोलना, समुचित विश्राम करना, और कुछ करने से पहले विचार कर लेने की आदत डालना आवश्यक है। इसी तरह, आपको अपनी प्रकृति के अनुसार अपने आहार और कार्य की प्रकृति का चुनाव करना चाहिए। अगर आपकी वात प्रकृति है, और आपके कार्य में ढेर सारी यात्रा, बहुत बोलना शामिल है, और यह आपको एक व्यस्त जीवन की ओर ले जाता है, तो आपको वात-विकार होने की सम्भावना है। खास तौर पर इस स्थिति में, आपको ध्यान, निद्रा और आराम के द्वारा क्षतिपूर्ति करनी होगी। कफ प्रकृति का व्यक्ति इस प्रकार के कार्य में सन्तुलन बनाए रखने में सक्षम होता है। वहीं दूसरी ओर, कफ प्रकृति के लोग आम तौर पर इस तरह से काम करना पसन्द नहीं करते क्योंकि वे घरेलू होते हैं और बहुत अधिक यात्रा करना पसन्द नहीं करते।

जो बात मैं सम्प्रेषित करना चाहती हूँ वह यह है कि आधारभूत प्रकृति बेतरह परिवर्तित नहीं होती; जीवन की परिस्थितियों के कारण विचलन होते हैं। एक बार मैं एक ऐसे दम्पति से मिली जहाँ कफ-प्रधान व्यक्ति अपनी वात-प्रधान पत्नी से त्रस्त रहता था, दरअसल जिसके वात में विकार उत्पन्न हो गया था और वह बहुत उत्तेजित और तनाव में थी। पति जो वह चाहती उसे करने देता, और अपनी कफ प्रकृति में डूबता गया, फलस्वरूप, विकारग्रस्त हो गया (वह बहुत भारी-भरकम, अवसादग्रस्त आदि था)। इस बेमेल विवाह के बीस वर्ष पश्चात्, पत्नी ने उसे छोड़ दिया और पति में एक प्रकार की जागरूकता आई। उसने एक दूसरी जीवनसंगिनी ढूँढ़ निकाली जिसने उसे यात्रा करने की और एक सक्रिय जीवन जीने की प्रेरणा दी। फलस्वरूप, वह कफ-विकार और उससे

सम्बन्धित व्याधियों से बच गया। आदमी ने अपनी प्रकृति नहीं बदली थी। जीवन के प्रति उसकी धीमी और स्थायी अनुक्रिया, और मन्थर गति से निर्णय लेने की उसकी योग्यता यथावत रही, और अपनी नई संगिनी की सहायता से उसने स्वयं को इस दोष के विकार से बचा लिया।

अगर आप अपनी प्रकृति का निर्धारण करने में संशय की स्थिति में हैं, तो अपने बचपन के दौरान के व्यवहार और शारीरिक अनुक्रियाओं को याद करने का प्रयास कीजिए। अगर आप सक्रिय, चलने के बजाए लगभग दौड़ने वाले थे, और आपके माता-पिता हमेशा आपको ढूँढ़ते फिरते थे, तो आप वात-प्रकृति के हैं। दूसरों की बजाए कफ-प्रकृति के बच्चों का बड़ा होना ज्यादा आसान है। स्वभाव से अपेक्षाकृत शान्त, सामान्यतः सन्तुष्ट, और धीमी और सतत गति कफ प्रकृति के लक्षण हैं। अगर आप याद करें कि आपकी माँ हमेशा आपके पीछे स्वेटर लिये भागती रहती थी और आप सर्दी वाले दिन भी इसके बिना बाहर जाना चाहते, या आप अपने संगी-साथियों से बहुत जल्दी नाराज हो जाते थे, तो आप निश्चित रूप से पित्त-प्रकृति के हैं।

इन तीन आधारभूत विशेषताओं के द्वारा, अगर आप किन्हीं दो के बीच में डगमगा रहे हैं तो मिश्रित प्रकृति का निर्धारण कर सकते हैं। ध्यान से अपना अवलोकन कर, आप दो प्रभावी दोषों के अनुपात का अन्दाजा लगा सकते हैं। सातवें प्रकार की प्रकृति, जिसमें त्रिदोष अपने सन्तुलन में होते हैं, का निर्धारण करना आसान है, इस श्रेणी के लोग दूसरों की तुलना में अपेक्षाकृत सन्तुलित और रोगों के प्रति अधिक प्रतिरोधक क्षमता वाले होते हैं। तथापि, अनुभव यह दर्शाता है कि हमारे समय में, इस श्रेणी के बहुत कम लोग हैं।

काम की सामान्य परिस्थितियों में, लोग संवेदनशील और चिड़चिड़े हो जाते हैं, उदाहरण के लिए, अगर उन्हें उनके उत्तेजित, उन्मादी, या धीमा आदि होने के बारे में बताया जाए। अगर हम अपनी कार्य-संस्कृति में आयुर्वेद को शामिल करें, तो लोग सहजता से अपनी आलोचना स्वीकार करेंगे और बदलने को तत्पर रहेंगे। क्यों ? जब हम लोगों के व्यवहार और काम करने के तरीके पर टिप्पणी करते हैं, वे इसे व्यक्तिगत आक्षेप की तरह लेते हैं और उनके आत्मसम्मान को ठेस पहुँचती है। दूसरी ओर, अगर हम व्यवहार का प्रकृति के परिप्रेक्ष्य में विवेचन करें, तो टिप्पणियाँ व्यक्तिगत नहीं बन पाएँगी और लोग अपने अहम को शामिल नहीं करेंगे, क्योंकि वे यह अनुभव करेंगे कि उन सभी के व्यक्तित्वों की एक श्रेणी है और भाव दर्शाने और प्रतिक्रिया करने का एक विशेष तरीका है। इसके अलावा, आयुर्वेद में पोषण, यौगिक आसनों, प्राणायाम आदि के द्वारा व्यवहार और काम के तौर-तरीकों को बदलने के लिए सुझाव दिए गए हैं। इसलिए लोग यह महसूस नहीं करते कि उनके काम के तौर-तरीकों में परिवर्तन लाने के लिए या दक्षता बढ़ाने के लिए, उन्हें सिर्फ मानसिक स्तर पर संघर्ष करते रहने के लिए अकेला छोड़ दिया गया है।

बहुत से लोग ज्योतिष विज्ञान में दिलचस्पी रखते हैं और अपना भविष्य जानना

चाहते हैं। एक बार एक बहुत प्रसिद्ध ज्योतिषी ने मुझसे कहा था कि उनका विश्वास है कि ज्योतिष विज्ञान केवल इस मायने में उपयोगी है कि यह भविष्य के लिए मार्गदर्शन उपलब्ध कराता है। ज्योतिष-विद्या हमें हमारी अभिरुचियों और व्यक्तित्व की विशेषताओं के बारे में बता सकती है। भारतीय ज्योतिष विज्ञान में, लोगों को उनकी प्रकृति भी बताई जाती है। हमारी विषयवस्तु का उद्देश्य इन सबके विस्तार में जाना नहीं है, लेकिन मैं यह सम्प्रेषित करना चाहती हूँ कि भविष्य की ठीक-ठीक भविष्यवाणी करना असम्भव है, चाहे वह स्वास्थ्य के विषय में हो या विश्व के बड़े नेताओं के राजनीतिक लाभ के बारे में। व्यक्ति का वर्तमान कर्म भविष्य की भविष्यवाणी में हस्तक्षेप करता है। वैयक्तिक स्वतन्त्रता उस विवेक और बुद्धि में निहित है जो हम सभी में है और हमें हमारी क्रियाओं (हमारा कर्म) के सन्दर्भ में निर्णय लेने में समर्थ बनाता है।

हम सभी ने एक विशेष गठन के साथ जन्म लिया है और इसका निर्धारण हमें मानसिक और दैहिक साम्यावस्था को बनाए रखने का मार्ग दर्शाता है। जब हम यह समझ पाते हैं कि प्रत्येक व्यक्ति की अपनी एक श्रेणी है और प्रत्येक श्रेणी अपने मार्ग का अनुसरण करती है तो हम दूसरों को बेहतर ढंग से समझ सकते हैं।

निदान और उपचार

तीनों महत्त्वपूर्ण शक्तियों—त्रिदोष—के आधार पर अपने स्वास्थ्य की अवस्था का निर्धारण करना अनिवार्य है। इसकी शुरुआत कुछ साधारण दैनिक प्रेक्षणों से की जा सकती है जो अतिरिक्त समय या शक्ति की माँग नहीं करते सिर्फ जरूरत है दैनिक शारीरिक घटनाओं पर ध्यान देने की।

जब आप सुबह सोकर उठते हैं, सोचिए कि आपकी नींद कैसी रही, आपकी देह कैसा महसूस करती है, और रात-भर के विश्राम के बाद आप कैसे दिखते हैं। अगर आप सुबह कुछ अकड़न महसूस करते हैं, तो आपको अपने विकारग्रस्त वात का ध्यान रखना होगा, और अगर आपका मन अधिक सोने को करता है, तो आपका कफ ठीक ढंग से कार्य नहीं कर रहा है। विशेषकर सुबह उठते ही, अगर आपका मुँह सूखा हुआ है, तो आप वात-विकार से ग्रस्त हैं। मुँह में कसैला और मधुर स्वाद क्रमशः पित्त और कफ विकार के लक्षण हैं।

सुबह फारिग होते हुए इन बातों पर ध्यान दीजिए। घटी हुई मात्रा में मटमैला, गाढ़ा, भद्दे रंग का मूत्र वात विकार को दर्शाता है। पीला और कुछ लाली लिये हुआ मूत्र पित्त प्रबलता के लक्षण हैं, और फेनयुक्त मूत्र कफ-विकार को दर्शाता है। एक स्वस्थ मनुष्य का पेशाब बिना किसी फेन के साफ होना चाहिए।

आपके पेट की हालत कैसी है ? क्या आप आसानी से फारिग हो जाते हैं ? अपने मल पर ध्यान दीजिए। सख्त, गहरे रंग का मल दूषित वात का लक्षण है, पतला, हरा, नीला मल पित्त-विकार की ओर इंगित करता है और सफेदी लिये, चिपचिपा, श्लेष्मायुक्त

मल कफ विकार को दर्शाता है। एक स्वस्थ मनुष्य का मल न तो बहुत सख्त होता है और न ही बहुत पतला, और आसानी से बाहर आ जाता है। अगर आप सुबह और शाम को, दिन में दो बार मलत्याग कर पाएँ तो बहुत ही अच्छा लेकिन दिन में एक बार मलत्याग तो परम आवश्यक है, नहीं तो बेचैनी बनी रहेगी।

अच्छे स्वास्थ्य और दीर्घायु होने के लिए, सुबह उठकर 300 से 500 मि.ली. गरम पानी अवश्य पीना चाहिए। ग्रीष्म ऋतु के दौरान, आप अपने कमरे के तापमान जितना गरम पानी पी सकते हैं। यह साधारण जल होना चाहिए और जड़ी-बूटीयुक्त चाय या कोई दूसरा पेय नहीं होना चाहिए। गरम पानी पीने के बाद लेटिए मत। इधर-उधर घूमिए, कुछ योगासन या सुबह के दैनिक कार्य कीजिए, जैसे दाँत साफ करना आदि। सुबह पीया गया गरम पानी आपके मूत्राशय और आँतों की सफाई करता है। आपको इस अभ्यास को दाँत साफ करने या स्नान करने जैसा ही महत्त्वपूर्ण समझना चाहिए। जैसे अगर आप प्रतिदिन स्नान करने के आदी हैं तो एक दिन स्नान न करने पर आप असुविधा अनुभव करते हैं, इसी प्रकार अगर आप अपने भीतर की सफाई इस साधारण अभ्यास से करते हैं, तो आप दैनिक अन्दरूनी सफाई के महत्त्व को समझ पाएँगे। इसके अलावा, यह अभ्यास वात-सन्तुलन बनाए रखता है, और पूरी देह पर इसका प्रशामक प्रभाव पड़ता है। यह मूल्यहीन, समय न लेने वाला अभ्यास आपके बाद के सालों के लिए बहुत कीमती निवेश है।

दाँत साफ करने के लिए, एक अच्छा टूथपेस्ट ही उपयोग में लाएँ। कुछ बढ़िया आयुर्वेदिक टूथपेस्ट/पाउडर बाजार में उपलब्ध भी हैं। दाँत साफ करते हुए, पूरी प्रक्रिया पर ध्यान लगाइए, इस गतिविधि को पूरी तन्मयता के साथ कीजिए और यह सुनिश्चित करें कि आपके दाँतों के आने-कोने तक साफ हों। कुल्ला करने के पश्चात्, अपनी जीभ को एक मुलायम टूथब्रश से या टंग क्लिनर[1] से घिसते हुए साफ कीजिए। जहाँ तक सम्भव हो सके अपनी जीभ को बाहर निकालें ताकि आप भीतर तक सफाई कर सकें। यह प्रक्रिया एक ध्वनि उत्पन्न करेगी; यह आपका उदर हल्का-सा सिकोड़ेगी, और गले के निचले हिस्सों की सफाई में मदद करेगी। जिनका गला हमेशा खराब रहता है यह उन लोगों के लिए लाभकारी है।

मसूढ़ों में रक्तस्राव होने पर फौरन ध्यान दें और फॉर्मेल्डिहाइड युक्त औषधियाँ या दूसरे तेज रसायन रक्तस्राव रोकने के लिए उपयोग न करें। आयुर्वेद में, साथ-ही-साथ संसार की अधिकांश देशज संस्कृतियों में, बढ़िया किस्म की वानस्पतिक औषधियाँ हैं जो मसूढ़ों और दाँतों को मजबूत बनाने के लिए उपयोग में लाई जाती हैं। स्वस्थ दाँतों और मसूढ़ों की कुंजी इस बात में निहित है कि नाश्ते और दोपहर के भोजन और दोपहर के भोजन से रात्रि के भोजन के बीच कुछ न खाया जाए और कुछ भी खाने के पश्चात्—यह भोजन, केक का टुकड़ा, या एक छोटी-सी चाकलेट हो सकती है—पानी से

1. टंग क्लिनर दवाओं की दुकान या किसी भी बड़ी दुकान से खरीदे जा सकते हैं।

कुल्ला किया जाए।

स्नान करते हुए देह को साफ करने की प्रक्रिया कोई यांत्रिक क्रिया नहीं होनी चाहिए। आपको अतिरिक्त समय लगाने की जरूरत नहीं है, आपको बस इस प्रक्रिया के दौरान दत्तचित्त होकर अपनी देह के सभी अंगों की ओर ध्यान देने की जरूरत है। स्नान के बाद नारियल या तिल के तेल का प्रयोग करें, विशेषकर अगर आपकी त्वचा रूखी हो या आप खुश्क आबोहवा में रहते हों। त्वचा वात के प्रति संवेदनशील होती है क्योंकि यह हवा के सम्पर्क में रहती है, आपको सप्ताह में कम-से-कम एक बार तेल-मालिश करनी चाहिए। तेल लगाने के कुछ हफ्तों बाद इसे गरम पानी से धो देना चाहिए।

दैनिक स्नान के दौरान अपने कानों की ऊपरी लौ और पैर की उँगलियों की तेल से मालिश कीजिए। स्नान के समय थोड़ा-सा सरसों का तेल सूँघे। इसे एक उँगली में तेल लगाकर नासाद्वार तक ले जाकर और भीतर की ओर श्वास भरकर किया जा सकता है। इसके बाद नाक जोर से सिनकिए। इस अभ्यास से नासाछिद्र में फँसी रेंट निकल जाती है, साँस सुचारु रूप से ली जाती है और घ्राणशक्ति प्रबल होती है।

बालों में शैम्पू लगाते हुए सिर की उँगलियों से हल्की मालिश कीजिए। कोई हल्का शैम्पू या विशुद्ध आयुर्वेदिक शैम्पू ही उपयोग करना चाहिए। जड़ी-बूटी युक्त केश तेल (herbal hair oil) सप्ताह में एक बार सिर पर लगाएँ। आप तिल, नारियल, या जैतून का तेल भी उपयोग में ला सकते हैं। बालों में तेल को आधा दिन या पूरी रात लगाकर रखना चाहिए, लेकिन इसके लिए अपने तकिए पर कोई पुराना कपड़ा या तौलिया बिछा लें इससे बिस्तर पर तेल नहीं लगेगा। बालों में नियमित रूप से तेल लगाने पर बालों का झड़ना रुकता है और वे मुलायम और सुन्दर होते हैं। बालों को बारम्बार शैम्पू न करें। बालों में कंघी करना उनकी जड़ों को शक्ति प्रदान करता है, इसलिए बालों में कंघी व सुलझाने का काम अवश्य करें।

उपरोक्त निर्देश पाँच में से चार इन्द्रियों पर विचार करते हैं। दृष्टि-क्षमता बढ़ाने के लिए, यह आवश्यक है कि आँखों में कोई आई ड्राप डाला जाए। मुलैठी, तुलसी या शिरीष की छाल (Chamomile) से तैयार काढ़े (क्वाथ) इसके लिए उत्तम है। अगर कुछ भी उपलब्ध नहीं है, या जो लोग बहुत यात्रा करते हैं उनके लिए इसे साथ ले जाना बोझिल है, तो सुबह के अपने पहले मूत्र की कुछ बूँदें प्रयोग करें, या अपनी लार (सलाइवा) उपयोग में ला सकते हैं। कमल का शहद आँखों के लिए बहुत उपयोगी है और कुछ आयुर्वेदिक कम्पनियाँ इसकी बिक्री करती हैं। अगर यह उपलब्ध नहीं है, तो कोई दूसरा शहद ले लें। शहद का प्रयोग सोने से पहले या आपके पास आँखें बन्द रखने का कुछ समय हो तभी करना चाहिए।

आँखों के लिए कुछ शक्तिवर्द्धक अभ्यास करना बहुत महत्त्वपूर्ण है। इनमें सबसे आसान आँखों को गोल-गोल घुमाना है। इसे दिन के किसी भी समय कहीं भी किया जा सकता है, सिवाय यात्रा करने के बाद, या जब आप थके हों। पहले आँखों को ऊपर,

फिर नीचे घुमाइए, फिर दाएँ और बाएँ। यह सब करते हुए अगर आपकी आँखों में दर्द हो, तो थोड़ी देर के लिए ही इस अभ्यास को कीजिए। धीरे-धीरे, ये बाधा दूर हो जाएगी। आम तौर पर यह कफ-विकार के कारण होता है। अगला चरण आँखों को धीमी गति से गोल-गोल घुमाना है। (चित्र 8)। यह सुनिश्चित करें कि इस अभ्यास को करते हुए आपकी मुद्रा विश्राम करने की हो।

पानी में पड़ते हुए सूर्य के प्रतिबिम्ब पर ध्यान केन्द्रित करना आँखों के लिए उत्तम है। आप इसे समय-समय पर अवकाश के दौरान या पानी के नजदीक होने पर कर सकते हैं। उगते हुए या ढलते सूर्य पर ध्यान केन्द्रित करना इसी तरह लाभकारी है। इन अभ्यासों को दिनचर्या में शामिल कर पाना आसान नहीं है, लेकिन इन्हें हमेशा याद रखिए, और जब भी अवसर मिले इन्हें कर डालिए।

योग द्वारा जीवन-शक्ति का संचार

स्वास्थ्य की अवस्था को ठीक रखने और जीवन के अन्तिम वर्षों तक इसे बनाए रखने के लिए, दिनचर्या में कुछ योगाभ्यास और प्राणायाम को शामिल करना आवश्यक है। बहुत से लोग इस अच्छे कार्य से यह कहकर छुटकारा पा लेते हैं कि उनके पास समय की कमी है। लेकिन समय की कमी के कारण लोग कई दिनों तक दाँत साफ करना या स्नान करना अथवा भोजन करना नहीं भूल जाते। इन कामों को अपरिहार्य और महत्त्वपूर्ण समझा जाता है, जबकि योगाभ्यास और अन्य गतिविधियाँ वैकल्पिक मानी जाती हैं। मैं आपको 10 मिनट योग और 6 मिनट प्राणायाम करने की सलाह देना चाहूँगी। इन्हें भोजन और जीवन की अन्य आवश्यकताओं की तरह महत्त्वपूर्ण और अपरिहार्य समझना चाहिए।

प्रतिदिन सोलह मिनट का निवेश दोनों छोटी और लम्बी अवधि के लाभ देता है। योगाभ्यास और प्राणायाम देह और भीतरी अंगों को पुनर्जीवन प्रदान करते हैं; ये देह को लचीला और सुन्दर बनाते हैं। दीर्घायु बनाते हैं और वृद्धावस्था में भी सक्रिय बनाए रखते हैं। साथ ही सत्व में वृद्धि कर ये मानस के तीनों गुणों को सन्तुलित रखते हैं।

शारीरिक व्यायाम की अन्य पद्धतियाँ, जैसे एरोबिक्स, कसरत, धीमी दौड़ आदि इस धारणा पर आधारित हैं कि देह एक यन्त्र/मशीन है। आयुर्वेद की दृष्टि से, इस प्रकार के व्यायाम देह में वात-वृद्धि करते हैं क्योंकि इन्हें यान्त्रिक ढंग से और तेजी से किया जाता है। कुछ लोगों के लिए, ये हानिकारक भी हो सकते हैं। दूसरी ओर, योगाभ्यास देह और मानस के सामंजस्य के सिद्धान्त पर आधारित है और आत्मसंयम के विकास में सहायता करके शान्ति और सामंजस्य की ओर ले जाता है। योग मनुष्य में उसके अस्तित्व की चेतना जाग्रत करके स्वास्थ्य सम्बन्धी समस्याओं के प्रति संवेदनशीलता भी विकसित करता है। धीमी गति और मानसिक एकाग्रता के साथ की गई कई तरह की शारीरिक क्रियाएँ देह की आन्तरिक और बाह्य समस्याओं का पता लगाने में सहायता करती हैं।

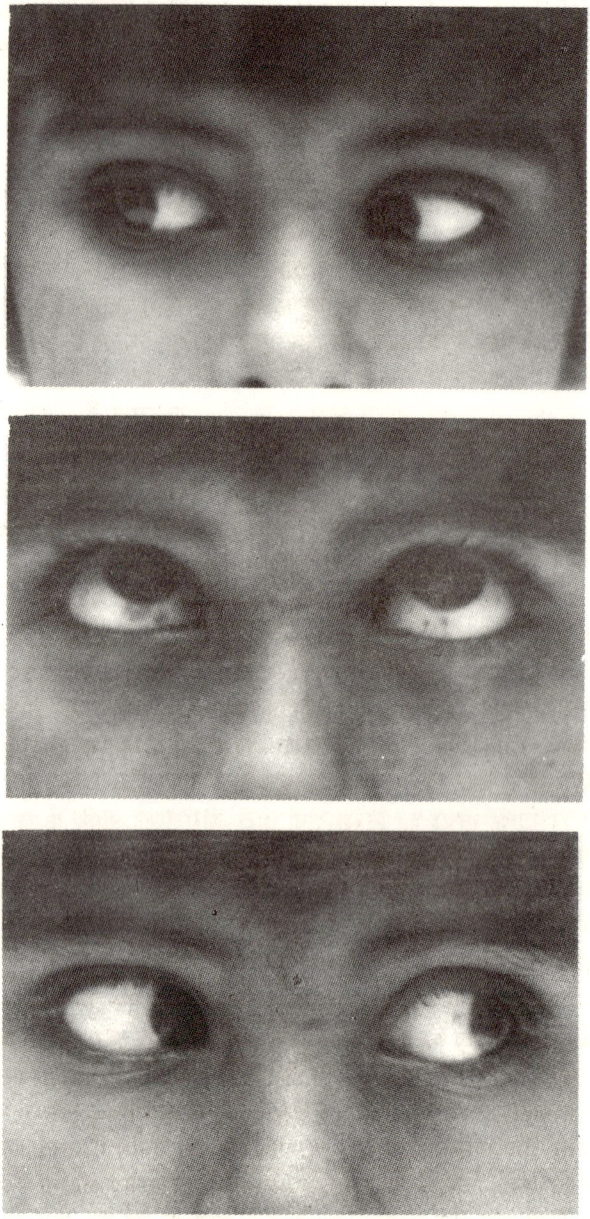

चित्र 8 : आँखों को गोल-गोल घूमाना

सुबह उठकर और रात को सोने से पहले, आपको 3 मिनट प्राणायाम और इतना ही समय सत्व बढ़ाने के लिए देना चाहिए। हर सुबह 10 मिनट सूर्य-नमस्कार को समर्पित करने चाहिए। इस 16 मिनट के कार्यक्रम का योग के अध्याय में चित्रों सहित विस्तार से वर्णन किया गया है।

षड्आयामी सन्तुलन

पिछले अध्याय में, मैंने दो स्तरों—दैहिक और मानसिक—पर सन्तुलन की चर्चा की और यह दर्शाया कि किस प्रकार ये छह पक्ष परस्पर अन्तःसम्बन्धित और अन्योन्याश्रित हैं। चीनी चिकित्सा पद्धति में जहाँ सन्तुलन दो प्रमुख शक्तियों—यीन और यांग के मध्य माना जाता है; या, आधुनिक चिकित्साशास्त्र (एलोपैथी) में जहाँ देह को एक यान्त्रिक प्रणाली और देह और मानस का अलग-अलग अस्तित्व माना जाता है, से तुलना करने पर आयुर्वेदिक पद्धति बहुत जटिल मालूम होती है। अन्ततः तारक के सभी छह कोण स्पष्ट हो जाएँगे और आप इस जटिलता को समझ सकेंगे तथापि, सहजतापूर्वक समझने के लिए, आयुर्वेदिक पद्धति को ब्रह्मांड के परिप्रेक्ष्य में, और उन चिकित्सा प्रणालियों से बिना तुलना किए जिनके बारे में आप पहले से जानते हैं समझना आवश्यक है। जानने की शुरुआती प्रक्रिया में इससे सहायता मिलेगी।

लोभ और असन्तोष हमारे समय की दो प्रमुख बुराइयाँ हैं, और ये रोग और विपत्ति की ओर ले जाती हैं। भोजन का उदाहरण लें। संसार-भर में धनी लोग अपनी आवश्यकता से अधिक खाते हैं और दुनिया-भर की व्याधियों के शिकार हो जाते हैं। लोभ—सब कुछ पा लेने की लालसा—लोगों को अत्यधिक कार्य करने को विवश करता है और व्यस्त और तनावपूर्ण जीवन की ओर ले जाता है। अपने काम और धनाभिमुखी संस्कृति के चलते हम यह भूल जाते हैं कि इस धरती पर हमारा रहना अस्थायी है, और हमें इसे सुखद और शान्तिपूर्ण बनाने का प्रयास करना चाहिए। जीवन का वास्तविक आनन्द सन्तोष और सन्तुष्टि की भावना में निहित है। स्वास्थकर जीवन जीने के लिए इस आदत को विकसित करना सबसे महत्त्वपूर्ण गुण है। अगर आप केवल शारीरिक स्तर पर अपना पूरा ध्यान रखें, तो स्वस्थ बने रहना सम्भव नहीं है अगर आपका मानस लोभ और असन्तुष्टि से नियन्त्रित होता है, ये दोनों रजस में वृद्धि करते हैं; ये सत्व के आलोक को तमस से ढक लेते हैं। अत्यधिक सक्रियता उत्तेजना, अनिद्रा, उच्चरक्तचाप, पेट के अल्सर और अन्य बहुत से रोगों को जन्म देती है। रजस की वृद्धि जड़ता की ओर ले जाती है, जिससे आखिर अवसाद और अन्य मानसिक रोगों को बढ़ावा मिलता है।

सत्व क्रिया और जड़ता के मध्य सन्तुलन पैदा करता है। प्राचीन काल में, धर्म का उपयोग इसकी सहायता से सत्व को विकसित करने में हुआ। आधुनिक काल में, धर्म का महत्त्व और प्रकार्य घटा है और यह महज कर्मकांड बनकर रह गया है। हमें एक प्रकार की 'वैश्विक आध्यात्मिकता' को व्यवहार में लाने की जरूरत है जो अधिकांश

लोगों द्वारा स्वीकार्य हो; यह हमें सन्तुलन और सामाजिक सामंजस्य को पाने में सहायता करेगी। इस दिशा में योग पद्धति महत्त्वपूर्ण भूमिका निभा सकती है।

क्रोध, अत्यधिक लागव और इन्द्रियानुशासन का अभाव मानस के दूसरे तामसिक गुण हैं जो स्वास्थ्य सम्बन्धी समस्याएँ पैदा करते हैं। देह के सहज आवेगों को दबाना नहीं चाहिए : हिचकी, अपानवायु, उल्टी, भूख, प्यास, आँसू, उबासी, निद्रा, छींक, श्रम के बाद जल्दी-जल्दी साँस लेना, मल या मूत्र त्याग की इच्छा—इनका दमन बहुत-सी समस्याएँ पैदा कर सकता है। यद्यपि, ऐसे आवेग भी है जिन्हें नियन्त्रण में रखना चाहिए : मन, वचन और कर्म से बुरे कामों की इच्छा; और लोभ, वेदना, भय, क्रोध, अहंकार, ईर्ष्या, या मोहान्धता।

मुख्यतः, दमनीय आवेगों पर नियन्त्रण करना अपनी विचार प्रक्रिया को नियंत्रित करने की योग्यता से ही आता है। मानस मानस को नियन्त्रित करता है और यह कला नियमित अभ्यास और इस उद्देश्य को पाने की इच्छा से ही आती है। इसलिए, प्रतिदिन कुछ एक योगाभ्यासों पर लगाए गए कुछ मिनट मानसिक क्रियाओं को नियंत्रित करते हैं और स्वस्थ जीवन के लिए मार्ग सुगम करते हैं।

मानसिक साम्यावस्था को पाने का प्रयास करने के बजाए दोषों के स्तर पर असन्तुलन को दूर करना ज्यादा आसान है। उदाहरण के लिए, विकारग्रस्त पित्त के कारण अगर कोई व्यक्ति शीघ्र ही आपा खो बैठता है और चिड़चिड़ा जाता है, तो पित्त का शमन करने के लिए आहार और बाकी साधारण उपाए सन्तुलन प्राप्त करने में सहायक होंगे। अगर किसी को गुस्से के दौरे पड़ते हैं और वह नियन्त्रण खो बैठता है, तो धीरे-धीरे यह व्यक्ति पित्त विकार और इससे सम्बन्धित व्याधियों का शिकार हो जाएगा। इस व्यक्ति को अपने दमनीय आवेगों पर नियन्त्रण करना सिखाने के लिए कहीं अधिक समय की आवश्यकता पड़ेगी। ये उदाहरण आपको यह समझने में सहायता करेंगे कि षड्-आयामी साम्यावस्था में, मानस के तीन गुणों में सामंजस्य का महत्त्व सर्वप्रथम है, और बहुत से रोगों में, समस्या का मूल कारण यही होता है।

हमारी आधुनिक जीवन शैली अत्यधिक वात-प्रधान है। अतिशय रजस वात-प्रबलता को बढ़ावा देता है। तकनीकी तौर पर उन्नत समाज में, अधिकतर आहार प्रसंस्कारित होते हैं और पहले से पके हुए बासी आहार का सेवन आम है। रासायनिक उर्वरकों का प्रयोग करके उगाए गए आहार भी वात को बढ़ाते हैं। ब्रैड और बिस्कुट सरीखे शुष्क आहार, और पहले से निकाले गए फलों के रस भी इस दोष को प्रभावित करते हैं, और अन्ततः विकार की ओर ले जाते हैं। शोर-शराबे युक्त वातावरण, और वास्तविक शान्ति और फुरसत का अभाव कुछ अन्य कारण हैं जो एक निश्चित समय के बाद वात में विकार उत्पन्न करते हैं। ताजा आहार लेना और वात घटाने वाली बूटियों और मसालों का उपयोग महत्त्वपूर्ण है। वात शमन के लिए नियमित तौर पर एनीमा लें और खाना पकाने के लिए घी का प्रयोग करें। दुनिया-भर के क्रियाकलापों से भरी छुट्टियाँ लेने की बजाए कम-से-कम साल में एक बार आरामदायक और शान्तिपूर्ण छुट्टियाँ मनाने का

प्रयास करना चाहिए।

नियमित तौर पर मद्यपान करना और घंटों बैठा रहना पित्त-विकार उत्पन्न कर सकता है। इस दोष को सन्तुलित करने के लिए, सीमित मात्रा में मद्यपान करने का प्रयास करें और खाली पेट कभी न पीयें। आयुर्वेद के अनुसार उत्तम किस्म की मदिरा और बीयर ही पीनी चाहिए और साथ में कुछ आहार भी लेना चाहिए। जहाँ तक घंटों बैठे रहने की बात है, समस्या का जन्म गलत मुद्रा के कारण होता है। वक्ष पर जोकि पित्त का क्षेत्र है लगातार शारीरिक दबाव पड़ता है। इस समस्या और इसके इलाज के बारे में आगे विस्तार से चर्चा की जाएगी।

जहाँ लोग बन्द या अँधेरे कमरों में काम करते हैं, या अगर वहाँ ठीक से चल-फिर पाने की सुविधा नहीं है, तो यह आमतौर पर कफ-असन्तुलन को बढ़ाता है। एक ही जगह पर बैठ कर किए जाने वाले काम इस दोष में विकार और वजन बढ़ने की समस्याएँ पैदा करते हैं। आपको अपने काम की परिस्थितियों, और काम के अलावा जो जीवन है और पोषण के मध्य सन्तुलन बिठाना सीखना चाहिए।

लेकिन, ज्यादातर समय लोग अपने स्वास्थ्य के लिए तभी कुछ करते हैं जब किसी रोग के स्पष्ट लक्षण सामने हों। इस पुस्तक का उद्देश्य पाठक को इस सन्दर्भ में जागरूक बनाना है कि एक स्वस्थ जीवन-शैली को विकसित करना बहुत महत्त्वपूर्ण है क्योंकि तभी आप स्वयं को अस्वास्थ्य की अवस्था में पड़ने से रोक सकेंगे। यह एक बहुआयामी प्रयास है जो जागरूकता की माँग करता है और आपके सम्पूर्ण जीवन को प्रभावित करता है। सीखने के इस प्रारम्भिक दौर के बाद, आप यह अनुभव करेंगे कि आपने एक सहजानुभूत ज्ञान को विकसित किया है, और इस साम्यावस्था को बनाए रखने के लिए यह कोई प्रयास नहीं, बल्कि आदत है।

3

देह का शुद्धिकरण
स्वास्थ्य और दीर्घ जीवन की कुंजी

ज्यादातर लोग शारीरिक स्वच्छता और सुन्दर दिखने के प्रति काफी जागरूक रहते हैं, लेकिन उनकी देह के भीतर जो चल रहा है उसकी वे पूरी तरह उपेक्षा करते हैं। देह के भीतर गन्दगी और विषैले पदार्थों का जमाव आवश्यक द्रवों के मार्ग में बाधा उत्पन्न करता है और रुधिर को अशुद्ध बनाता है। आयुर्वेद में बताए गए शुद्धिकरण के अभ्यास में शक्ति का एक आदर्श स्तर, सामर्थ्य और रोगों से लड़ने की क्षमता को बनाए रखने के लिए देह के भीतरी अंगों की सफाई और उन्हें पुनर्जीवन प्रदान करना शामिल है। देह के भीतर गन्दगी का जमाव सुस्त व्यवहार, थकान, दुःस्वप्न और दूसरी सम्बन्धित व्याधियों की ओर, और अन्ततः छोटी और बड़ी दोनों ही बीमारियों की ओर ले जा सकता है।

हम सभी प्रकार की चीजें खाते और पीते हैं। हम अपना मुँह साफ करते हैं, और जो हम देख नहीं पाते उसकी उपेक्षा करते हैं। कल्पना कीजिए कि आपको केवल एक ही गिलास से पूरे साल-भर काम चलाना है और इसे बिना धोये इसमें पानी, बीयर, सन्तरे का रस, दूध आदि लेते रहना है। इस विचार-भर से ही आप बीमार पड़ जाएँगे। बहरहाल, यह कोई बहुत अच्छी उपमा नहीं है क्योंकि देह प्राणवान है और इसके पास अपनी सफाई के तरीके हैं। अगर हम ऐसा कुछ खा लें जो देह के लिए कतई अरुचिकर हो, तो यह उसे उल्टी या दस्त की शक्ल में बाहर कर देगी। पाचन-क्षेत्र का बाहरी हिस्सा एपिथीलियल कोशिकाओं का बना होता है जो निरन्तर पुनर्जीवित होते रहते हैं। इसलिए देह को पानी पीने के गिलास की तरह जल्दी-जल्दी सफाई की आवश्यकता नहीं पड़ती लेकिन फिर भी हर छह माह में देह का आन्तरिक शुद्धिकरण होना चाहिए।

कुछ स्वास्थ्य विशेषज्ञ यह तर्क देते हैं कि आन्तरिक सफाई कोई प्राकृतिक घटना नहीं है क्योंकि पशु ऐसे अभ्यास नहीं करते। इसका जवाब यही है कि जहाँ तक स्वास्थ्य का प्रश्न है पशुओं में एक 'नैसर्गिक बोध' होता है। वे कोकाकोला, बहुत अधिक चीनी, नमक, कृत्रिम सुगन्ध और रंगों वाले डिब्बाबन्द आहार, गैर-मौसमी आहार आदि उपयोग में नहीं लाते हैं। अपच होने पर, वे साधारणतः उपवास करते हैं और अपने पाचन तन्त्र

की सफाई प्राकृतिक ढंग से होने देते हैं। आपको आश्चर्य होगा कि पशुओं को प्राकृतिक औषधियों की अद्‌भुत जानकारी होती है। प्राचीन भारत में आयुर्वेद मनीषियों ने बहुत-सी औषधीय-वनस्पतियों के विषय में पशुओं और उपचार के उनके तौर-तरीकों को देखकर ही सीखा था। यही कारण है कि संस्कृत में बहुत-सी वानस्पतिक औषधियों के नाम पशुओं के नाम पर रखे गए।

मानव शिशु भी अपने उपचार के लिए नैसर्गिक ढंग से प्रतिक्रिया करते हैं। उदाहरण के लिए, पेट में गड़बड़ी या कफ होने पर, बच्चे दूध छोड़ देते हैं। माँएँ फौरन चिन्तित हो जाती हैं और उन्हें जबरन दूध पिलाती हैं। कभी-कभी, वे दूध बाहर उलट देते हैं, इससे वे शुद्धिकरण की प्रक्रिया को प्राकृतिक ढंग से ही कर रहे होते हैं। जैसे-जैसे बड़े होते हैं, प्रकृति के साथ सामंजस्य बिठाए रखने का उनका नैसर्गिक गुण हमारे समाज के प्रभाव के चलते गायब ही हो जाता है।

जब आप कुछ विषाक्त, या दूषित भोजन खाते हैं, तो आपकी देह प्राकृतिक रीति से प्रतिक्रिया करती है, और आप उल्टी कर देते हैं या आपको दस्त हो जाते हैं। लेकिन, आजकल, बहुत से लोग अज्ञानतावश उल्टी या दस्त रोकने के लिए औषधियाँ ले लेते हैं। आयुर्वेद के अनुसार यह एक गलत तरीका है। आपको देह की सफाई की प्राकृतिक प्रक्रिया में बाधा नहीं डालनी चाहिए।

ऐसे स्वास्थ्य विशेषज्ञ भी हैं जो बहुत अधिक मात्रा में पानी पीने, बहुत दिनों तक उपवास रखने, काफी सारा ताजा फलों का रस और सूप पीने आदि में विश्वास रखते हैं। आयुर्वेदिक ज्ञान के अनुसार, इस तरह के कठोर मानदंड देह के लिए अच्छे नहीं हैं। पूर्ण उपवास का आयुर्वेद में निषेध है क्योंकि इससे वात-विकार होता है। इसके अलावा इस प्रकार का शुद्धिकरण आयुर्वेदिक के शुद्धिकरण अभ्यासों की तरह सुस्पष्ट और पूर्ण भी नहीं है।

जिस तरह हम देह के बाह्य भाग को देखते हैं अगर उसी तरह हम आन्तरिक भाग को भी देखने का प्रयास करें तो समयबद्ध आन्तरिक सफाई की जरूरत को समझना आसान होगा। हम बाह्य तौर पर स्वास्थ्य के उद्‌देश्य से स्वयं को साफ और सुन्दर बनाते हैं। हम आकर्षक दिखना चाहते हैं। हम साबुन, शैम्पू या दूसरे सफाई करने वाले उत्पादों से अपनी सफाई करते हैं, अपने ऊपर सुरक्षात्मक क्रिमों का आवरण चढ़ा लेते हैं, बाल काट और रंग लेते हैं, और अपने नाखून काटते हैं और उन्हें सही आकार देते हैं। जिस तरह नहाने के बाद हम बेहतर दिखते और महसूस करते हैं, उसी तरह शुद्धिकरण अभ्यासों के बाद देह के आन्तरिक अंग अधिक दक्षता और नई शक्ति के साथ कार्य करते हैं। इस पर पहले ही चर्चा की जा चुकी है कि विकारग्रस्त दोषों और उनसे उपजी व्याधियों के उपचार के लिए अलग-अलग शुद्धिकरण अभ्यास की आवश्यकता होती है।

जब हम हर छह माह में भीतरी सफाई करते हैं, तो दोष अपना सन्तुलन बनाए रखते हैं, और देह की शक्ति और प्रतिरोधक क्षमता भी बढ़ती है, जिसे आयुर्वेद में ओजस कहा गया है। सन्तुलित दोष और बढ़ा हुआ ओजस रोगों से हमारी रक्षा करते हैं और

उम्र बढ़ने की प्रक्रिया को धीमा करते हैं। इसलिए, आन्तरिक शुद्धिकरण के आयुर्वेदिक अभ्यासों से जीवन की गुणवत्ता सुधरती है।

आयुर्वेदिक आन्तरिक शुद्धिकरण का मानस पर प्रशान्तिकारक प्रभाव पड़ता है। आधुनिक जीवन पद्धति ने हमें संवेदनहीन बना दिया है; यह हमारी देह के बोध को हमसे दूर ले जाती है। मेरा अनुभव है कि कुछ लोगों को पुराने भयों या जीवन की पूरी तरह विस्मृत घटनाओं के बारे में खास तरह के सपने दिखते हैं, तो कुछ में बिना कोई खास कारण समझे हुए रोने की बहुत इच्छा होती है। देह के अलग-अलग हिस्सों की सफाई द्वारा, हम मानस की सफाई की प्रक्रिया भी प्रारम्भ कर सकते हैं।

पंचकर्म : शुद्धिकरण की पाँच क्रियाएँ

प्राचीन आयुर्वेद में, पाँच प्रकार की आन्तरिक शुद्धिकरण क्रियाएँ दी गई हैं, जिन्हें पंचकर्म कहते हैं। इसमें दो प्रकार की वस्ति-क्रिया (enema), वमन, विरेचन, और नस्य (शिरो-शुद्धि की आन्तरिक क्रिया) शामिल है। इनके अलावा, प्रारम्भिक अभ्यास भी होते हैं जिन्हें पंचकर्म से पहले किया जाता है। इन प्रारम्भिक अभ्यासों को पूर्वकर्म कहा जाता है। इसमें स्नेहन (Unction) और स्वेदन (fomentation) शामिल है। इनका उद्देश्य देह के भीतरी हिस्सों में जमी हुई गन्दगी और विषैले पदार्थों को मुलायम बनाना है जिससे वे आसानी से बाहर निकल सकें।

हाल के वर्षों में, बहुत से आयुर्वेदिक संस्थानों ने पंचकर्म को यूरोप और अमेरिका में लोकप्रिय बनाया है। इसे व्यवसायिक स्तर पर किया गया है और लोगों पर इसका यह प्रभाव पड़ता है कि आन्तरिक शुद्धिकरण के लिए, उन्हें एक महँगे आयुर्वेदिक चिकित्सा-केन्द्र में जाना पड़ेगा। इसमें कोई सन्देह नहीं है कि रोग या गम्भीर विकार की स्थिति में, किसी अनुभवी चिकित्सक द्वारा ही रोगी का उपचार सम्भव है। फिर भी, नियमित रूप से वर्ष में दो बार सफाई के लिए, आप इन क्रियाओं को घर पर करना सीख सकते हैं, और सीखना भी चाहिए। इसके लिए किसी अच्छे प्रशिक्षक से ही प्रशिक्षण लेना चाहिए। हम यह भी सोचते हैं कि चिकित्सकों और अन्य उत्सुक लोगों के लिए ऐसा कोई उपयुक्त केन्द्र नहीं है जहाँ वे पंचकर्म की प्रामाणिक पद्धतियाँ सीख सकें। हमारे हिमालय केन्द्र का उद्देश्य तीन सप्ताह के सघन पाठ्यक्रम के दौरान लोगों को पंचकर्म-अभ्यास में प्रशिक्षित करना है ताकि वे वैयक्तिक तौर पर हर छह माह में इन्हें घर पर रहकर ही कर सकें।

हमने आन्तरिक शुद्धिकरण की क्रियाओं को इस तरह अनुकूलित किया है कि आप साधारण उपकरणों और आसानी से उपलब्ध उत्पादों की सहायता से इन्हें घर पर ही कर सकते हैं। आगामी अध्याय में, एक साधारण कार्यक्रम की रूपरेखा दी गई है जिससे आप आन्तरिक सफाई अभ्यासों को अपनी कार्य-सूची के अनुसार कर सकते हैं। लेकिन यह जानना आवश्यक है कि पंचकर्म विधान आयुर्वेदिक चिकित्सा का एक महत्त्वपूर्ण

भाग है और इसका अध्ययन क्षेत्र बहुत व्यापक है। स्वास्थ्य और सन्तुलन बनाए रखने के लिए यहाँ प्रस्तुत आन्तरिक शुद्धिकरण क्रियाएँ, भारतीय परिवारों के दैनिक जीवन में शामिल आयुर्वेद से प्रेरित है जो अब भी आयुर्वेदिक पद्धति से जीवन जीते हैं।

ऊपर बताई गई क्रियाओं में पाँचवीं क्रिया नासिका मार्ग और सिर की आन्तरिक शुद्धि के लिए है। इसे नस्य (नाक से सम्बन्धित) कहते हैं क्योंकि सिर की आन्तरिक सफाई के लिए औषधियाँ नासाद्वार से ही दी जाती हैं। इस क्रिया को बिना चिकित्सकीय सहायता के नहीं किया जाना चाहिए। आप अन्तःश्वसन की अलग-अलग आसान पद्धतियों के द्वारा शिरो-शुद्धि कर सकते हैं। साथ ही यहाँ इस क्रिया और वमन के लिए वैकल्पिक पद्धत्तियाँ भी बताई गई हैं।

इससे पहले की आप इसका प्रयास करें आन्तरिक सफाई के महत्त्व को समझना आवश्यक है। आप अपनी देह प्रतिदिन स्नान द्वारा स्वच्छ रखते हैं; आप मल-मल कर नहाते हैं, और सभी प्रकार के सफाईकारक पदार्थों का उपयोग करते हैं। देह को धोने-पोंछने के बाद, आप मौसम (शुष्क, ऊष्ण, या शीत लहर, धूल, धूप आदि) के प्रकोप से बचाने और मुलायम बनाने के लिए अपनी बाह्य त्वचा को किसी क्रीम/लेप से पोषित करना पसन्द करते हैं। आप जानते हैं कि ऐसा न करने पर, आपकी त्वचा रूखी और गन्दी हो जाएगी, और इस पर जल्दी ही झुर्रियाँ पड़ जाएँगी। आप ठीक यही सिद्धान्त अपनी देह के भीतर भी लागू कर सकते हैं। सबसे पहले, नियमित तौर पर आन्तरिक सफाई के द्वारा, हम भीतर विषैले पदार्थों के जमाव को रोक सकते हैं। इस तरह से सफाई करने पर, हम देह की दुर्गन्ध, साँस की बदबू, या देह के अन्य हिस्सों से आने वाली अनाकर्षक गन्धों से बच सकते हैं, साथ ही मुहाँसे, और फुंसियों सरीखे त्वचा के रोगों आदि से भी छुटकारा पा सकते हैं। अगर आप इन समस्याओं को पैदा करने वाले घटकों पर ध्यान नहीं देंगे और इन व्याधियों के बाह्य लक्षणों का ही उपचार करेंगे तो जटिलताएँ बढ़ सकती हैं और कोई रोग नए आयाम भी ग्रहण कर सकता है। लेकिन, अगर आप अपने भीतरी अंगों की सफाई और पोषण नियमित तौर पर करें, तो आप अन्तर्जात रोगों से अपना बचाव करने में सक्षम हो सकते हैं।

अब वस्ति-क्रिया का उदाहरण लेते हैं : अगर जड़ी-बूटियों के काढ़े से आँतों की सफाई नियमित रूप से की जाए, तो इनमें चिपकी सारी गन्दगी धुल कर बाहर निकल जाती है। देह से दुर्गन्ध और विषैले पदार्थों के बाहर निकल जाने से राहत की अनुभूति होती है। हमारे पाचन-मार्ग की भीतरी तह ऐसी कोशिकाओं (epithelial cells) की बनी होती हैं जिनका अपना स्रावण तन्त्र भी होता है। उनका स्रावण पोषक पदार्थों की गति को सुगम बनाने के लिए पाचन मार्ग को नम और चिकना बनाए रखता है। विषैले पदार्थों का जमाव इन कोशिकाओं के प्रकार्यों में बाधा डालता है, जिसका अर्थ है कि एनीमा लेने पर एक नवीन और स्वस्थ सन्तुलन कायम किया जा सकता है।

चिकनाई-रहित वस्ति-क्रिया को करने के बाद मैं आपको वसा वस्ति-क्रिया की सलाह दूँगी। वसा-युक्त एनीमा पहले से साफ आँतों के आन्तरिक भागों का पोषण करता

है और गन्दगी के कणों से इनकी सुरक्षा करता है। इसके अलावा, आँतें आहार को सोखने का स्थान भी होती है, इससे यह कार्य अधिक दक्षता से हो पाता है। अगर आप अपनी आँतों की सफाई कभी न करें, तो वर्षों तक संचित होने वाली गन्दगी धीरे-धीरे रक्त को विषैला बना देगी। कुछ आम त्वचा रोगों के अलावा, दूषित रक्त सबसे पहले बाह्य आक्रमणों से लड़ने की आपकी क्षमता को कम कर देगा (और आपकी प्रतिरोधक क्षमता को भी)।

जिस प्रकार वस्ति-क्रियाओं से आँतें साफ और सुरक्षित रहती है, उसी तरह वमन क्रिया से पाचन क्षेत्र का ऊपरी भाग और श्वसन मार्ग स्वच्छ रहता है। विरेचन से यकृत की सफाई होती है और देहाग्नि (पित्त) नियन्त्रित होती है। आपके नासिका-मार्ग का स्वच्छ रहना बहुत महत्त्वपूर्ण है ताकि जीवन प्रदायिनी वायु बिना किसी रुकावट के भीतर जा सके। नासिका द्वार से औषधि डालकर, सिर के ऊर्जा स्रोतों की सफाई करने पर, जो कि स्नायु तन्त्र का स्थान भी है, मस्तिष्क और तंत्रिकाओं को पुनः शक्ति प्राप्त होती है, और यह आपको इस क्षेत्र में कफ के जमाव से बचाए रखता है। शिरोक्षेत्र में कफ के जमाव के कारण सिर दर्द, दृष्टि कमजोर होना, या स्वाद, गन्ध और सूँघने की शक्ति का विलोप, और साइनसाइटिस सरीखी अन्य व्याधियाँ हो सकती हैं।

मालिश, स्नेहन और स्वेदन (प्रमुख शुद्धिकरण क्रियाओं से पूर्व की जाती है) आन्तरिक गन्दगी को मुक्त करते हैं, देह और मानस को आराम पहुँचाते हैं, और साथ ही उनके प्रमुख प्रकार्यों को फिर से शक्ति प्रदान करते हैं। पसीना देह के बाहरी आवरण की सुरक्षा का ध्यान रखता है और विषैले पदार्थों को त्वचा से उत्सर्जित कर देता है। स्नेहन से ओजस और कान्ति में वृद्धि होती है और यह आपको दक्ष और स्फूर्तिवान बनाता है।

आयुर्वेद की शुद्धिकरण क्रियाएँ सभी प्रकार के प्रदूषण का सामना करने के लिए लाभदायी हैं। नियमित सफाई गन्दगी के जमाव की प्रक्रिया को रोकती है और प्रदूषित पदार्थों के प्रभाव को कम करती है, चाहे वे आपके भोजन या साँस लेते हुए हवा में हों।

विषैले पदार्थों के संग्रहण के कारण जब देह के भीतरी अंगों के प्रकार्य मन्द होने लगते हैं, तो यह धीरे-धीरे आपके ओजस, कार्य करने की आपकी क्षमता, और रूप-रंग को भी प्रभावित करने लगता है।

पंचकर्म से सप्तकर्म की ओर

वायु प्रदूषण, मिलावटी और संरक्षित आहार के कारण हमें चाहिए कि आन्तरिक शुद्धिकरण को सचमुच ध्यान में रखा जाए। यहाँ प्राचीन पंचकर्मों (दो प्रकार की वस्ति-क्रिया, वमन, विरेचन और नस्य) में दो और (रक्त-शुद्धिकरण और मूत्र-मार्ग की सफाई) शुद्धिकरण क्रियाओं को जोड़ा गया है। इस सन्दर्भ में मैंने आयुर्वेद के अपने पथ-प्रदर्शक और गुरु, प्रोफेसर प्रियव्रत शर्मा से, फरवरी 1994 में चर्चा की थी। उनके

अनुसार पंचकर्म को सप्तकर्म की संज्ञा दी जानी चाहिए। आन्तरिक शुद्धिकरण क्रियाओं के तकनीकी पक्षों की जानकारी इस प्रकार है।

पूर्व कर्म : सप्तकर्म की तैयारी

आन्तरिक शुद्धिकरण क्रियाओं को करने से पहले, दो मूलभूत पद्धतियों की समुचित तैयारी करना आवश्यक है। पहला स्नेहन और दूसरा स्वेदन है। यह दोनों उपचार देह को विश्रान्ति की अवस्था में ले जाते हैं और देह के भीतरी भाग को मुलायम बनाते हैं ताकि विषैले पदार्थ शुद्धि कर्म के दौरान आसानी से बह जाएँ। इसे ठीक ढंग से समझने के लिए, इसकी तुलना बाह्य सफाई कर्म से की जा सकती है। एक ऐसे व्यक्ति की कल्पना कीजिए जिसकी त्वचा अत्यधिक शुष्क है, जिस पर गन्दगी और धूल जमी है, और जिसे धुलाई की आवश्यकता है। अगर आप इस प्रकार की त्वचा को समुचित रूप से साफ करने के लिए पानी डालकर साबुन से रगड़ना शुरू कर देंगे, तो यह प्रक्रिया कष्ट तो पहुँचाएगी ही साथ में इससे कहीं-कहीं त्वचा छिल भी सकती है। इस स्थिति में सर्वोत्तम यही होगा कि देह को धीरे-धीरे आराम से पानी से या दूध और पानी के मिश्रण से धोया जाए, और इसके बाद तेल मालिश की जाए। तेल मालिश के कुछ घंटों बाद ही जब त्वचा तेल को समुचित रूप से सोख ले, देह को साबुन से साफ किया जाना चाहिए। इसी प्रकार से, देह के आन्तरिक भागों को मुलायम बनाने के लिए वसा और गर्माहट की आवश्यकता होती है, इससे वे औषधि युक्त काढ़े को बेहतर ढंग से वहन कर सकते हैं, और अपनी गन्दगी को सहजता से बहा सकते हैं।

स्नेहन

तेल मालिश : स्नेहन, बाह्य और आन्तरिक दोनों तरीकों से किया जाना चाहिए। बाह्य तौर पर स्नेहन तेल मालिश द्वारा किया जाता है। मेरा हमेशा ही इस बात पर जोर रहता है कि त्वचा को वात असन्तुलन से बचाने के लिए अतिरिक्त सावधानी बरतनी चाहिए। इसका अर्थ है कि स्नान के पश्चात् तेल मालिश की जानी चाहिए (जो लोग ऐसा नहीं करते केवल उन्हीं लोगों को वजन बढ़ने की समस्या रहती है)। सप्ताह में एक बार देह को तेल से संतृप्त अवश्य करना चाहिए (आगे दिए गए निर्देश देखें)। सप्तकर्म को आरम्भ करने से दस दिन पूर्व, हर तीसरे दिन तेल मालिश करनी चाहिए। जहाँ तक सम्भव हो, तीन अलग-अलग तेलों से मालिश की जानी चाहिए। पहली मालिश घी से, दूसरी तिल के तेल से, और तीसरी नारियल के तेल से करनी चाहिए। आप तिल के तेल के आधार (base) वाला अपना मालिश का तेल भी तैयार कर सकते हैं। अगर आपके पास इतना समय नहीं है, तो तिल के तेल को तब तक गरम करें जब तक उससे धुआँ न उठने लगे। इसे ठंडा करके मालिश के लिए रख लें। (तेल को गरम करने पर

वह पतला हो जाता है जिससे त्वचा उसे आसानी से सोख सकती है।)

अपनी देह पर हमेशा गरम घी या तेल ही लगाएँ। अगर मौसम अनुकूल है तो इसे धूप में या तेल के बर्तन को गरम पानी से भरे दूसरे बर्तन में रखकर गरम किया जा सकता है। जिन लोगों के खुले-खुले घर हैं और बाहर अतिरिक्त जगह है, वे बाहर लकड़ी और फाइबर ग्लास का या एक पतली लोहे की चादर वाला कक्ष बनवा सकते हैं। यह कक्ष पिरामिड की आकृति का भी हो सकता है। इस कक्ष में बैठकर आप धूप में स्वेदन क्रिया भी कर पाएँगे।

तेल मालिश की पद्धति

किसी चौड़े मुँह वाले कटोरे में मालिश का तेल या घी ले लें ताकि उसमें आप अपनी उँगलियाँ ठीक से डूबा सकें। तेल गरम होना चाहिए। आप इस कटोरे को गरम पानी से भरे हुए दूसरे बर्तन में भी रख सकते हैं, जिससे मालिश के दौरान तेल गरम बना रहेगा। बैठने से पहले नीचे कोई पुरानी चादर या तौलिया बिछा लें, इससे इधर-उधर दाग-धब्बे नहीं पड़ेंगे। अपने दाहिने हाथ की उँगलियों से बाएँ हाथ और बाँह पर तेल लगाना आरम्भ कीजिए (चित्र 9क और ख)। शुरू में हल्के-हल्के और धीरे-धीरे सभी जोड़ों को दबाते हुए मालिश करें। पर्याप्त मात्रा में तेल लगाते हुए पूरी बाँह की मालिश कर लें। अब बाएँ हाथ से दाहिने हाथ की मालिश करें। इसके बाद दोनों हाथों से बाएँ पैर की धीरे-धीरे नीचे से ऊपर की ओर (चित्र 9 ग) मालिश करें। पैर के सभी जोड़ों को ठीक से दबाएँ और जाँघ की जोर लगाकर मालिश करें। ठीक इसी प्रकार से दाहिने पैर की मालिश करें। इसके बाद, दोनों हाथों से देह के अग्र भाग की मालिश करें (चित्र 9 घ)। कन्धों, गर्दन और आँखें के आस-पास का हिस्सा छोड़कर चेहरे पर तेल लगा लें। जहाँ तक आपका हाथ जा सके वहाँ तक अपनी पीठ की मालिश करें। अगर सम्भव हो तो कोई दुसरा व्यक्ति भी आपकी पीठ की मालिश कर सकता है।

पूरी देह पर तेल लगा लेने के बाद, एक बार फिर से इस प्रक्रिया को दुहरा लें।

जिन लोगों की बहुत शुष्क त्वचा है उन्हें इस प्रक्रिया को तीसरी बार भी दुहरा लेना चाहिए। इसके पीछे विचार यही है कि देह को तेल या घी से तब तक सन्तृप्त करें जब तक वह और सोखना बन्द न कर दे। अगर आप इसे सप्ताह में एक बार या समय-समय पर करते रहते हैं, तो आपकी देह को तीसरी बार इस प्रक्रिया को दुहराने की जरूरत नहीं पड़ेगी।

मालिश कर लेने के बाद, कुछ मिनट तक विश्राम करें और फिर कपड़े पहनने से पहले गरम और भीगे हुए तौलिए से देह का सारा अतिरिक्त तेल पोंछ डालें। गरम पानी से स्नान करने से पहले बेहतर यही होगा कि पूरा दिन, या रात-भर, या कम-से-कम कुछ घंटों के लिए तेल लगा रहने दिया जाए।

इस अभ्यास का प्रशामक प्रभाव पड़ता है और यह वात-विकार को ठीक करता है। यह त्वचा को मुलायम, मजबूत और चोट-चपेट के खिलाफ अधिक प्रतिरोधी बनाता है।

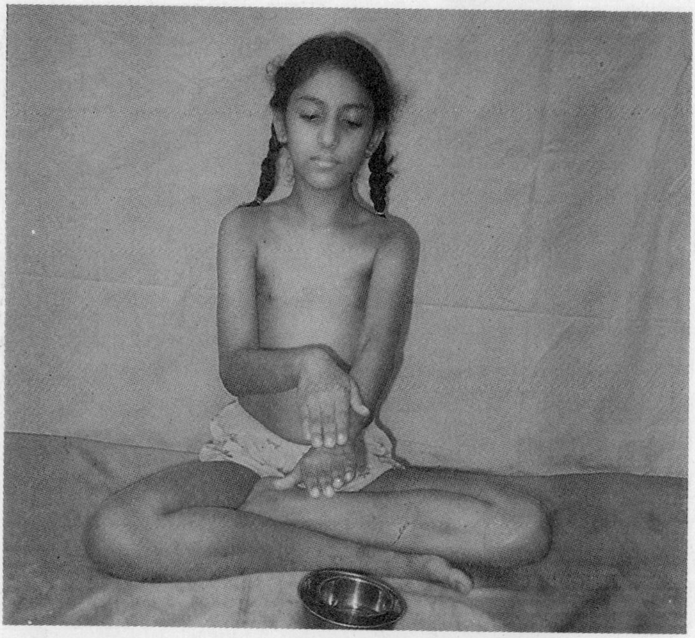

क

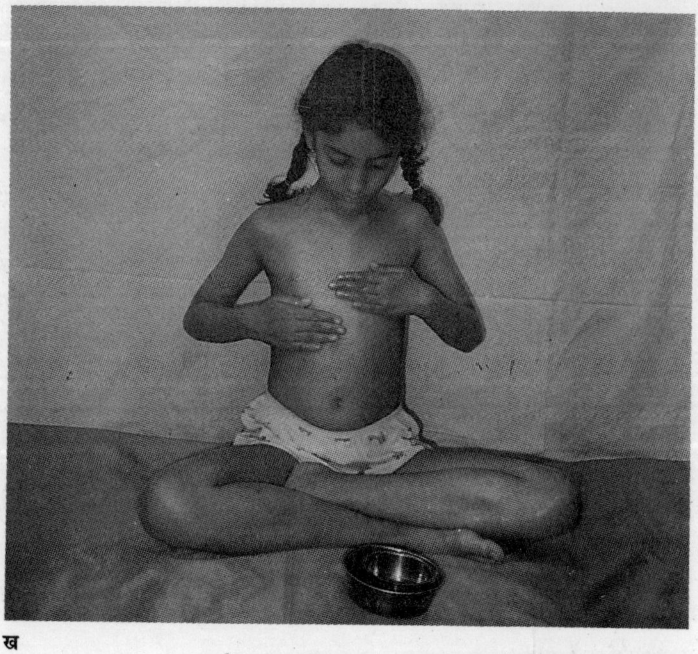

ख

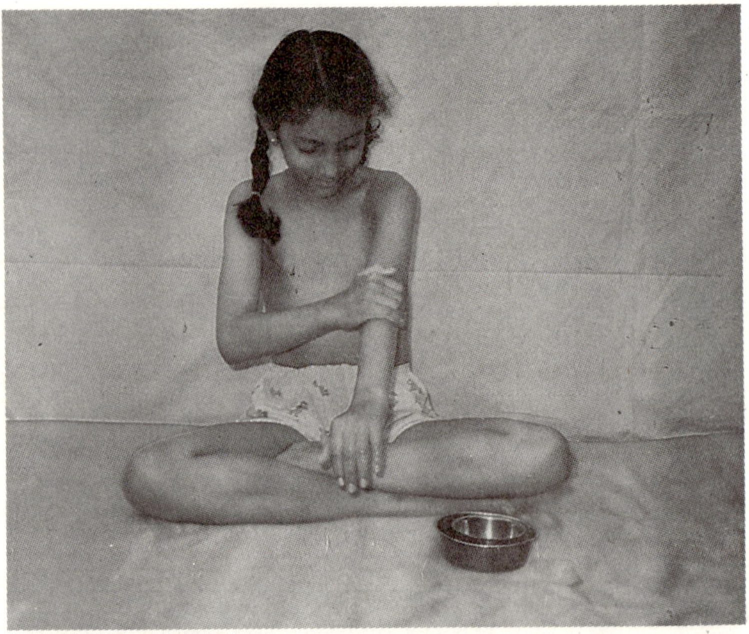

ग

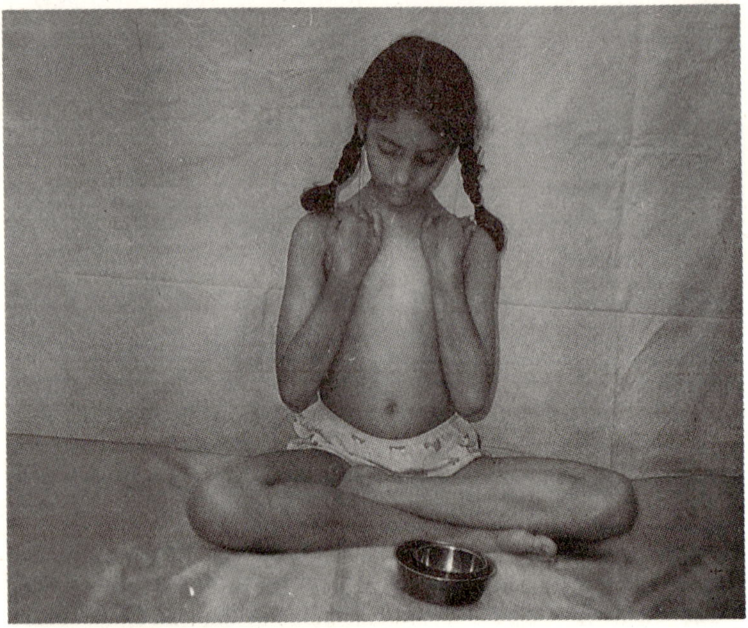

घ

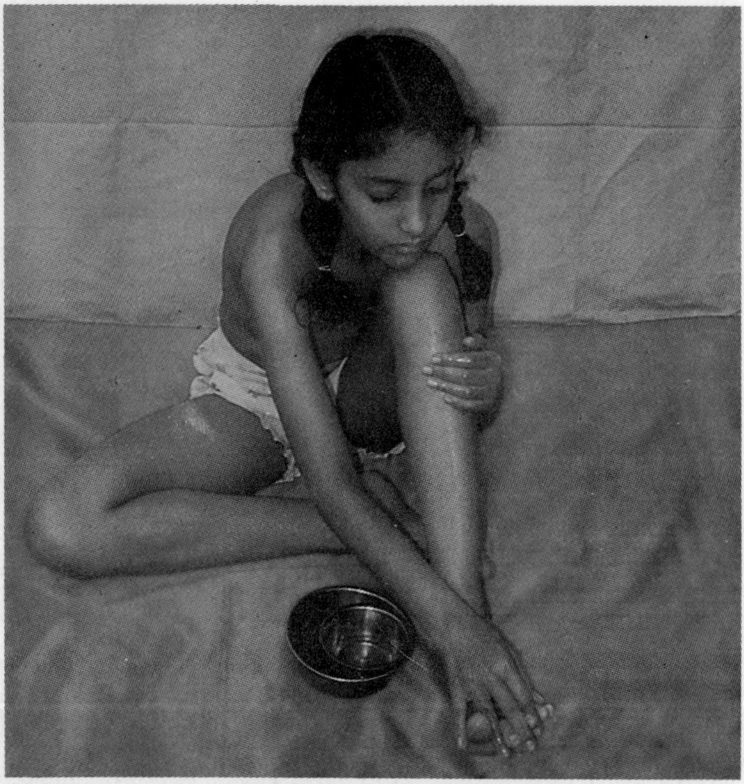

चित्र 9 : तेल मालिश का तरीका

यह रूप-रंग को निखारता और कान्तिवान बनाता है। पूर्वकर्म के अन्तर्गत, तीन या चार दिनों के अन्तर पर कम-से-कम दो बार तेल मालिश अवश्य करनी चाहिए।

सिर की मालिश

इन सत्रों के दौरान कम-से-कम एक बार सिर की मालिश भी करनी चाहिए। सिर की मालिश तिल, नारियल या जैतून के तेल से होनी चाहिए। शिरोवल्क (scalp), और बालों की देखभाल के लिए कुछ विशेष आयुर्वेदिक तेल भी होते हैं। दुर्भाग्यवश, इस तेल को तैयार करने में जिन जड़ी-बूटियों की आवश्यकता होती है, वे भारत से बाहर उपलब्ध नहीं हैं। अगर आप इन्हें ढूँढ़ सकने में सक्षम हों तो इसे बनाने की सामान्य विधि दी गई है।

बालों की जड़ों और शिरोवल्क के पूरे हिस्से के लिए उँगलियों के पोरों से तेल लगाइए। इस तरह मालिश करें कि सारा तेल सोख लिया जाए। तेल को रात-भर लगाए

रखना चाहिए। तेल के दाग-धब्बों से बचने के लिए तकिए के ऊपर पुरानी चादर या तौलिया बिछा लें।

स्नेहन-पान

ठीक जिस तरह तेल मालिश से वाह्य त्वचा मुलायत होती है, वैसे ही स्नेहन-पान से देह के भीतरी अंग मुलायम होते हैं और यह विषैले पदार्थों के संग्रह को गतिशील बनाता है। वसा ग्रहण से वात-विकार ठीक होता है और यही कारण है कि कुछ विद्वान स्नेहन को पंचकर्मो का एक प्रमुख कर्म मानते हैं। पंचकर्म से पहले स्नेहन-पान इसलिए भी महत्त्वपूर्ण है क्योंकि यह देह को दृढ़ता और शक्ति प्रदान करता है, जिसकी तब आवश्यकता पड़ती है जब आप शुद्धिकरण के अभ्यास से गुजरते हैं। ये क्रियाएँ अस्थायी दुर्बलता उत्पन्न करती है इसलिए शुद्धिकरण क्रियाओं से पहले शक्ति एकत्रित करने की आवश्यकता होती है।

स्नेहन-पान इस सिद्धान्त पर आधारित है कि अगर शुद्ध वसा की अत्यधिक मात्रा ग्रहण की जाए तो देह तेल या वसा की एक निश्चित मात्रा ही स्वीकार करती है और शेष भाग को बाहर निकाल देती है। अधिक मात्रा में वसा अपशिष्ट और विषैले पदार्थों को चुम्बकीय ढंग से अपनी ओर खिंचती है और देह से निष्कासित कर देती है। स्नेहन कान्तिवान रंगत भी देता है।

स्नेहन-पान का एक सामान्य तरीका गरम दूध में घी मिलाकर पीना है। अपनी पाचन क्षमता के अनुसार ही घी की मात्रा लेनी चाहिए। छह छोटे चम्मच लेना उपयुक्त रहता है (25 ग्राम)। इसे कम-से-कम तीन दिन तक लिया जाना चाहिए, तीन चम्मच से शुरू करके, इसे 5 चम्मच तक लाइए और फिर 6 चम्मच तक। खूब गरम दूध 200 मि. ली. लीजिए, स्वाद के अनुसार चीनी डालिए और ठीक से मिला लीजिए। अगर आप दूध नहीं पीते हैं या नहीं ले सकते हैं तो आप सब्जी या मुर्गी के सूप में घी ले सकते हैं। कोरा गरम घी भी सीधे पीया जा सकता है।

आयुर्वेदिक ग्रन्थों के अनुसार, घी वात और पित्त विकार का शमन करता है, ओजस और वीर्य को बढ़ाता है। यह शीतल और मृदुकर है, और स्वर और रंगत को निखारता है।

स्नेहन-पान से पहले, गरम और तरल आहार लेना चाहिए जो पचने में आसान हों। घी पीने से पहले या बाद में कुछ भी ठंडा न लें। स्नेहन-पान बहुत ठंडे या गरम मौसम में नहीं करना चाहिए। गर्भवती स्त्रियों, कमजोर पाचन-शक्ति वाले लोगों, कफ-विकार, अवसाद से ग्रस्त लोगों या जिनके ज्यादा लार (सलाइवा) बनती है उन्हें यह नहीं करना चाहिए। मोटे लोगों या जिन्हें भोजन से अरुचि हो उन्हें भी इसे नहीं करना चाहिए।

स्वेदन

पसीना पेशियों और जोड़ों की जकड़न को कम करता है और त्वचा, रक्त, पेशियों और वसा कोशिकाओं से विषैले पदार्थों को बाहर निकाल देता है। स्वेदन-उपचार देह से भारीपन को दूर करता है और सुस्ती और उनींदेपन को कम करता है, इसलिए कार्य-क्षमता में वृद्धि करता है।

गैर-नैदानिक अवस्थितियों में स्वेदन बहुत साधारण तरीके से किया जा सकता है। इसमें सूर्य की किरणों से शुष्क ताप द्वारा या गरम पानी के टब में बैठकर पसीना निकाला जाता है। सामान्य रूप से दोनों ही प्रकार के स्वेदन उपयुक्त रहते हैं। समुचित मात्रा में पसीना निकलने के बाद, जब देह हल्का और आप बेहतर महसूस करें, तो ऊष्मा लेना बन्द करके अपने ऊपर कोई मोटा कपड़ा लपेटे रखना चाहिए, जब तक कि आपकी देह का सारा पसीना सहजता से सूख न जाए। स्वेदन के पहले या उसके बाद हवा के झोंकों से स्वयं को दूर ही रखना चाहिए, और लगभग एक घंटा विश्राम करना चाहिए। स्वेदन के फौरन बाद बताई गई विश्रामावधि के बिना गरम जल से स्नान नहीं करना चाहिए।

स्वेदन की आयुर्वेदिक धारणा सनबाथ से बिलकुल अलग है। आयुर्वेद में गरम से सीधे ठंड में चले आने का निषेध किया गया है। इससे देह को ठंड का आघात लगता है और वात-विकार उत्पन्न होता है।

एक छोटा कक्ष बनवाने की सलाह पहले ही दी जा चुकी है जहाँ आप शुष्क स्वेदन कर सकते हैं। इस कक्ष की दीवारों का मुँह 45 अंश पर दक्षिण और पश्चिम की ओर होना चाहिए। अगर आप इस कक्ष को धातु की चादर से बनवाते हैं, तो भीतर से इस पर काला पेंट करना चाहिए। इस तरह का कक्ष बहुत शीघ्रता से तपेगा, यहाँ तक कि सर्दियों की धूप में भी। ऐसे देश जहाँ सर्दियों में बहुत कम धूप निकलती है, वहाँ इस कक्ष के लिए कृत्रिम ऊष्मा का प्रबन्ध किया जा सकता है। जब तक आप शुष्क ऊष्मा लेना चाहें और जहाँ तक आप स्वयं को प्राकृतिक तौर पर शुष्क रखना चाहें वहाँ तक आप सनबाथ भी ले सकते हैं। इसके पश्चात् विश्राम करना न भूलें।

नम ऊष्मा के लिए, सम्भव हो तो यूकेलिप्टिस और अजवायन के तेल की कुछ बूँदें डालकर गरम पानी से स्नान करें। आप इसके लिए कोई दूसरा इथरिक तेल भी उपयोग में ला सकते हैं। स्नान के बाद अपनी गीली देह को मोटे कपड़े में लपेट लें। पहले से तैयार गरम बिस्तर में चले जाएँ। इससे पहले ही आपको गरम पानी की एक बोतल बिस्तर में रख लेनी चाहिए। अपने आपको ठीक से ढक लीजिए और हवा के झोंकों से दूर ही रहिए। बिस्तर तभी छोड़ें जब आपकी देह पूरी तरह से सूख जाए।

आयुर्वेद में, नम-स्वेदन आम तौर पर वाष्प स्नान ही माना जाता है, जो 'तुर्की स्नान या हमामी गुसल' के समकक्ष ही होता है। अगर हमामी गुसल की सुविधा उपलब्ध है तो आप वहाँ भी जा सकते हैं, लेकिन यह सुनिश्चित कर लें कि स्वेदन के बाद आपने स्वयं को ठीक से ढका है या नहीं, इसके बाद देह को प्राकृतिक ढंग से सूखने दें, और समुचित

विश्राम भी करें।

स्वेदन से प्यास लगने लगती है। आपको कुछ गरम पेय जैसे चाय पीनी चाहिए। कुछ भी ठंडा बिलकुल न लें। आप कमरे के तापमान जितना गरम पानी भी पी सकते हैं।

बहुत अधिक ऊष्मा न लें, और इस प्रक्रिया में आम तौर पर आप जितना समय लगाते हैं उससे अधिक समय न लें। जब आप हल्का महसूस करने लगें, देह की जकड़न गायब हो जाए, और पसीना निकलने लगे तो इस प्रक्रिया को रोक देना चाहिए। स्वेदन या पसीने की अधिकता पित्त विकार, बेचैनी, प्यास और जलन की अनुभूति भी पैदा कर सकती है। भोजन करने के दो घंटे बाद ही स्वेदन किया जाना चाहिए। इसे खाली पेट या भोजन के तुरन्त बाद नहीं करना चाहिए।

स्नेहन और स्वेदन के बाद, अब आप शुद्धिकरण अभ्यास के लिए तैयार हैं। आप अनुभव करेंगे कि ये प्रारम्भिक अभ्यास आपके भीतर बेहतर स्वास्थ्य की भांवना पैदा करते हैं; आपकी देह ज्यादा लचीली होती है; और आपकी रंगत में सुधार आता है।

शरीर की मालिश का तेल

तिल का तेल	1 लीटर
सौंफ	50 ग्राम
मुलैठी	50 ग्राम
शिरीष की छाल	50 ग्राम
चन्द्रशूर	50 ग्राम
सरसों के बीज	50 ग्राम
गुलाब की पंखुड़ियाँ (सूखी)	50 ग्राम

तेल को छोड़कर सारी सामग्री को पीस लें। जड़ी-बूटियाँ पीसने से पहले वे बिलकुल सूखी होनी चाहिए। जब सभी अवयव पीस जाएँ, उन्हें एक बर्तन में रखकर उसमें 250 मि.ली. पानी डालकर उन्हें मिलाते हुए गरम करें। अगर आपको लगे को इस सामग्री को पकाने के लिए पानी की मात्रा पर्याप्त नहीं है तो और पानी मिला लें। 10 से 15 मिनट तक पकाने के बाद, उसमें तेल डाल दें और अच्छी तरह से मिला लें। अब इसे धीमी आँच पर पकने दें। समय-समय पर इसे हिलाते रहें ताकि यह मिश्रण बर्तन की सतह से चिपकने न पाए। जब तक सारा पानी वाष्पीकृत होकर उड़ न जाए तब तक इसे पकाते रहें। इसे जाँचने के लिए चम्मच बर्तन के ऊपर तक लाएँ। अगर अभी तक पानी बचा हुआ है, तो इसकी सतह पर नमी जमा हो जाएगी। इस तेल को तैयार करते हुए सावधानीपूर्वक धीमी आँच का प्रयोग करें अन्यथा तेल के जरूरत से ज्यादा उबलने का भय रहेगा। अब तेल को ठंडा होने दें, फिर एक सूती कपड़े से उसे छान लें। हवा बन्द डिब्बे में इसे वर्षों तक सुरक्षित रखा जा सकता है।

सिर की मालिश का तेल

इस तेल को बनाने की विधि वही है जो ऊपर शरीर की मालिश के तेल के लिए बताई गई है। इसमें निम्न जड़ी-बूटियाँ डालें :

ब्रह्मी	50 ग्राम
जटामानसी	50 ग्राम
कचूर	50 ग्राम
त्रिफला	50 ग्राम
भृंगराज	50 ग्राम
खस	25 ग्राम
रत्नजोत	5 ग्राम

रत्नजोत को तेल पक जाने के बाद डालें। यानी जब तेल में जड़ी-बूटियाँ तक चुकी हों तब अन्त में रत्नजोत डालें। रत्नजोत केश रंजक होने के साथ-साथ आपके तेल को लाल रंग भी प्रदान करती है।

सप्तकर्म : शुद्धिकरण की सात क्रियाएँ

वमन क्रिया

यह क्रिया पाचन-मार्ग के ऊपरी भाग का पेट तक शुद्धिकरण करती है।

स्वैच्छिक वमन की प्रक्रिया के दौरान, श्वसन-मार्ग के ऊपरी भाग पर जोर पड़ता है और देह का यह हिस्सा भी साफ हो जाता है।

वमन-क्रिया का अर्थ गरम द्रव पीकर गले के भीतरी भाग में उँगली डालकर स्वेच्छा से उसे बाहर निकाल देना है। यह क्रिया कफ विकार को ठीक करती है और इसका उपयोग पुरानी खाँसी, अस्थमा और श्वसन मार्ग से सम्बन्धित अन्य समस्याओं के लिए भी किया जाता है।

कफ-प्रधान व्यक्ति आसानी से वमन कर सकते हैं, जबकि वात और पित्त-प्रधान व्यक्तियों को पीए गए द्रव को बाहर निकालने में अधिक प्रयास की आवश्यकता होती है। वमन-क्रिया के दौरान उल्टियों की संख्या आठ बार से अधिक नहीं होनी चाहिए, क्योंकि अत्यधिक वमन से प्यास, कमजोरी, मानसिक विभ्रम, वात-विकार और अनिद्रा को बढ़ावा मिल सकता है। वमन करते हुए, सीधे खड़े होने की बजाए 45 अंश के कोण पर झुके रहें। इसका अर्थ है कि आपको वमन-क्रिया के लिए बहुत अधिक नहीं झुकना चाहिए (चित्र 10)। आपको सम्भवतः एक छोटे टब को वाश-बेसिन के ऊपर रख देना चाहिए ताकि आप वमन की यथोचित मुद्रा में रह सकें।

वमन के लिए काले चने से बना सूप या साधारण दूध जैसे पेय उपयुक्त रहते हैं। आपको इनमें से किसी एक के 1 लीटर पीने चाहिएँ और कुछ देर बाद इसे बाहर उलट

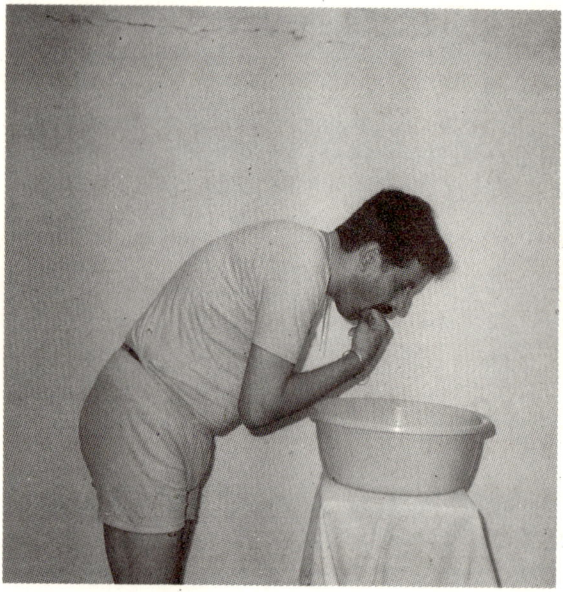

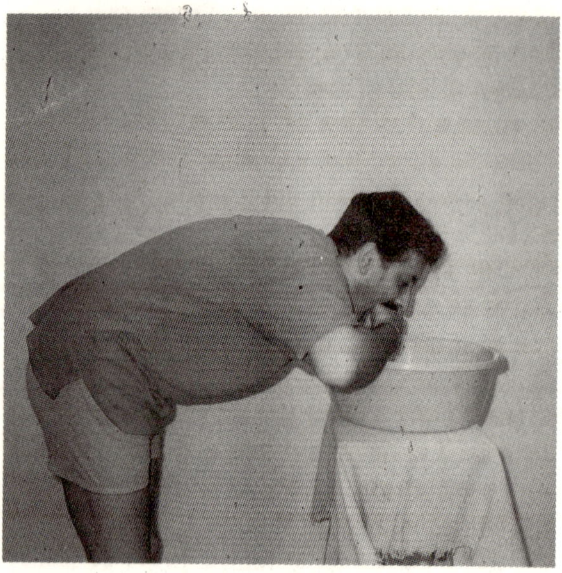

चित्र 10 : ऊपर : वमन-क्रिया की सही मुद्रा; नीचे : वमन-क्रिया की गलत मुद्रा।

देना चाहिए। एक वमन या एक आवेग काफी नहीं है, क्योंकि एक ही बार में सारा द्रव बाहर नहीं आ पाता। कम-से-कम तीन या चार बार वमन करना उपयुक्त रहता है।

आयुर्वेद में, खासकर रोगात्मक अवस्थाओं में कई वमनकारी वानस्पतिक औषधियों का परामर्श दिया गया है। कफ विकार के लिए, आप मुलैठी उपयोग कर सकते हैं। दो चम्मच पीसी हुई मुलैठी डेढ़ लीटर पानी में पकाइए और एक तिहाई रह जाने तक इसे लम्बे समय तक धीमी आँच में पकाते रहिए। इसे छानकर इसमें 1 छोटा चम्मच सेंधा नमक मिलाइए। पीने से पहले ठीक से मिला लें और इसे गरम ही पिएँ। इस द्रव को 10 से 15 मिनट तक भीतर रहने दें और फिर पूर्ववर्णित यथोचित मुद्रा में खड़े हो जाएँ। अपनी उँगली को गले के अन्दर की ओर ले जाकर हल्का-सा हिलाइए। आम तौर पर, एक बार वमन की प्रक्रिया प्रारम्भ हो जाने पर, दूसरे आवेग अपने आप आने लगते हैं। लेकिन, अगर आप एक या दो आवेगों के बाद रुकते हैं, तो आपको फिर उसी तरह से इस आवेग को उत्तेजित करना पड़ेगा। यह ध्यान रखें कि वमन आठ से अधिक नहीं होने चाहिए, क्योंकि अत्यधिक वमन से दुर्बलता और पानी की कमी (निर्जलीकरण) हो सकती है।

वमनकारी उपचार के बाद अपने मुँह और गले को साफ करके विश्राम कीजिए। अगर प्यास लगी हो तो थोड़ा पानी पी लें। लगभग दो घंटे बाद ही हल्का और गरम भोजन लें। भोजन के लिए निर्देश वही है जो इस अध्याय में पहले वस्ति-क्रिया के लिए दिए जा चुके हैं।

योग की भाषा में, इस अभ्यास को 'जलधौति' कहते हैं, जिसमें सुबह के समय गरम पानी या खारा गरम पानी पीना और इसे बाहर उलट देना शामिल है। अगर आप सप्ताह में एक बार जलधौति करें, तो हर छह माह में उपरोक्त वमनकारी उपचार की कोई आवश्यकता नहीं रहेगी। इस यौगिक क्रिया से, शुद्धिकरण धीरे-धीरे और लगातार होता रहता है, और वक्षीय क्षेत्र साफ रहता है और जीवनी-शक्ति प्राप्त करता है।

आधे लीटर गरम और खारे पानी में ¼ छोटा चम्मच नमक पीएँ, फिर थोड़ा-बहुत इधर-उधर घूमें और गले में उँगलियाँ हिलाते हुए इस पानी को बाहर निकालने का प्रयास कीजिए। जब तक आप महसूस न करें कि जो पानी आपने पिया है वह बाहर निकल गया है इस प्रक्रिया को दोहराते रहें। यह अभ्यास आपके पेट, गले और कंठ के क्षेत्र को शक्ति प्रदान करता है। अगर पानी स्वादविहीन है तो आपका पेट स्वस्थ है। खट्टा या कसैला स्वाद पित्त विकार को इंगित करता है। फेनिल या लिसलिसा पानी कफ विकार को दर्शाता है। अगर इस पानी को बाहर निकालने में आपको बहुत कठिनाई होती है, तो इसका अर्थ है कि आपका वात असन्तुलित है। यह क्रिया आपके पेट की तत्काल सफाई करती है, इसलिए अपने पेट को स्वस्थ बनाए रखने के लिए यह बहुत ही उपयुक्त है।

जब आपको अपच हो, तो आपको जलधौति का प्रयोग भी करना चाहिए, क्योंकि इससे पेट दर्द, सिर दर्द या पाचन से सम्बन्धित अन्य समस्याओं से तत्काल आराम पहुँचता है।

दुर्बलता या थकान महसूस करने पर स्वैच्छिक वमन न करें।

विरेचन

विरेचन पित्त विकार को ठीक करता है और यकृत के प्रकार्यों को पुनः शक्ति प्रदान करता है। यह कुछ तेज विरेचक लेकर और डायरीथा की अवस्था पैदा करके किया जाता है।

आप जड़ी-बूटी युक्त विरेचक दवा की दुकानों से खरीद सकते हैं। अमलतास की फलियों को पानी में भिगो कर उसके गुदे को 1/2 कप के करीब लें। मेरे विचार से, कैसिया एंगस्टिफोलिया की पत्तियों का चूर्ण बहुत उपयुक्त है, जो संसार के कई भागों में पाया जाता है। इसकी खुराक ½ से ¾ छोटा चम्मच है। रात्रि में सोने से पहले ही विरेचक लिया जाना चाहिए ताकि जब आप सो रहे हों यह अपना काम कर सके। बढ़िया विरेचक की बहुत सशक्त प्रतिक्रिया होती है लेकिन इसका प्रभाव केवल एक दिन तक रहता है। बहुत अधिक विरेचन से थकान, कमजोरी, अनिद्रा, वजन गिरना और अवसाद जैसी समस्याएँ हो सकती हैं। अगर आप एक ऐसा विरेचक लेते हैं जिसकी बहुत हल्की प्रतिक्रिया हो, तो अगले दिन इसकी मात्रा बढ़ाते हुए दुबारा से लें।

अगर आप यह महसूस करते हैं कि पूरे दिन-भर के दौरान किसी खास समय आप जरूरत से ज्यादा खा लेते हैं, तो इसका अर्थ है कि आपको अपने पाचन तन्त्र को साफ और फिर से सक्रिय बनाने के लिए पेट की सफाई की आवश्यकता है।

वस्ति-क्रिया (एनीमा)

आयुर्वेदिक ग्रन्थों में, इसका प्रायः उल्लेख मिलता है कि वस्ति-क्रिया से केवल आँतों की सफाई ही नहीं होती, यह पूरी देह को नख से शिख तक शुद्ध भी करती है। वस्ति-क्रिया से वात-विकार ठीक होता है, और चूँकि वात हमारे समय का सबसे विकारग्रस्त दोष है, यह वात असन्तुलन के कारण पैदा होने वाले बहुत से रोगों का उपचार भी करता है। इसके अलावा नियमित तौर पर लिया जाने वाला एनीमा वात को सन्तुलित रखकर वृद्धावस्था से सम्बन्धित बहुत-सी व्याधियों से बचाता है, क्योंकि जीवन का यह काल वात प्रधान होता है।

जब आप एनीमा लें, तो वात-युक्त या चिकनाई-रहित एनीमा द्रव की एक निश्चित मात्रा गूदाद्वार से भीतर ले लें, और कुछ देर उसे वहीं रहने दें, जब तक आपकी इच्छा फारिग होने की न होने लगे। शुद्धिकरण की सात क्रियाओं में से दो क्रियाएँ वस्ति-क्रिया (वसा-युक्त और वसा या चिकनाई रहित) की हैं।

अगर आप सीने पर घाव, बहुत अधिक कमजोरी, या थकान से पीड़ित हैं तो, या फिर अतिसार होने के बाद एनीमा नहीं लेना चाहिए।

एनीमा लेने के लिए, वस्ति या एनीमा उपकरण की आवश्यकता पड़ती है। एक बहुत ही सामान्य और हल्का-सा एनीमा-उपकरण आस-पास की किसी भी दवा की दुकान से

खरीदा जा सकता है। इसमें एक पात्र (2 लीटर क्षमता का) और एक निर्गम द्वार होता है। डेढ़ मीटर लम्बी रबर की नली इस निर्गम-द्वार से लगी रहती है, और इस नली में द्रव का प्रभाव नियन्त्रित करने के लिए इस नली के अन्त में एक छोटी-सी टोंटी के साथ एक नुकीली नली लगी होती है। एनीमा पॉट में एक छेद बना होता है जिसकी सहायता से आप इसे अपने से अधिक ऊँचाई पर टाँग सकते हैं इससे द्रव का प्रवाह ठीक रहेगा। लेटने के लिए आपके पास एक तख्त या मेज भी होनी चाहिए (चित्र 11)।

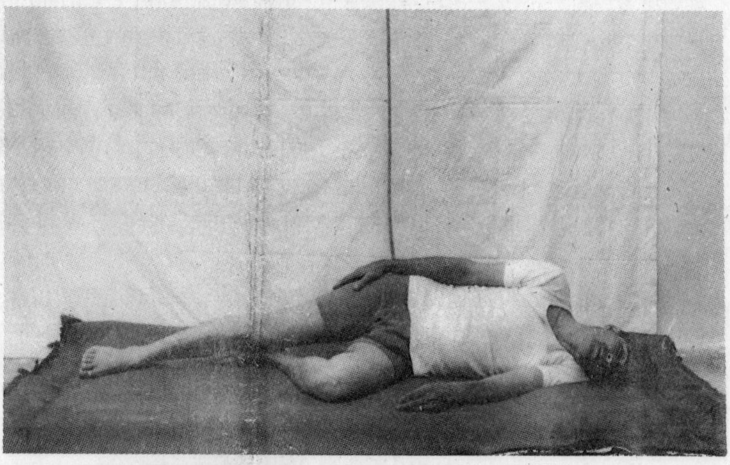

चित्र 11 : **वस्ति-क्रिया की मुद्रा। वस्ति-क्रिया प्रारम्भ करने से पहले वस्ति-उपकरण को पर्याप्त ऊँचाई पर टाँग देना चाहिए जिससे आपकी देह में द्रव का प्रवाह सहजता से हो सके।**

चिकनाई रहित वस्ति-क्रिया

वस्ति-उपकरण को ठीक से धोकर उसमें गरम खारा पानी (1 लीटर पानी के लिए ½ चम्मच नमक) या जड़ी-बूटियों का कोई काढ़ा भर लें। त्रिफले का काढ़ा अति उत्तम रहेगा। पानी की जगह आप शिरीष की छाल या नीम, या किसी ऐसी कसैली औषधिक का मिश्रण ले सकते हैं जो रक्त-शोधक और रोगाणुनाशक के तौर पर काम करती है। आप पित्त और वात के शमन के लिए सौंफ या अजवायन का काढ़ा कफ को शान्त करने के लिए उपयोग कर सकते हैं। अपनी आवश्यकता के अनुसार आप कोई दूसरा क्वाथ (काढ़ा) भी ले सकते हैं। काढ़े को जड़ी-बूटियों में उनकी कुल मात्रा से चार गुना अधिक पानी मिलाकर धीमी आँच पर एक चौथाई द्रव रह जाने तक पकाकर तैयार किया जाता है। अगर जड़ी-बूटियाँ पीसी हुई हैं, तो इसकी कुल मात्रा का दो गुना पानी ही मिलाइए और इसके आधा हो जाने तक धीमी आँच में पकाइए।

एक वयस्क व्यक्ति के लिए चिकनाई रहित वस्ति-द्रव की मात्रा लगभग 1 लीटर

है। दव का तापमान उतना ही होना चाहिए जितना आप स्नान करते हुए पसन्द करते हैं। एनीमा पॉट को भरने और यथोचित ढंग से इसे लटकाने के बाद, टोंटी खोलकर द्रव के मुक्त प्रवाह की जाँच कर लें।

बाईं ओर लेटकर अपनी बाईं टाँग को मोड़ लें और दाएँ पैर को सीधा रखें (चित्र 12)। गहरी साँस लें, स्वयं को ढीला छोड़ दें। यह ध्यान रखें कि देह का कोई भी हिस्सा तना हुआ न हो और जो कुछ भी होने जा रहा है उसे लेकर आप चिन्तित न हों। आप अपने भीतरी भाग को सिर्फ धोने जा रहे हैं, ठीक वैसे ही जैसे आप अपने बाह्य भाग को रोजाना धोते हैं। कोई श्लोक, या कविता दुहराने का प्रयास करें, या कोई ऐसा तरीका अपनाएँ जिससे आप आराम महसूस करते हों। अगर आप व्यग्र और चिन्तित हैं, तो आप द्रव को अपने भीतर टिका कर नहीं रख पाएँगे, और एनीमा कम प्रभावकारी होगा। जब आपको विश्वास हो कि आप पूरी तरह विश्रान्ति की अवस्था में हैं, तब नुकीली

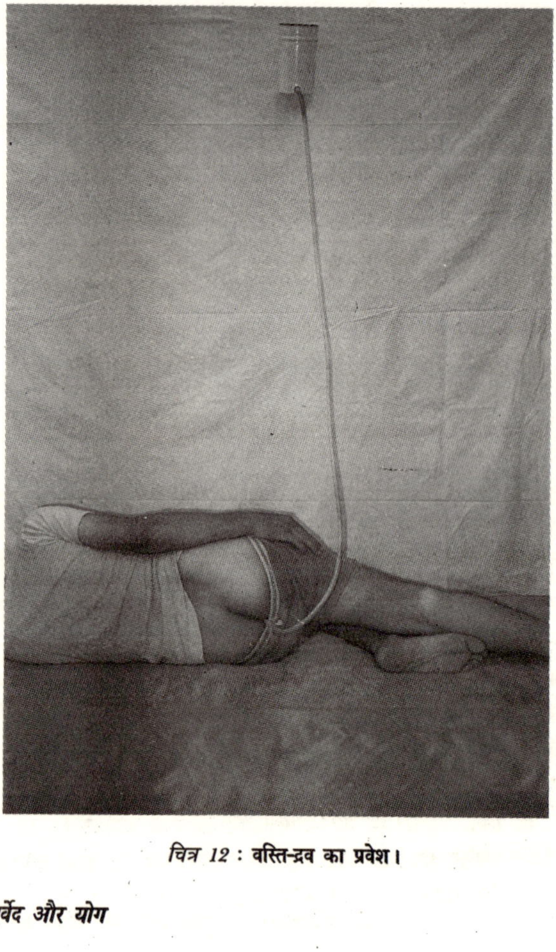

चित्र 12 : वस्ति-द्रव का प्रवेश।

नली को अपने गूदाद्वार के भीतर डाल लें और एनीमा-द्रव को प्रवेश कराने के लिए टोंटी खोल दें। गूदाद्वार में पहले से ही कोई तेल लगाकर रखना चाहिए या आप सहजतापूर्वक भीतर प्रविष्ट कराने के लिए नुकीली नली पर भी कोई तेल लगा सकते हैं।

कुछ लोगों में द्रव की थोड़ी-सी मात्रा ही भीतर लेने के बाद फारिग होने की इच्छा बलवती होने लगती है। जब तक सम्भव हो द्रव को थामे रखिए, और अगर यह सम्भव न हो, तो बचे हुए द्रव को फारिग होने के बाद फिर से ले लें। जब सारा द्रव आपके भीतर चला जाए, तब नुकीली नली को बाहर निकाल दें। लगभग 5 मिनट तक पेट के बल लेटे रहें, और फिर धीमी चाल से इधर-उधर घूमें। द्रव को अपने भीतर कम-से-कम 10 से 15 मिनट तक थामे रखें।

सामान्यतः इस एनीमा-द्रव को अपने भीतर प्रविष्ट कराने के बाद आपको कई बार मल-त्याग के लिए जाना पड़ेगा। मल, गन्दला पानी और संचित वायु बृहदान्त्र से बाहर निकल आते हैं, और आप अद्भुत राहत और स्वस्थ अनुभव करते हैं।

एनीमा उपचार के बाद आपको विश्राम करना चाहिए। घंटों तक कुछ न खाएँ, और फिर गरम और हल्का भोजन करें। आप सब्जियाँ, मुर्गी का सूप, सिंकी हुई ब्रेड, ताजी चपाती, गेहूँ का दलिया या गेहूँ से बने कुछ अन्य आहार पकी हुई हरी-पत्तेदार सब्जियों के साथ ले सकते हैं। सूप के साथ चावल भी लिया जा सकता है, लेकिन सर्दियों में चावल से परहेज रखें। सलाद या कच्ची सब्जियाँ न खाएँ। खट्टे, बहुत गरम और तीखे भोजन से बचें।

वस्ति-उपचार के बाद बहुत अधिक या बहुत ऊँचे स्वर में बात न करें। श्रमसाधक शारीरिक व्यायाम या कार्य न करें, और एक या दो दिन के लिए दैहिक संसर्ग से दूर रहें।

वसा वस्ति-क्रिया

चिकनाई रहित वस्ति-क्रिया के बाद ही वसा वस्ति-क्रिया को किया जाना चाहिए। आप इसे कुछ घंटों बाद या अगले दिन कर सकते हैं। वसा वस्ति-क्रिया के लिए, निविष्ट किए जाने वाले द्रव की मात्रा लगभग 250 मि.ली. होती है। वस्ति द्रव को बनाने की सामान्य विधि दूध 160 मि.ली., शहद तेल और घी 30 मि.ली. का मिश्रण है। सभी अवयवों को गरम करके अच्छी तरह मिला लें। 95F° (35°C) से ऊपर गरम न करें क्योंकि शहद ताप-प्रतिरोधी होता है और इसका विषैला प्रभाव होता है। इस द्रव को पहले की विधि की तरह तैयार कर लें। अगर आप कर सकें तो इस एनीमा या वस्ति-द्रव को कुछ घंटों के लिए भीतर ही रहने दें। यूँ यह अपना समय लेकर धीरे-धीरे बाहर आ जाता है। मलोत्सर्ग के बाद आपको कुछ घंटों तक विश्राम करना चाहिए। आपको ठीक वैसे ही आहार लेने चाहिए जैसे पहले एनीमा के लिए बताए गए हैं।

नस्यकर्म (शिरोक्षेत्र का शुद्धिकरण)

नासाद्वार (नास्य) को मस्तिष्क का द्वार माना जाता है और यह इस क्षेत्र में स्थित तीन अतिरिक्त ज्ञानेन्द्रियों (गन्ध के अलावा स्वाद, दृष्टि और श्रवण शक्ति) का मार्ग खोलता है। शिरो-शुद्धि के लिए, नासिका मार्ग से ही औषधियाँ दी जाती हैं। यही कारण है कि इस अभ्यास को नस्यकर्म कहा जाता है, जिसका अर्थ है 'नास्य-द्वार से क्रिया'। चारों इन्द्रियों और तंत्रिका तन्त्र को जीवनी-शक्ति प्रदान करने के लिए, यह अभ्यास बहुत महत्त्वपूर्ण है।

शिरोक्षेत्र में कफ का जमाव ज्ञानेन्द्रियों को प्रभावित तो करता ही है, साथ ही बालों की सफेदी का कारण भी बनता है। यह साइनसाइटिस और मस्तिष्क और तन्त्रिकाओं से सम्बन्धित अन्य व्याधियों से जाकर जुड़ता है। शुद्धिकरण की यह क्रिया नासिका मार्ग को साफ रखती है। प्राण, या जीवन-प्रदायिनी शक्ति जो हमारी देह और आत्मा को साथ-साथ रखती है, इस मार्ग से आकर हमें जीवित बनाए रखती है।

शुद्धिकरण की इस क्रिया के लिए, औषधियाँ नासिका मार्ग से भीतर डाली जाती हैं। इस अभ्यास को अपने आप कर पाना कठिन है। आपको चिकित्सकीय परामर्श की आवश्यकता होती है। लेकिन, योग में ऐसे कई साधारण अभ्यास हैं जो इस उद्देश्य के लिए प्रयुक्त हो सकते हैं। साथ ही मैंने कुछ दूसरे साधारण अभ्यासों की खोज की है जिसमें औषधियुक्त वाष्प या कुछ खास जड़ी-बूटियों के धुएँ को श्वास द्वारा भीतर खींचना शामिल है जो कि शुद्धिकरण के लिए बहुत उपयोगी सिद्ध हुए हैं। लेकिन, नस्यकर्म की प्राचीन पद्धति की तुलना में इन अभ्यासों का धीरे-धीरे और हल्का प्रभाव पड़ता है और इसलिए इन्हें अपेक्षाकृत अधिक बार करने की आवश्यकता होती है।

औषधि-युक्त वाष्प द्वारा निश्वास-प्रश्वास : शिरोक्षेत्र के शुद्धिकरण का यह बहुत साधारण और प्रभावशाली तरीका है। इसके लिए उड़नशील तेल सहजता से उपलब्ध हैं, इन्हें आमतौर पर साधारण जुकाम के उपचार के लिए बेचा जाता है। आप कोई मलहम या बाम भी इस्तेमाल कर सकते हैं, जैसे टाइगर बाम या कोई आयुर्वेदिक बाम या ऐसा ही कोई दूसरा उत्पाद उपयोग में ला सकते हैं। आप अपना मिश्रण भी तैयार कर सकते हैं। इसे बनाना बहुत आसान है, और इस मिश्रण को बरसों तक सुरक्षित रखा जा सकता है। अगर आप अपना नुस्खा तैयार करना चाहते हैं, तो दी गई विधि का प्रयोग कीजिए।

आप कोई अन्तःश्वसन उपकरण खरीद सकते हैं या फिर आप एक बड़े मिट्टी के बर्तन में उबलता हुआ पानी लेकर काम चला सकते हैं। वाष्प की क्षति को रोकने के लिए आप इस गिलास के चारों ओर मोटे कागज का आवरण चढ़ा सकते हैं (चित्र 13)। यह ध्यान रखें कि जिस स्थान पर आप हैं वहाँ हवा के झोंके न हों, और पहले से ही थूकने और नाम सिनकने का इन्तजाम रखें। खौलते पानी के कप में उड़नशील तेल की कुछ बूँदें डालिए और इस सशक्त वाष्प को श्वास द्वारा भीतर खींचना शुरू कीजिए। कुछ गहरे श्वास भरिए और हर बार कुछ क्षण के लिए वाष्प को भीतर रोके रखने का प्रयास कीजिए। इन सबसे सम्भवतः आपको खाँसी आएगी और आपको कई बार नाक

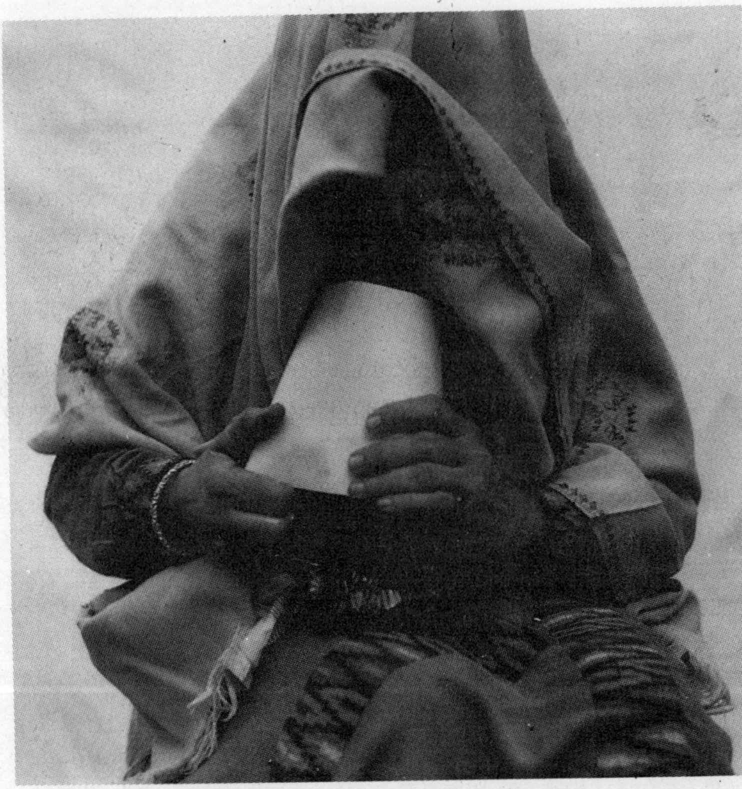

चित्र 13 : औषधियुक्त वाष्प को श्वास द्वारा भीतर लेना।

सिनकने और थूकने की जरूरत पड़ेगी। लार को भीतर घूँटने के बजाए बाहर थूक दीजिए क्योंकि यह शुद्धिकरण का ही एक भाग है। यह सब आपकी स्वेद ग्रन्थियों को स्वच्छ करने, नासिका मार्ग को साफ करने, और साइनस मार्ग के पास कफ के जमाव को 'द्रविभूत' करने में सहायता करेगा। आयुर्वेदिक ग्रन्थों में कफ के सन्दर्भ में जिस शब्द को प्रयुक्त किया गया है उसका शब्दानुवाद 'द्रविभूत' शब्द है। घी या नारियल के तेल के गुणों की तरह, कफ के गुण को भी समझना चाहिए। एक उपयुक्त ताप पर ये तेल पिघलकर द्रव की तरह बहना शुरू कर देते हैं। कफ के इस गुण के कारण, सर्दियों में कफ से सम्बन्धित व्याधियाँ बहुत दुखदायक हो जाती हैं।

अगला चरण खूब गहरी साँस भरते हुए वाष्प को भीतर लेना और फिर अपने नथुनों को उँगलियों से और साथ ही मुँह को भी बन्द करना है। अब पूरी शक्ति से वाष्प को धकेलो—जैसे आप इसे अपने मस्तिष्क में हर जगह भेजना चाहते हों (चित्र 14)। इसे करते हुए अपने मुँह और नथूनों को कस कर बन्द रखिए। यह अभ्यास वाष्प कणों

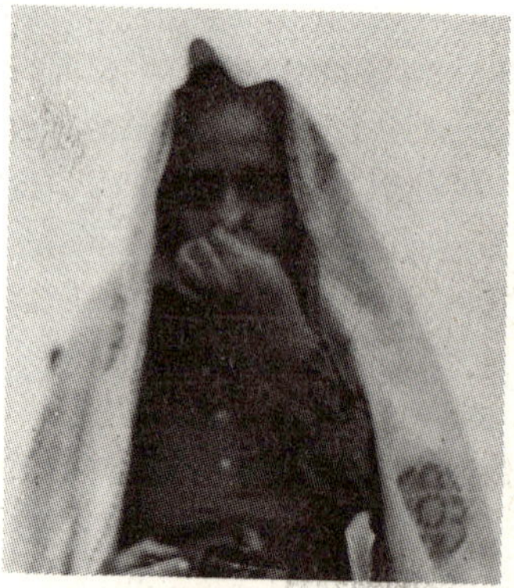

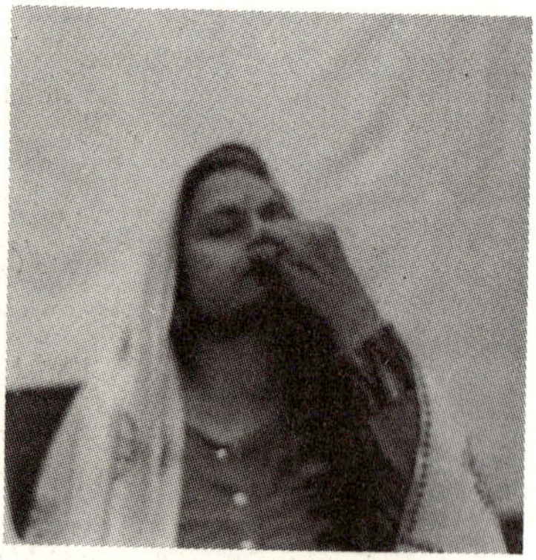

चित्र 14 : ***बाएँ :*** **औषधियुक्त वाष्प को नाक और मुँह बन्द करके श्वास द्वारा भीतर लेना।**
दाएँ : **औषधियुक्त वाष्प को नाक और मुँह बन्द करके श्वास द्वारा बाहर की ओर लेना।**

को आपके कानों, साइनस मार्ग और शिरोक्षेत्र के दूसरे सभी सम्भव स्थानों की ओर धकेलेगा। आप इस प्रभाव को अपने सम्पूर्ण शिरोक्षेत्र में महसूस करेंगे। जब आप अधिक समय तक वाष्प रोककर न रख सकें तो इसे बाहर आने दें। इसे पाँच से दस बार दुहराइए, और इस बीच अपनी साँस सामान्य भी करते रहें।

यह बिलकुल सम्भव है कि अगले चरण के लिए आपके पास पर्याप्त वाष्प न हो। उबलते पानी का एक और गिलास लीजिए और एक बार फिर से उसमें उड़नशील तेल की कुछ बूँदें डालिए। इस बार आपसे बहुत गहरा श्वास भरने की अपेक्षा की जाती है, पहले की तरह अपने नथुनों और मुँह को बन्द कर लें, और अपना सिर पीछे की ओर झुका लें (चित्र 14)। पहले वाले अभ्यास में, आप दबाव द्वारा मार्ग खोलते हैं, और इस अभ्यास में, पीछे की ओर झुककर, आप औषधियुक्त वाष्प कणों को मस्तिष्क के अलग-अलग हिस्सों में मुक्त रूप से प्रवाहित कर रहे होते हैं। इसे पाँच बार दोहराइए।

मेरे विचार से शुद्धिकरण का यह अभ्यास छमाही शुद्धिकरण अभ्यास के दौरान लगातार पाँच दिन तक करना चाहिए। जो लोग प्रदूषित जगहों में रहते हैं उनके लिए इसे हर माह एक बार करना उपयुक्त रहेगा। कुछ निश्चित रोगों, जैसे जुकाम और खाँसी का बार-बार आक्रमण, परागज ज्वर (Hay fever) या दमा के उपचार के लिए, कुछ विशेष दिशा-निर्देश चाहिएँ और वे कार्य क्षमता पर इस छोटी पुस्तक से बाहर का विषय है।

धूम्रीकरण : मस्तिष्क शुद्धिकरण की दूसरी पद्धति धूम्रीकरण है। यह अभ्यास करने में कुछ कठिन है, खासतौर पर पश्चिम में, लेकिन फिर भी इसका वर्णन आपकी जानकारी के लिए किया जा रहा है। इसमें कुछ विशेष जड़ी-बूटियों के मिश्रण को जलाया जाता है। इस मिश्रण को जलते हुए नर्म कोयले या जलती हुई लकड़ी पर रखा जाता है और नाक से भीतर की ओर साँस खींची जाती है। इसे खुद जलने वाले चारकोल में जड़ी-बूटियाँ मिलाकर भी किया जा सकता है, जिन्हें दवा की दुकानों से खरीदा जा सकता है। जड़ी-बूटियों

के इस मिश्रण का धुआँ टेरा-कोटा के पाइप की सहायता से नासिका मार्ग से भी लिया जा सकता है। इसके लिए जिन बूटियों का मिश्रण उपयुक्त रहता है वह बराबर मात्रा में मुलैठी, जायफल, सौंफ, लौंग और बड़ी इलायची का मिश्रण है। इनका मिश्रण तैयार करके धीरे-धीरे एक-एक चम्मच धुआँ पैदा करने के लिए डालिए। धुएँ को भीतर खींचते हुए, अपने ऊपर एक तौलिया डाल लें और धुएँ के स्रोत की ओर झुक जाएँ। नासाद्वार से इसे भीतर खींचिए, श्वास रोकिए और मुँह के रास्ते बाहर निकाल दीजिए।

मैंने पिछली पुस्तक में एक योगाभ्यास का वर्णन किया है जिसे जलनेती[1] कहते हैं, जो कि शिरो-क्षेत्र की सफाई के लिए बहुत लाभकारी है। अलग-अलग संक्रामक रोगों और वायुमण्डलीय प्रदूषण के दुष्प्रभावों से बचाव के लिए सप्ताह में एक बार इसका नियमित अभ्यास बहुत ही उपयुक्त है।

उड़नशील तेल

यूकेलिप्टस (गन्ध सफेदा) का तेल	50 मि.ली.
सौंफ का तेल	25 मि.ली.
सिट्रोनेला	50 मि.ली.
लौंग का तेल	25 मि.ली.
पोदीने का सत	50 मि.ली.
कपूर	25 मि.ली.

सभी तेलों[2] को गहरे रंग वाली 400 से 500 मि.ली. की काँच की बोतल में मिलाकर भर लें। बोतल को अच्छी तरह हिलाएँ (लेकिन बहुत जोर से नहीं) ताकि कपूर और पोदीने का सत पूरी तरह घुल जाए। अगर वे तुरन्त न घुले तो चिन्तित न हों, क्योंकि इस मिश्रण को तैयार होने में कम-से-कम 15 दिन लगते हैं। इसे धूप से बचाकर रखें, किसी अलमारी में रखना उपयुक्त रहेगा। तीन सप्ताह तक रोजाना दो बार तीन मिनट तक मिश्रण की बोतल को हिलाएँ। अब इसे एक सप्ताह और रखे रहें और इस दौरान बोतल को दो या तीन बार हिलाना ही पर्याप्त है। इसे एक और सप्ताह के लिए छोड़ दें और अब आपका उड़नशील मिश्रण प्रयोग के लिए तैयार है।

मूत्र मार्ग का शुद्धिकरण

आपको सुबह उठते ही पानी अवश्य पीना चाहिए (लगभग 2 कप या एक बड़ा गिलास)।

1. विभिन्न जड़ी-बूटियों और जलनेती के विषय में अधिक जानकारी के लिए लेखिका की पुस्तक *दैनिक जीवन में आयुर्वेद* (किताबघर प्रकाशन, नई दिल्ली) देखिए। यह पुस्तक जर्मन, स्पॉनी, इतावली और अंग्रेजी में भी प्रकाशित हो चुकी है।
2. उपरोक्त तेल अपरिहार्य है।

यह अभ्यास आँतों के साथ मूत्राशय की भी सफाई करता है। लेकिन, वर्ष में दो बार आपको मूत्राशय को पूरी तरह धोने और साफ करने के लिए कोई सशक्त मूत्रवर्द्धक औषधि अवश्य लेनी चाहिए। सशक्त मूत्रवर्द्धक जड़ी-बूटी युक्त चाय उपलब्ध है, लेकिन ज्यादातर लोग इसे तभी लेते हैं जब उन्हें मूत्राशय, वृक्क या जल-मार्ग में कोई संक्रामक रोग होता है। मेरे विचार से आप इसे शुद्धिकरण के उद्‌देश्य से भी उपयोग कर सकते हैं। आयुर्वेद में इसके लिए जौ क्षार का उपयोग किया जाता है। इसकी खुराक ¼ चम्मच है। आप इस नमक को पानी के एक गिलास में घोलकर पी सकते हैं। किसी भी स्थिति में, चाहे आप कोई भी मूत्रवर्द्धक प्रयोग करें, ढेर सारा पानी अवश्य पिएँ, ताकि शुद्धिकरण पूर्ण हो सके और आपको निर्जलीकरण से पीड़ित न होना पड़े। मूत्रवर्द्धक औषधि की मात्रा इतनी होनी चाहिए कि आप यह निर्धारित कर सकें कि इसका मूत्रवर्द्धक प्रभाव एक दिन से अधिक नहीं रहेगा। पर्याप्त मात्रा में पानी अगले दिन भी पीते रहें।

रक्त-शुद्धिकरण

आयुर्वेद में यह मान्यता है कि पोषण में रस असन्तुलन के कारण (रस का विस्तृत वर्णन अध्याय 5 में देखिए), या ऐसा भोजन करने पर जो आपकी दैहिक प्रकृति से मेल नहीं रखता अशुद्ध हो जाता है। ऐसे बहुत से प्राकृतिक उत्पाद हैं जो रक्त को विष-मुक्त या शुद्ध करते हैं। आम तौर पर, कड़वे स्वाद (रस) वाले पदार्थ यह कार्य करते हैं। रक्त शुद्ध करने वाली औषधियाँ यकृत पर भी प्रभाव डालती हैं और देह में पित्त को भी नियन्त्रित करती हैं। वास्तव में, रक्त पित्त-तत्त्व का संवाहक होता है, लेकिन इसका परिसंचरण वात का प्रकार्य है। रक्त का नवीनीकरण कफ का प्रकार्य है। रक्त शोधक से हल्के दस्त भी हो सकते हैं क्योंकि वे देह में विकसित विकृति को हटाते हैं। लेकिन इनका प्रकार्य पाचन तन्त्र के अंगों से केवल अपशिष्ट पदार्थ बाहर करना ही नहीं हैं। ये विष को हटाकर रुधिर प्लाविका (प्लाज्मा) को भी साफ करते हैं। जो लोग एलर्जी, त्वचा रोग से पीड़ित हैं, या जिनके मुँह से दुर्गन्ध आती है उन्हें इस उपचार की सर्वाधिक आवश्यकता होती है।

रक्त शोधकों की बहुत थोड़ी-सी मात्रा सप्ताह में एक बार ही लेनी चाहिए। यह जानना काफी दिलचस्प है कि अलग-अलग लोगों में ये अलग-अलग तरीके से काम करते हैं। जिन लोगों का रक्त अशुद्ध है और जो उपरोक्त समस्याओं से पीड़ित हैं, वे इसका विरेचक प्रभाव पड़ने से पहले आम तौर पर रक्त शोधक पदार्थ को बहुत दिन तक पचा ले जाते हैं। जिन लोगों की देह में कम अशुद्धता होती है वे लगभग तुरन्त विरेचक प्रभाव महसूस करते हैं। इसलिए आपको रक्त शोधक ग्रहण करने की अवधि बढ़ाने की जरूरत हो सकती है। सभी रक्त शोधकों को सोने से पहले ही लिया जाना चाहिए।

आयुर्वेद में अलग-अलग वनस्पतियों को रक्त शुद्ध करने के लिए प्रयुक्त किया

जाता है, और आम तौर पर एक प्रभावकारी रक्त शोधक बनाने के लिए सम्मिश्रण का उपयोग किया जाता है। नीम और अतीस दो ऐसी वनस्पतियाँ हैं जिनका रक्त शोधक प्रभाव होता है और जिन्हें बड़ी मात्रा में भारत से निर्यात भी किया जाता है। मेथी, कलौंजी, चन्द्रशूर, धनिया, शतपुष्प, अजवायन, तुलसी, हल्दी और लहसुन रक्त-शोधक के तौर पर लेने के अलावा, भोजन में इनके प्रयोग को भी आप बढ़ावा दे सकते हैं। हल्दी एक उत्कृष्ट रक्त-शोधक है और अगर कुछ भी उपलब्ध न हो तो इसे दूध के साथ लिया जा सकता है। अध्याय 5 में, हल्दी को औषधि के तौर पर उपयोग में लाने की विधि दी गई है। आप स्वयं निम्न विधि से अपना रक्त शोधक भी तैयार कर सकते हैं।

रक्त शोधक

कलौंजी	मेथी
चन्द्रशूर	–
अजवायन	नीम
तुलसी (पत्तियाँ)	अतीस

सभी अवयवों को बराबर मात्रा में ले लें, जैसे कि सूखी हुई अवस्था में प्रत्येक की 15 ग्राम मात्रा। इन सभी का एक चूर्ण तैयार कर लें। चूर्ण को भली-भाँति मिला लें और एक साफ और सूखे डिब्बे में कस कर ढक्कन लगा कर रख लें।

साल में दो बार रक्त शुद्धिकरण के लिए, 15 दिन तक रात में सोने से पहले इस चूर्ण का आधा चम्मच रोजाना लें। आप इस चूर्ण को मुँह में रखकर पानी के साथ गटक सकते हैं। यह मिश्रण कड़वा होता है। बरसात में इनका प्रयोग प्रतिदिन थोड़ी मात्रा में करना चाहिए। इससे वायरल बुखार इत्यादि दूर रहते हैं।

गुड़, नीम की पत्तियों का रस तथा अजवायन मिलाकर बरसात के दिनों में लेने से बुखार तथा त्वचा रोग से बचा जा सकता है।

सप्तकर्म और समय

आम तौर पर यही सलाह दी जाती है कि शुद्धिकरण की इन क्रियाओं को वर्ष में दो बार, सर्दियों के बाद और मानसून (या अमेरिका और यूरोप में ग्रीष्म ऋतु) के बाद करना चाहिए। यानी सितम्बर-अक्तूबर और मार्च-अप्रैल के आस-पास। आप इसे विश्व के किसी भी भाग में कर सकते हैं, लेकिन आपको समय की गणना कर लेनी चाहिए क्योंकि शुद्धिकरण के इन अभ्यासों को दो ऋतुओं जिसमें तापमान और मौसम की अन्य अवस्थाओं में काफी परिवर्तन शामिल है, किया जाता है। जैसा कि मैंने समय-समय पर इंगित भी किया है। कुछ अभ्यास अलग-अलग रोगों के निदान में भी प्रयुक्त हो सकते हैं और इन्हें साल के किसी दूसरे समय अपनी जरूरत के मुताबिक किया जा सकता है।

नियमित छह-माही शुद्धिकरण के लिए, आपको काम से छुट्टी लेने और एकान्तवास

करने की जरूरत नहीं है। आप ये क्रियाएँ कुछ एक सप्ताह में कर सकते हैं। प्रमुख शुद्धिकरण उपचार को प्रारम्भ करने से पहले आप लगभग दस दिन तक सायंकाल में सप्तकर्म की तैयारी से शुरुआत कर सकते हैं। अपने आपको मालिश, स्वेदन और स्नेहन द्वारा तैयार करने के बाद, आप अगले सप्ताहान्त में वमन और विरेचन क्रिया कर सकते हैं। मेरे विचार से अगर आप अपनी साप्ताहिक दिनचर्या में जलधौति का समावेश कर सकें, तो आपको वमन-क्रिया की आवश्यकता नहीं है। दोनों प्रकार की वस्ति क्रियाओं को आगामी सप्ताहान्त में किया जा सकता है। उससे अगले सप्ताहान्त में, एक दिन मूत्राशय की सफाई के लिए बचा कर रखें। जिन दिनों आप विरेचन, वस्ति-क्रिया, और वमन-क्रिया कर रहे हों उन दिनों को छोड़कर, रक्त शोधकों की मात्रा अन्य क्रियाओं के साथ भी ली जा सकती है।

मस्तिष्क के शुद्धिकरण के लिए वाष्प द्वारा निश्वास-प्रश्वास को शाम के समय बिस्तर में जाने से पहले किया जा सकता है। अगर आपके पास अतिरिक्त समय है, या आप इन सफाई कर्मों को अवकाश के दौरान करना चाहते हैं, तो यह ध्यान रखें कि आपको इन्हें एक के बाद एक लगातार नहीं करना चाहिए। इससे दुर्बलता आ सकती है। वमन, विरेचन और वस्ति-क्रिया के मध्य, आपको तीन से पाँच दिन का अन्तर रखना चाहिए। आप पहले से योजना बनाकर रख सकते हैं, लेकिन अगर आप अस्वस्थता, थकान या तनाव महसूस करें, तो इन्हें स्थगित कर देना चाहिए। शुरुआत में, शुद्धिकरण-क्रियाएँ कठिन और समय लेने वाली प्रतीत होती हैं। एक बार इनका अभ्यस्त हो जाने पर; ये दिनचर्या का अंग बन जाती हैं, और आप जीवन में इनके अमूल्य योगदान को अनुभव करना शुरू कर देते हैं।

4

योग द्वारा नवजीवन

योग प्राचीन भारत के षड्दर्शन सिद्धान्त में से एक है। यह जन्म-मरण के चक्र से मुक्ति पाने का मार्ग बताता है जिससे आप अजर-अमर-अविनाशी परमात्म से एकात्म हो सकते हैं। ऐसा माना जाता है कि आत्मा ही व्यक्ति का सार है, और देह के विपरीत, यह अविनाशी है। वैयक्तिक कर्म के कारण, आत्मा जन्म-मरण के चक्र से गुजरती है। योग साधना हमें जन्म और मरण के चक्र से उबारकर अनश्वरता और मुक्ति का मार्ग दिखाती है।

बहुत प्राचीन काल से ही भारत में योगाभ्यास का अस्तित्व रहा है, लेकिन जब छठी शताब्दी ईसा पूर्व में पातंजलि ने 195 योगसूत्र लिखे, तब से यह एक प्रमुख दर्शन के रूप में स्थापित हो गया। योग के लक्ष्य को प्राप्त करने के लिए उन्होंने जिस अष्टांग योग या आठ योग क्रियाओं का वर्णन किया वे हैं : (1) यम—अहिंसा, सत्य, अस्तेय, ब्रह्मचर्य, अपरिग्रह; 2) नियम—शौच, सन्तोष, तप, जप, ईश्वरभक्ति; (3) आसन; (4) प्राणायाम; (5) प्रत्याहार या इन्द्रियों की अपने विषयों के प्रति उदासीनता और मानस की प्रकृति के साथ उनकी एकात्मकता; (6) धारणा, या, आन्तरिक स्थल पर ध्यान एकाग्र करना; (7) ध्यान, या धारणा की सतत स्थिति; (8) समाधि—यह ध्यान की ऐसी अवस्था है, जिसमें अपने अस्तित्व का लोप हो जाता है और केवल लक्ष्य के प्रति चेतना रह जाती हैं। पहले चार चरण सांसारिक स्तर पर है, वहीं आखिरी चार अस्तित्वीय वास्तविकता से आगे जाकर आध्यात्मिकता के क्षेत्र में प्रवेश करने के लिए है। योग के मूलभूत लक्ष्य की प्राप्ति के लिए, भौतिक और मानसिक स्तर पर पूर्णता आवश्यक है क्योंकि आत्मा तक पहुँचने का मार्ग देह और मानस दोनों ही हैं। इसलिए, पहले चार चरण, जो कि भौतिक और मानसिक स्तर पर सामंजस्य पैदा करने के लिए है, पातंजलि द्वारा वर्णित अष्टांग योग के अगले चार चरणों के लिए प्रारम्भिक तैयारी की तरह ही हैं। इस विषय पर अधिक जानकारी के लिए, मेरी पुस्तक 'पातंजलिज़ योगा एण्ड इट्स प्रैक्टिस इन आयुर्वेदा' (प्रकाशक : मोतीलाल बनारसी दास, दिल्ली) देखिए।[1]

---

1. इसका हिन्दी संस्करण राधाकृष्ण द्वारा शीघ्र प्रकाशित।

कार्य और योग

वर्तमान परिप्रेक्ष्य में मेरा उद्देश्य व्यवहारिक है, क्योंकि यौगिक पद्धतियों के द्वारा मैं आपकी कार्य-क्षमता में वृद्धि करना चाहती हूँ। इसके लिए मैंने अष्टांग योग के तीसरे और चौथे चरण—योगासन और प्राणायाम—को महत्त्वपूर्ण माना है। इसके अलावा, जीवन के आधारभूत मूल्यों और आत्मानुशासन के विषय में पहले और दूसरे चरण से योग के सामान्य दर्शन की भी चर्चा की जाएगी।

सुस्ती, थकान, उदासीनता, कार्य से सम्बन्धित चीजों की मानसिक अस्वीकार्यता, अपने कार्य के प्रति अनिच्छा, आन्तरिक अंगों का मन्द प्रकार्य, किसी एक क्षण विशेष में मानस की एकाग्र हो पाने में अक्षमता आदि, कुछ ऐसे प्रमुख घटक हैं जो आपके काम की गति को धीमा करते हैं। प्रतिदिन किए जाने वाले बहुत से योगाभ्यास देह और मानस को शक्ति प्रदान करने और कार्य क्षमता बढ़ाने के लिए ही होते हैं। योगाभ्यास में प्रतिदिन 16 मिनट के निवेश के बाद आप अपनी कार्य क्षमता के रूप में कई गुना लाभ हासिल करेंगे। लेकिन, ऐसा नहीं है कि योग उन सभी घटकों का उपचार कर सकता है जो आपको बेहतर कार्य करने से रोकते हैं। योग का मार्ग मानसिक-स्थिरता पैदा करता है, एकाग्रचित्त होने की क्षमता बढ़ाता है, देह के दाएँ और बाएँ भागों और मानस के प्रकार्यों में सन्तुलन स्थापित करने में, और सुस्ती से छुटकारा पाने में सहायता करता है। लेकिन, अगर आप किसी दोष के घोर असन्तुलन से पीड़ित हैं, तो पहले समुचित आहार और औषधि द्वारा इसका उपचार करें।

मैं एक ऐसे सरल कार्यक्रम की चर्चा करूँगी जिसका उपयोग स्वस्थ मनुष्य अपने भीतर शक्ति का संचार करने के लिए कर सकते हैं। दिन-भर एक जगह बैठे-बैठे काम करने वाले लोगों को अपनी ऊर्जा को गतिमान करने की जरूरत होती है। जब वे ऐसा नहीं करते, तब असन्तुलन पैदा होता है, और इन असन्तुलनों का उपचार विशेष योगाभ्यासों से ही हो सकता है। कुछ ऐसे अभ्यास भी हैं जिन्हें समूह में करना उपयुक्त रहता है। एक साथ काम करने वाले लोग अगर योगाभ्यास भी साथ-साथ करते हैं, तो वे समूह की संवेदना को बदलते हैं, एकाग्रचित्त होने की उनकी योग्यता में परिवर्तन लाते हैं, और एक स्वस्थ ऊर्जा को संचारित करते हैं।

अपने कार्य-स्थल के साथ एक सामंजस्यपूर्ण सम्बन्ध विकसित करने में योग का सहारा लिया जा सकता है। बहुत से लोग कार्य के वातावरण से सम्बन्धित समस्याओं से पीड़ित रहते हैं, या इसलिए दुखी रहते हैं कि जो वे करना चाहते हैं, नहीं कर पा रहे हैं। अपने कार्य के वातावरण और स्वयं कार्य को स्वीकार्य और प्रीतिकर बनाने के लिए अपनी मानसिक और आध्यात्मिक क्षमता का इस्तेमाल करना सीखना बहुत महत्त्वपूर्ण है। अगर आप असुविधाजनक या असन्तुष्टि महसूस करते हैं, तो आपकी कार्यक्षमता कम होती है और आवश्यक कार्यों को कर पाने के लिए आपको अतिरिक्त ऊर्जा की जरूरत पड़ती है। यह आपको निढाल कर देगा और आपकी शक्ति को चूस कर रख

देगा, जो आखिरकार आपके व्यक्तिगत जीवन और स्वास्थ्य को प्रभावित करता है।

योगाभ्यास के लिए सामान्य निर्देश

चूँकि योगाभ्यास में भीतरी अंग भी कार्य करते हैं; इसलिए इसे पेट और मूत्राशय खाली होने पर ही करना चाहिए। योगाभ्यास शान्तिपूर्ण वातावरण और स्वच्छ हवा में करने चाहिए। अगर आप घर के भीतर योगाभ्यास कर रहे हैं, तो ताजी हवा आने के लिए खिड़कियाँ खोल दीजिए। आरामदेह, ढीले कपड़े पहनें। योगाभ्यास कम्बल, कालिन, या दरी को फर्श पर बिछाकर करना चाहिए।

योगाभ्यास शुरू करने से पहले, अपने आपको शान्त और विश्रान्ति की अवस्था में रखें। नीचे बैठ जाएँ और अपनी देह के सभी अंगों को ढीला छोड़ दें। धीरे-धीरे और आराम से कुछ गहरी साँसें भीतर भरिए और बाहर निकालिए।

16-मिनट का दैनिक कार्यक्रम

यह कार्यक्रम सूर्य की लय का अनुसरण करता है। प्रकृति ने कार्य के लिए दिन और निद्रा के लिए रात का निर्माण किया है। हर सुबह, जब ब्रह्मांड एक बार फिर प्रकाश से भर उठता है, हम जीवन का एक और दिन पाकर धन्य होते हैं। आयुर्वेद में, अग्नि तत्त्व को बुद्धि का प्रतीक माना जाता है। संसार की अनेक भाषाओं में, ज्ञान और आध्यात्मिक अनुभवों को देदीप्यमान, उज्जवल, प्रज्ञावान आदि शब्दों के द्वारा प्रकाश से समीकृत किया जाता है। प्रकाश नेत्रों से देखने की शक्ति देता है, एक सूक्ष्म स्तर पर, यह वह आन्तरिक प्रकाश है जो जीवन की राह दिखाता है।

सूर्य यश का प्रतीक भी है, क्योंकि हर सुबह यह ब्रह्मांड को प्रकाश से भर देता है और इसकी रोशनी हर जगह है।

इस योगाभ्यास कार्यक्रम को तीन भागों में बाँटा गया है। पहले 3 मिनट सुबह उठते ही प्राणायाम द्वारा मानसिक स्थिरता प्राप्त करने के लिए है। अगले 10 मिनट सूर्य नमस्कार के लिए है। आखिरी 3 मिनट एक बार फिर प्राणायाम को और अच्छी नींद लाने के लिए आन्तरिक स्थिरता को समर्पित है। इससे पहले कि मैं आपको एक ठोस कार्यक्रम दूँ, इस कार्यक्रम के तीन उपयोगी पक्षों को जान लेना चाहिए : (1) प्राणायाम की तकनीकी जानकारी; (2) सूर्य नमस्कार की यौगिक मुद्रा; और (3) चेतना के अलग-अलग स्तरों पर योगाभ्यास द्वारा अस्तित्व का अनुभव।

प्राणायाम

जीवन प्रदायिनी वायु देह और आत्मा को एक साथ रखती है और संस्कृत में प्राण कहलाती

है। हर बार जब हम साँस लेते हैं, तो हम ब्रह्मांडीय जीवन-शक्ति को देह के भीतर भरते हैं। इसलिए, सचेतन, गहरी साँस देह की जीवन-शक्ति को बढ़ाने में सहायता करती है प्राणायाम की तकनीक के चार चरण होते हैं–

(1) धीरे-धीरे और सहजता से श्वास भीतर भरना।

(2) जीवन प्रदायिनी/प्राण वायु को भीतर रोकना।

(3) धीरे-धीरे और सहजता से श्वास बाहर छोड़ना।

(4) देह के भीतर एक क्षण बिना प्राण वायु के रिक्तता का।

पहले और तीसरे चरण में एक समान समय लगाना चाहिए, वहीं दूसरे और चौथे चरण में इनसे आधा। इसका यह अर्थ नहीं है कि आप श्वास प्रक्रिया को घड़ी देखकर करें, बल्कि मोटे तौर पर एक अन्दाजा लेना है ताकि इस तकनीक का अनुपालन सहजबोध से समय का अनुमान लगाकर किया जा सके। उदाहरण के लिए, अगर आप साँस भरने में 10 सेकंड और इतना ही समय साँस छोड़ने में लेते हैं, तो साँस को भीतर रोके रखने और फेफड़ों को वायुरहित रखने में पाँच-पाँच सेकंड लगेंगे।

आपके शरीर में एक सूक्ष्म देह विद्यमान है जिसकी ऊर्जा प्रणालियाँ सर्वत्र फैली हैं। प्राणायाम का उद्देश्य इन ऊर्जा स्रोतों तक पहुँचना और प्राण-शक्ति से इन्हें पुनर्जीवन प्रदान करना है। इसलिए, श्वास भरने में वायु को देह के एक विशेष हिस्से में पहुँचाना भी शामिल है। इस कार्यक्रम में, सुबह और सायंकालीन दैनिक दिनचर्या में सम्मिलित करने के लिए कुछ चुनिन्दा अभ्यास दिए गए हैं।

1. पहले अभ्यास में देह के दाएँ और बाएँ दोनों अंगों को अलग-अलग करना शामिल है। आल्थी-पाल्थी मारकर, घुटनों पर हाथ रखकर बैठ जाइए, इस मुद्रा को प्राणायाम के सभी अभ्यासों में अपनाना चाहिए। (अगर आप पाल्थी न लगा पाएँ तो सीधी पुश्तवाली कुर्सी पर बैठकर अपने पैरों के पंजे फर्श पर टिका लें। पहले बताए गए चार चरणों के अनुसार कुछ गहरे श्वास भरिए (10 सेकंड साँस भरिए, 5 सेकंड तक रोकिए, 10 सेकंड में साँस छोड़िए, 5 सेकंड तक बिना साँस लिए रहित)। फिर धीरे से अपना दायाँ हाथ ऊपर उठाइए और अँगूठे से अपना दायाँ नथुना बन्द कर लीजिए (चित्र 15)। मानसिक रूप से प्राण शक्ति को अपनी देह के सभी बाएँ अंगों की ओर भेजते हुए धीरे-धीरे और सहजता से श्वास लीजिए। श्वास भरते हुए, साँस को मस्तिष्क के बाएँ भाग में जाने दीजिए, फिर बाएँ हाथ, कन्धे, छाती, पेट से होते हुए बाईं टाँग की उँगलियों तक ले जाइए।

जब आप पूरा श्वास भर चुके तब अनामिका उँगली की सहायता से अपना बायाँ नथुना बन्द कर लें (चित्र 15)। इस समय आपके दोनों नथुने अँगूठे और अनामिका उँगली द्वारा बन्द हैं। जितना समय आपने प्राण-वायु को भीतर भरने में लिया है उसका लगभग आधा समय इसी मुद्रा में बने रहिए। अनामिका उँगली को ऊपर उठा लें और धीरे-धीरे प्राण वायु को बाहर छोड़ें। इसे करने के बाद, अपना बायाँ नथुना एक बार फिर बन्द कर लें और बिना वायु के उतना ही समय रहें जितना समय आपने श्वास को भीतर रोके रखने में लिया था। फिर अनामिका उँगली को ऊपर उठाकर पहले की तरह

श्वास भरें, और पूरे अभ्यास को दुहरा लें।

बाईं ओर से इसे पाँच बार और फिर दाईं ओर से भी पाँच बार करें। जब आप प्राणायाम का अभ्यास दाएँ नथुने से कर रहे हों, तो यह ध्यान रखें कि अपने नथुनों को बन्द करने के लिए आप बाएँ हाथ का ही उपयोग करें।

2. प्राणायाम के दूसरे अभ्यास में देह के दाएँ और बाएँ अंगों में सन्तुलन पैदा करना शामिल है। मूलभूत तरीका पहले की तरह ही है, लेकिन इस बार एक ओर से श्वास भीतर की ओर और दूसरी ओर से बाहर की ओर छोड़ना होता है। फिर इस क्रम को उलट कर किया जाता है। सबसे पहले, अपने दाएँ नथूने को दाएँ अँगूठे से बन्द कर लीजिए और धीरे-धीरे बाएँ नथूने से भीतर की ओर श्वास भरिए। फिर अनामिका उँगली से अपना बायाँ नथुना भी बन्द कर लीजिए और वायु को भीतर रोके रखें। दाईं ओर से अँगूठा ऊपर उठा दें और इस ओर से धीरे-धीरे और सहजता से श्वास बाहर की ओर छोड़ें। दायाँ नथुना एक बार फिर बन्द कर लें और बिना वायु के रहें। अब अपना अँगूठा हटाएँ और दाईं ओर से श्वास भरें। संक्षेप में, आपको बाईं ओर से श्वास भरकर, दाईं ओर से छोड़ना चाहिए, और, दूसरे चरण में, आप दाईं ओर से श्वास भीतर लेते हैं और बाईं ओर से बाहर छोड़ देते हैं। इस अभ्यास को पाँच बार करें। जैसा कि पहले अभ्यास में बताया गया है यह ध्यान रखें कि जब आप श्वास भीतर की ओर खींचते हैं तो मानसिक तौर पर प्राण वायु को देह के प्रत्येक भाग में भी भेजते हैं।

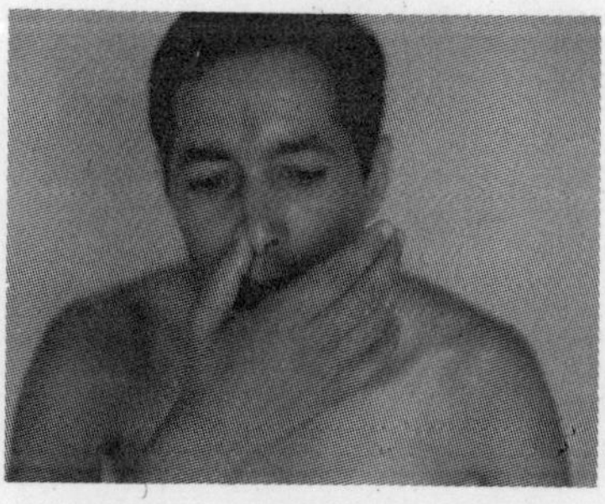

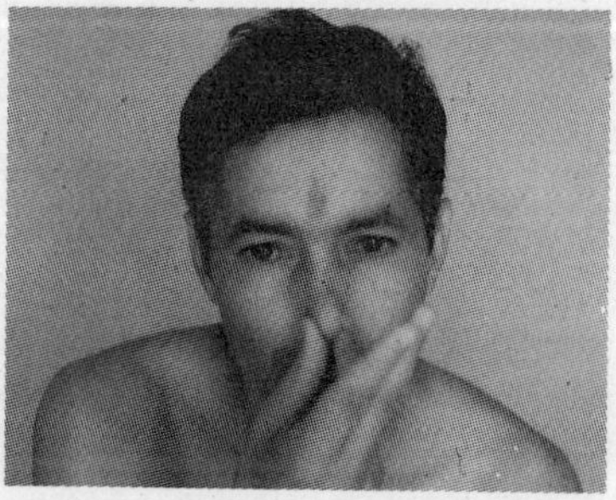

चित्र 15 : बाएँ : अपने दाएँ नथुने को अँगूठे से बन्द करें; *दाएँ* : बाएँ नथुने को अनामिका से बन्द करें

3. इस अभ्यास में एक साथ दोनों नथुनों से भीतर श्वास भरना और बाहर छोड़ना शामिल है। धीरे-धीरे, और सहजता से गहरा श्वास भरिए। प्राण-वायु को देह के सभी भागों में भेजिए। जब आप पूरा श्वास भर चुकें, तब अपना कोई एक हाथ ऊपर उठाकर अपने दोनों नथुने अँगूठे और अनामिका उँगली की सहायता से बन्द कर लें (चित्र 15)। श्वास को रोक कर रखें फिर हाथ हटाकर धीरे-धीरे बाहर छोड़ दें। देह को वायुरहित रखने के लिए एक बार फिर से नथुनों को बन्द कर लें। इस अभ्यास को पाँच बार दुहराएँ।

4. यह अभ्यास उपरोक्त तीनों अभ्यासों से अलग है। इसमें द्रुतगति से साँस लेना शामिल है, ठीक ऐसे जैसे आप बहुत देर से दौड़ रहे हों। इस तरीके से जब तक सहजता से कर सकें साँस लेते रहें। यह मस्तिष्क को शीतलता की अनुभूति देता है और इस क्षेत्र के अवरुद्ध ऊर्जा स्रोतों को खोल देता है। यह ध्यान रखें कि इस अभ्यास को थकान, गर्भावस्था, या बहुत लम्बी यात्रा के बाद नहीं करना चाहिए। इससे जी मितला कर चक्कर-सा आ सकता है।

यह अभ्यास दैनिक कार्यक्रम का अंग नहीं है। यहाँ पर इसकी चर्चा का उद्देश्य यही है कि यह सुस्ती और मानसिक थकान से उबरने में सहायता करता है और कार्य क्षमता को बढ़ाता है। इसे अपनी जरूरत के हिसाब से किया जा सकता है। मेरे विचार से इस अभ्यास को कार्यस्थल पर एक समूह में पूरे दल की कार्यक्षमता बढ़ाने के लिए किया जाना चाहिए।

5. पहले तीन अभ्यासों में प्रवीणता हासिल करने के बाद, श्वास रोकते हुए, या फेफड़ों को वायुरहित रखते हुए, तीसरे अभ्यास को नथुने बन्द किए बिना करना चाहिए। इसका अर्थ है कि आपने प्राणायाम के अलग-अलग चरणों में समुचित प्रवीणता का विकास कर लिया और अब आप आत्मानुशासन रख पाएँगे। जब आप वायु को भीतर रोक कर रखते हैं तब उसे बाहर नहीं आने देते और फेफड़ों को वायुरहित रखते हुए हवा को भीतर न आने देने में सक्षम होते हैं। अप्रिय वातावरण, संक्रामक रोगों से बचाव और उत्साहवर्द्धन के लिए प्राणायाम के व्यावहारिक अनुप्रयोगों को सीखना बहुत आवश्यक है। इसके व्यवहारिक अनुप्रयोगों की चर्चा इस अध्याय में आगे की जाएगी।

सूर्य-नमस्कार

इन अभ्यासों को सुबह पानी पीने के बाद ही करना चाहिए। सूर्य-नमस्कार में बारह अलग-अलग आसन शामिल हैं जो कि एक के बाद एक किए जाते हैं। मेरे विचार से आपको धीरे-धीरे सीखना चाहिए। सबसे पहले इन आसनों को एक-एक करके सीखिए। एक बार इन्हें सीख लेने के बाद, आप इन आसनों को एक के बाद एक सहजता से कर सकते हैं।

1. सूर्य की दिशा में मुँह करके दोनों हाथ जोड़कर और दोनों टाँगों को एक-दूसरे से थोड़ा-सा दूर रखते हुए खड़े हो जाएँ। आपके जुड़े हुए हाथ छाती के लगभग बीचोबीच होने चाहिए (चित्र 16क)। अपने आपको पूरी तरह विश्रान्ति की अवस्था में ले आएँ, आँखें बन्द करके सूर्य की छवि पर ध्यान लगाएँ। आपकी साँसें अपने आप धीमी हो जाएँगी और आप अपनी देह में एक हल्की-सी लहर महसूस करेंगे।

2. धीरे-धीरे अपने जुड़े हुए हाथों को ऊपर की ओर उठाइए जब तक कि आपका सिर दोनों बाँहों के मध्य में न आ जाए और फिर इसी मुद्रा में पीछे की ओर झुकिए (चित्र 16ख)। जहाँ तक आप सहजता से पीछे मुड़ सके, मुड़ें, यह ध्यान रखते हुए कि

अपना सिर हाथों के बीचोबीच रहना चाहिए।

3. अपनी देह को धीरे-धीरे सीधा कीजिए, और अपने हाथ खोलकर दोनों हथेलियों को सामने की ओर रखते हुए, दोनों हाथों को बिलकुल सीधा रखिए। आगे की ओर नीचे झुकिए और अपने दोनों हाथों को बिलकुल सीधा रखिए। आगे की ओर नीचे झुकिए और अपने दोनों हाथों को अपने पैरों के बगल में जमीन से छुआइए (चित्र 16ग,)। यह ध्यान रखिए कि आपकी टाँगे सीधी रहें और घुटने न मुड़ें। अगर आपकी देह में

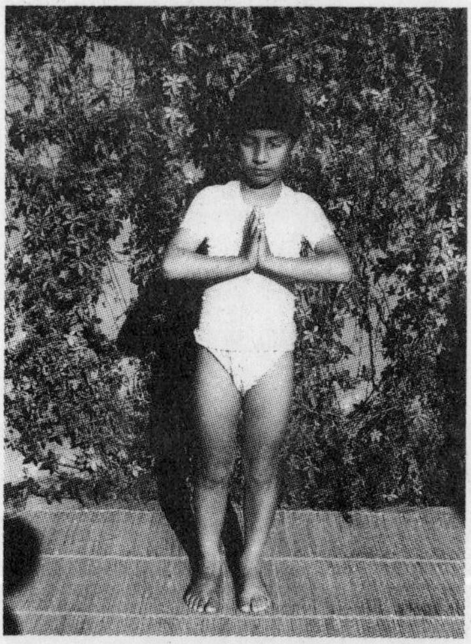

चित्र : 16क

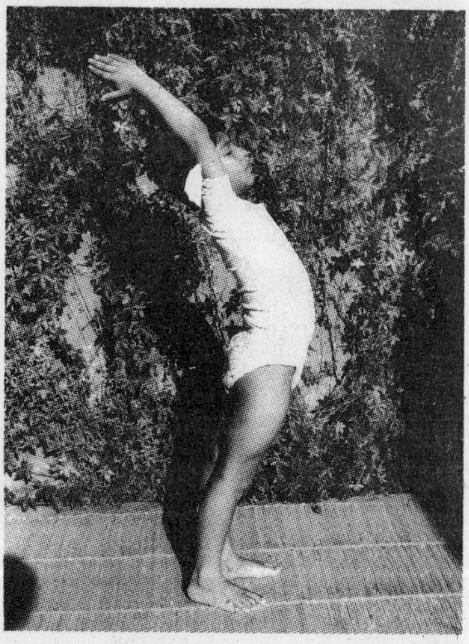

चित्र : 16ख

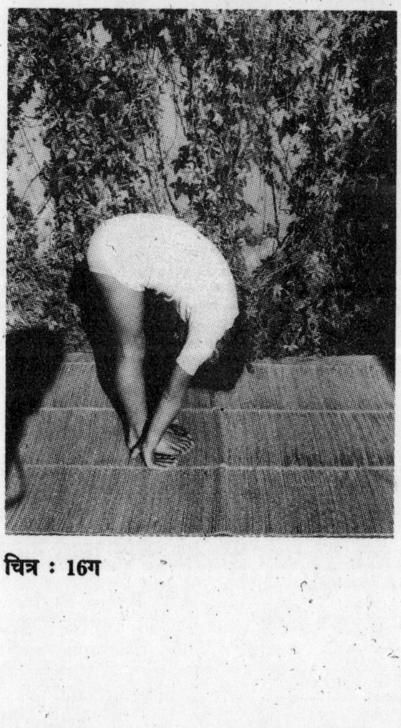

चित्र : 16ग

जमीन को छू सकने लायक लचक नहीं है, तो इसे जोर लगाकर न करें। दैनिक अभ्यास से, एक समय के बाद आप इसे करने में सक्षम हो जाएँगे।

4. उपरोक्त मुद्रा में, अपना भार दोनों हाथों और बाएँ पैर पर डालिए। अपनी दाईं टाँग को पीछे की ओर खींचिए जिससे यह घुटने और पैर के अगले भाग पर टिक सके। इस प्रक्रिया में, आपका बायाँ पैर मुड़ा हुआ रहता है। अपने सिर को पीछे की ओर झुकाइए (चित्र 16ग)

5. अब सिर को आगे की ओर लाइए और अपना भार दोनों हाथों पर डाल दीजिए। दाएँ पैर को वापस खींच लीजिए।

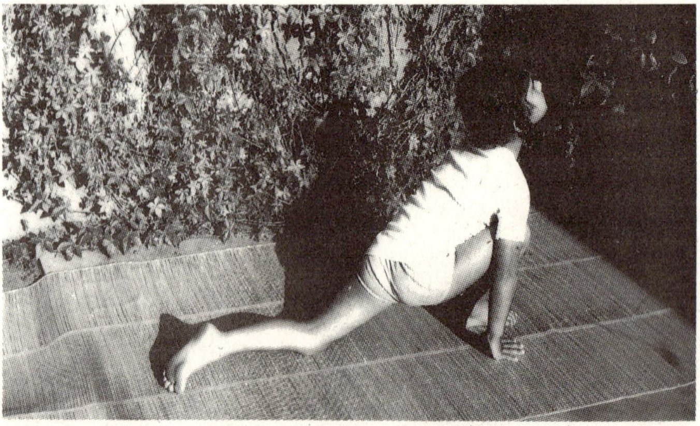

चित्र : 16घ

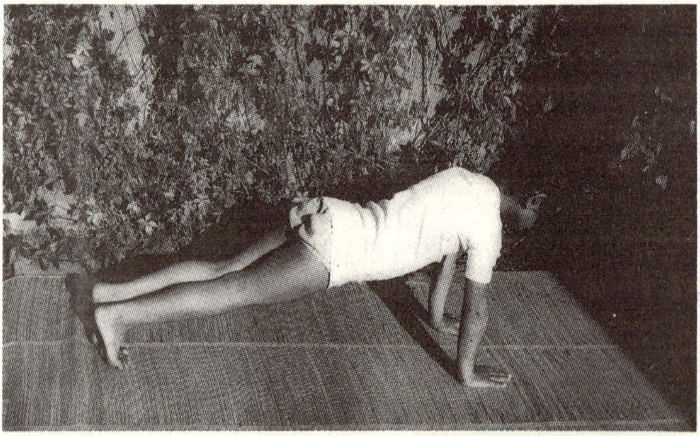

चित्र : 16ङ

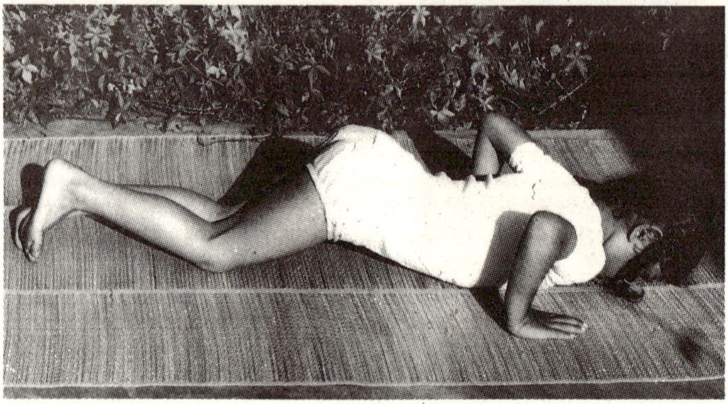

चित्र : 16च

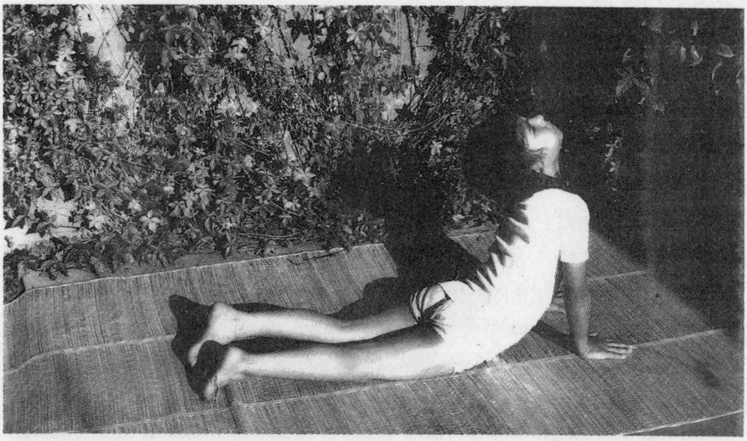

चित्र : 16छ

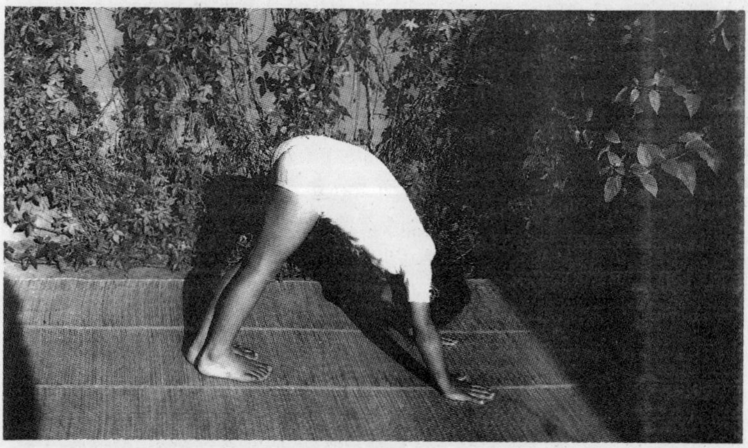

चित्र : 16ज

चित्र 16 क से ज : **सूर्य-नमस्कार में प्रयुक्त आसन**

अपने भार को दोनों हाथों और पैरों के अँगूठों पर डालते हुए अपनी देह को एक सीधी रेखा में रखिए। अपना सिर पूरी देह के साथ ही एक सीधी रेखा में होना चाहिए। (चित्र 16ङ)

6. यह मुद्रा देह के आठ अंगों को जमीन से छुआकर बनाई जाती है। पाँचवीं मुद्रा में आप दो हाथों और दो पैरों के द्वारा जमीन को पहले से ही छू रहे हैं। अब साथ में, अपने घुटनों, छाती और माथे से भी जमीन को छूइए (चित्र 16च)। आपका पेट और

जाँघे जमीन को नहीं छूनी चाहिए।

7. अपना भार दोनों हाथों पर डालकर और हाथों को सीधा करते हुए धीरे-धीरे अपना सिर ऊपर की ओर उठाएँ। जहाँ तक आप सहजता से कर सकें अपने सिर को पीछे की ओर ले जाइए (चित्र 16छ)

8. इस मुद्रा में देह को पहाड़ी नुमा शक्ल देना शामिल है। पिछली मुद्रा से धीरे-धीरे अपना सिर नीचे की ओर लाएँ, अपना भार दोनों हाथों और पैरों पर डालते हुए देह को बीच में से ऊपर उठाएँ। आपका सिर आपके हाथों के बीचोबीच होना चाहिए, जबकि आपके पैर बिलकुल सीधे और तलुए जमीन से चिपके हुए रहने चाहिए (चित्र 16ज)।

9. दाईं टाँग को आगे और फिर बाईं टाँग को पीछे ले जाइए और अपना भार अपने दोनों हाथों पर डालकर हाथों को बिलकुल सीधा कर लीजिए। यह मुद्रा चौथी मुद्रा की तरह ही है (देखिए, चित्र 16घ), बस अन्तर यही है कि इसमें बाएँ पैर की बजाए दायाँ पैर आगे निकाला जाता है।

10. यह मुद्रा तीसरी मुद्रा के समान है (चित्र 16ग)। नौंवी मुद्रा से पीछे वाला पैर आगे की ओर लाएँ और इस पैर को दोनों हाथों के मध्य पहले पैर के समानान्तर रख लें। इस प्रक्रिया में आपकी देह कुछ ऊपर उठेगी। अपने पैरों को बिलकुल सीधा रखें और घुटने न मोड़ें। अपने सिर को घुटनों के पास लाने के लिए आगे की ओर झुकिए और पीठ को ऊपर की ओर उठाइए।

11. यह मुद्रा दूसरी मुद्रा के समान है (चित्र 16ख)। पहले वाली मुद्रा से अपनी देह को सीधा खड़ा कर लीजिए और हाथों को ऊपर की ओर उठाइए; अपने हाथ जोड़कर पीछे की ओर झुकिए जैसा कि आपने दूसरी मुद्रा में किया था।

12. यह अन्तिम मुद्रा है, यहाँ से आपको ठीक उसी मुद्रा में लौट आना है जहाँ से आपने सूर्य-नमस्कार शुरू किया था (चित्र 16क)।

मानसिक-नियन्त्रण

पश्चिम में योग को गहराई से नहीं समझा गया है। यह एक प्रकार के धीमे जिमनैसटिक में परिवर्तित हो गया है। ध्यान का स्तर फर्श पर पालथी मारकर स्थिर होकर बैठने के प्रयास करने तक सीमित हो गया है, जिसमें बहुत से लोग असुविधा महसूस करते हैं, और इन सत्रों के दौरान, ऐसे लोग भी होते हैं जो अर्ध-निद्रा की अवस्था में पहुँच जाते हैं। योग के सबसे बुनियादी पक्ष—मानसिक क्रियाओं का नियन्त्रण—को आधे घंटे के दैनिक सत्र के द्वारा नहीं सीखा जा सकता। यह एक प्रक्रिया है जो आपके मानस में नियमित तौर पर चलती रहनी चाहिए। इसके लिए अतिरिक्त समय नहीं चाहिए, लेकिन इसमें नियमित एकाग्रता और आत्म-निरीक्षण की आवश्यकता होती है। पातंजलि ने योग का वर्णन 'विचार के क्रम को थामने के प्रक्रम' के तौर पर किया है। विचार प्रक्रिया पर नियन्त्रण की अक्षमता जीवन में विपत्ति और कष्ट साथ लाती है। उदाहरण के तौर पर,

कुछ लोग इस तथ्य को समझे बिना दुनिया-भर की चीजें खरीदने के लिए ललकते रहते हैं कि इनका खर्च वह वहन नहीं कर सकते। वे ऋण लेते हैं और विपत्ति में पड़ जाते हैं। क्रोध या अन्य भावनाओं पर नियन्त्रण न रख पाने से दूसरी प्रकार की समस्याएँ भी हो सकती हैं। अगर आप नियमित रूप से अपनी विचार प्रक्रिया को नियन्त्रित करने का अभ्यास करते हैं, और आन्तरिक सामंजस्य और स्थिरता के द्वारा समुचित आत्मनियन्त्रण प्राप्त कर लेते हैं, तो आप अस्तित्व के अलग-अलग स्तरों को अनुभव कर सकते हैं, और अपनी ऊर्जा को वांछित दिशा में निर्देशित करना सीख सकते हैं। यह केवल अनासक्ति की भावना से ही सम्भव है।

जब लोग जीवन की विभिन्न परिस्थितियों में समस्याओं का सामना करते हैं तो वे अपने भौतिक अस्तित्व या दुनियावी चीजों के प्रति बहुत अधिक मोह भी पाल लेते हैं। यद्यपि, हमारी विषय-वस्तु 'कार्य-क्षमता बढ़ाना' है, जिसमें भौतिक उपलब्धि भी शामिल है। इसे अच्छे स्वास्थ्य और आन्तरिक शान्ति के साथ हासिल किया जाना चाहिए। इन उद्देश्यों के लिए, अपने आपको अनासक्त रखना सीखना आवश्यक है जिससे हम अपने कर्तव्यों का पालन अपने कार्य से उत्पन्न भावनात्मक उद्वेगों और दबावों से मुक्त होकर अनासक्ति की अवस्था में पूरी ऊर्जा और शक्ति के साथ कर सकेंगे।

अब मैं एक उदाहरण आपके सामने रखती हूँ : माना प्रबन्ध-मंडल का कोई अधिकारी अलग-अलग लोगों के साथ कार्य को संयोजित करने में दिक्कत महसूस करता है, और समय-समय पर उसे अपेक्षाकृत अकुशल लोगों से भी काम लेना पड़ता है। इस प्रक्रिया में क्षोभ और क्रोध सरीखे भावनात्मक विस्फोट शामिल हैं। लेकिन यह अधिकारी जानता है कि इन भावनाओं से उसे पेट खराब होने और उच्च रक्त चाप जैसी समस्याएँ हो सकती हैं। यह व्यक्ति सोचता है कि इस प्रकार के भावावेश कार्यस्थल पर कारगर सिद्ध होते हैं क्योंकि वांछित परिणाम हासिल करने का यही एक तरीका है। यहाँ उद्देश्य इन भावावेशों को रोकना नहीं है, बल्कि यौगिक पद्धतियों का उपयोग करते हुए भावनात्मक आवेशों को ऊपरी स्तर पर ही बनाए रखना और इन्हें मन में गहरे न पैठने देना और शारीरिक प्रतिक्रियाओं को बाधित न होने देना है। इसका अर्थ है कि प्रतिक्रिया अब भी हो रही है, लेकिन व्यक्ति की अन्तरात्मा इसमें शामिल नहीं है।

कभी-कभी, कार्यस्थल पर होने वाले शोषण से बचने के लिए भी इसी प्रकार की भावनाओं की आवश्यकता पड़ सकती है। उदाहरण के लिए, आपको बहुत अधिक काम दिया जा सकता है, या आपको दूसरी कार्य-परिस्थितियों से बचाव की आवश्यकता हो सकती है। जीवन में, भावनाओं की जरूरत होती ही है, क्योंकि वही सम्प्रेषण का आधार है। लेकिन अनासक्ति के अभ्यास से, हम अपने स्वास्थ्य को जोखिम में डालने से बचा सकते हैं जिसमें गहरे भावनात्मक संकट में पड़ना भी शामिल है। क्रोध भी उपयोगी होता है, लेकिन तब नहीं जब यह आपकी पाचन शक्ति को प्रभावित करने लगे।

आप जीवन की अलग-अलग परिस्थितियों में मानसिक अभ्यास द्वारा अनासक्त होना सीख सकते हैं। आप 'ॐ शांति' मन्त्र के उच्चारण द्वारा अपनी भावनात्मक उत्तेजना

का शमन कर सकते हैं। शान्ति का अर्थ मन की 'साम्यावस्था' और 'स्थिरता' है। इस मन्त्र को अपने मानस के अन्तर्तम में धारण कीजिए। यह जीवन के हर चरण में आन्तरिक स्थिरता बनाए रखने में आपकी सहायता करेगा और आपका पथ-प्रदर्शन करेगा। उदाहरण के लिए, अगले अध्याय में, शान्तिपूर्ण मानसिक अवस्था प्राप्त करने और अपनी ऊर्जा को जीवन-प्रदायक आहार के प्रति समर्पित करने के लिए स्वयं को प्रत्येक वस्तु से असम्पृक्त करने के विषय में चर्चा की गई है। अगर आप दूसरे लोगों के साथ भी हैं, तब भी भोजन ग्रहण करने से पहले एक गहरा श्वास भीतर भरिए, और मन ही मन 'ॐ शान्ति' का जाप कीजिए। इसी तरह जब आप किसी विशेष भावनात्मक अवस्था में हों, तो इस मन को अपने अन्तर्मन में दोहराना न भूलिए। आप इस मन्त्र में किसी विशेष भावना को दर्शाने वाले शब्द जोड़कर इसका विस्तार कर सकते हैं। उदाहरण के तौर पर, क्रोध की अवस्था का शमन करने के लिए, या इस भावना के बाद के प्रभावों के लिए, मन ही मन 'ॐ शान्ति क्रोध' को बार-बार दुहरा सकते हैं।

अगर समय और परिस्थिति उपयुक्त है तो आप इन मन्त्रों को बोल-बोल कर भी जप सकते हैं। 'ॐ शान्ति लोभ' आवश्यकता से अधिक पाने की कामना का शमन करता है। यह लोभ भौतिक पदार्थों, उत्तम भोजन, प्रसिद्धि अन्य प्रतिष्ठा-सूचक वस्तुओं या भोग-विलास के लिए भी हो सकता है। मोहान्धता से ईर्ष्या, असुरक्षा की भावना, स्वामित्व की भावना का जन्म होता है और इसलिए दुख को बढ़ावा मिलता है। यौगिक चिन्तन के अनुसार, मनुष्य इस धरती पर खाली हाथ आता है और खाली हाथ ही चला जाता है। यह ज्ञान हमें मानसिक स्वतन्त्रता और आन्तरिक शान्ति देता है। मोहान्धता से उबरने के लिए 'ॐ शान्ति मोह' का जाप किया जा सकता है। अत्यधिक और असन्तुलित वासना का शमन 'ॐ शान्ति काम' को दुहराने से हो सकता है।

नियमित प्रयास से, आप अपने स्वास्थ्य पर पड़ने वाले नकारात्मक प्रभावों से अलग रहना सीख सकते हैं, और मानस की तामसिक प्रवृत्तियों से भी छुटकारा पा सकते हैं, जो कि आपके मानसिक विकास और प्रगति में बाधा उत्पन्न करती है।

बहुत ऊँचे स्वर में बोलना, आसानी से उत्तेजित हो जाना, या बहुत अधिक बोलना कुछ अन्य घटक हैं जो कार्य-क्षमता घटाते हैं और स्वास्थ्य पर बुरा प्रभाव डालते हैं। इन्द्रियों के अत्यधिक उपयोग से उपजी व्याधियों और उनके उपचार के विषय में अधिक जानकारी के लिए मेरी पुस्तक दैनिक जीवन में आयुर्वेद[1] देखिए। यहाँ इस विषय को, योग के प्ररिप्रेक्ष्य में, योग के मानसिक अभ्यासों, मन्त्रों और प्राणायाम के द्वारा, पुरानी आदतों से छुटकारा पाने के सन्दर्भ में सामने रखा गया है। अगर आप बहुत ऊँचे स्वर में बोलते हैं, तो आपको 'अपने आप को सुनने' की आदत विकसित करनी होगी। ऐसा करते हुए, आप अपनी आवाज के कर्णकटु प्रभाव को 'सुन' पाएँगे और यह आपको इस बुरी आदत को सुधारने की प्रेरणा देगा। बोलना शुरू करने से पहले एक गहरा श्वास

1. विनोद वर्मा, दैनिक जीवन में आयुर्वेद, किताबघर, नई दिल्ली।

भीतर लीजिए। यह गहरा श्वास स्मरण कराता है कि स्वास्थ्य और दीर्घ जीवन के लिए अपनी ऊर्जा को बर्बाद करने के बजाए संरक्षित करना चाहिए। जैसे आप भौतिक समृद्धि के विषय में सोचते हैं अपनी शारीरिक क्षमता, ओजस और आयु के विषय में सोचकर देखिए। क्या आप अपना धन कूड़ेदान में फेंक देना पसन्द करेंगे ? क्या आप अपना धन या इससे खरीदी जा सकने लायक वस्तुओं को आग में झोंक सकते हैं ? जब आप बहुत ऊँचे स्वर में, या बहुत अधिक बोलते हैं, या जब आप बहुत शोर-शराबा सुन रहे होते हैं, उस समय आप धीरे-धीरे अपने ऊर्जा स्रोतों को भी कम कर रहे होते हैं।

अपनी दिनचर्या में योगाभ्यास को शामिल करने पर, आप पाएँगे कि धीरे-धीरे आपके भीतर शान्ति और सामंजस्य का विकास हो रहा है। ये दोनों सात्त्विक गुण मानस में तार्किक स्तर के अलावा एक और स्तर पर कार्य करना सिखाते हैं। आध्यात्मिक स्तर पर आप सहजानुभूत ज्ञान को विकसित कर सकते हैं। आपसे भूल-गलती भी कम होंगी, और आप आन्तरिक शक्ति के कारण 'सही चुनाव' कर सकेंगे। हम सभी में यह शक्ति सुप्तावस्था में बनी रहती है। केवल सात्त्विक गुणों को विकास करके ही हम इस शक्ति को जाग्रत कर सकते हैं। सात्त्विक ऊर्जा के साथ समय बढ़ाने की चर्चा अध्याय 7 में की जाएगी।

16-मिनट कार्यक्रम का कार्यान्वयन

प्राणायाम, सूर्य-नमस्कार और मानसिक नियन्त्रण की अलग-अलग विधियों की चर्चा के बाद, हम देखेंगे कि किस प्रकार 16-मिनट के दैनिक कार्यक्रम में इन्हें शामिल किया जा सकता है।

प्रातः काल–3 मिनट

अपने दिन का आरम्भ कुछ-भी बोलने से मत कीजिए। सुबह उठते ही बिस्तर से कूदकर नहाने मत दौड़ पड़िए। ऐसा करके, आप रात-भर के आराम के बाद संचित ऊर्जा का एक महत्त्वपूर्ण भाग खो बैठते हैं। सुबह जागने के बाद, पूर्व दिशा की ओर मुँह करके बैठ जाएँ। इस गृह के ऊर्जा और जीवनदाता सूर्य पर अपना मन एकाग्र करें। जीवन का एक और दिन देने के लिए ऊर्जा के इस महान स्रोत के प्रति कृतज्ञता अभिव्यक्त करें। दीर्घ और स्वस्थ जीवन का, और जीवन के अन्तिम समय तक इन्द्रियों के सुचारु रूप से कार्य करते रहने का आशीर्वाद माँगें। अपने शरीर पर ध्यान लगाइए।

सहज होकर बैठ जाइए और 4 से 5 गहरे श्वास लीजिए, फिर धीरे-धीरे बाहर छोड़ दीजिए। इसके बाद, अगला श्वास भरने से पहले एक क्षण रुकिए। फिर अपने दाएँ और बाएँ भाग के शुद्धिकरण के लिए इसे दुहराइए (प्राणायाम का पहला चरण)। प्रत्येक नथुने से इसे 3 से 5 बार दुहराइए। इसे तीन मिनट तक करने के पश्चात्, इस प्रशान्तिकारक

मानसिक अवस्था में, कम-से-कम किसी एक ऐसी बात के विषय में सोचिए जो आपके जीवन में सत्व बढ़ा सकती है। यह किसी बुरी आदत जैसे—गलत मुद्रा, ऊँची आवाज में या बहुत अधिक बोलने से छुटकारा पाने या देह के कुछ विशेष अंगों पर अत्यधिक दबाव न डालने आदि के बारे में भी हो सकता है।

सूर्य-नमस्कार—10 मिनट

इसे सुबह गरम जल पीने के पश्चात् ही करना चाहिए। अगर आपने इस योगासन को समुचित रूप से सीख लिया है, तो आप 10 मिनट के भीतर इसकी बारहों मुद्राएँ सात बार दुहरा सकते हैं। अगर सप्ताहान्त में या छुट्टियों के दिन आपके पास अधिक समय है, तो मेरे विचार से आपको कुछ अतिरिक्त समय लेकर इन मुद्राओं को बारह बार दुहरा लेना चाहिए। लेकिन यह ध्यान रखिए, कि इन्हें बिना किसी पूर्व तैयारी के नहीं करना चाहिए। अगर आप इस पुस्तक की सहायता से पहली बार योग सीख रहे हैं, तो पहले दो या तीन मुद्राओं को सप्ताह-भर तक कीजिए। फिर धीरे-धीरे सभी मुद्राओं को अपने कार्यक्रम में शामिल कर लीजिए। सीखने का सबसे अच्छा तरीका किसी उपयुक्त प्रशिक्षक की सहायता लेना ही है—ऐसा प्रशिक्षक जो योग को एक धीमे जिमनैस्टिक के रूप में न समझता हो।

सायंकाल—3 मिनट

सोने से पहले 3 मिनट का समय लें। इन मुद्राओं को बिस्तर में बैठकर, लेटने से पहले भी किया जा सकता है। दो या तीन गहरे श्वास भरने के बाद, सूर्य-नमस्कार का दूसरा, तीसरा और पाँचवा चरण कीजिए। हर एक को कम-से-कम तीन बार कीजिए। यह सुनिश्चित कर लें कि सोते हुए आपके दोनों नथुने प्राण-वायु लेने के लिए पूरी तरह खुले होने चाहिएँ। अगर नथुने बन्द हों, या आपको नासिका मार्ग में कुछ बाधा महसूस हो, तो कोई बाम या आवश्यक तेलों के मिश्रण को सीधे बोतल से डालकर साँस लें (पिछले अध्याय में विधि देखिए)। अगर समस्या अब भी बनी रहती है, तो पिछले अध्याय में बताए गए नस्यकर्म को करें। यह ध्यान रखें कि रात्रि में आपकी देह और मानस को फिर से शक्ति प्राप्त होती है। किसी एक नथुने में आई बाधा आधे सिर में दर्द उत्पन्न कर सकती है। इससे एक आँख की दृष्टि कमजोर हो सकती है, या कान में कोई समस्या हो सकती है।

प्राणायाम की इन मुद्राओं के बाद, रात्रि के अन्धकार पर अपना ध्यान केन्द्रित करें। इस बात के लिए कृतज्ञ हों कि इसका अस्तित्व है और आखिरकार दिन-भर के कड़े परिश्रम और थकान से उबरने के लिए आप विश्राम कर सकते हैं। रात्रि की ऊर्जा

से प्रशान्तिकारक और गहरी निद्रा देने की प्रार्थना कीजिए जिससे अगले दिन आप ताजगी और ऊर्जा से सराबोर रहें। अगर आपके पास करने के लिए बहुम काम है और सोने के लिए कुछ ही घंटे हैं, तो रात्रि की ऊर्जा से गहरी निद्रा का दान माँगिए—इससे छोटी नींद के बावजूद अगले दिन आप ताजगी और जीवन रस से भरा हुआ महसूस करेंगे।

लेटने की प्रक्रिया में, प्राण-वायु को मस्तिष्क की ओर भेजते हुए कुछ एक बार 'ॐ' मन्त्र को दुहराइए।

16-मिनट कार्यक्रम के लिए प्राथमिकताएँ

इस कार्यक्रम को अपने अस्तित्व का एक आवश्यक भाग बनाने का प्रयास कीजिए। यह दाँत साफ करने या स्नान करने जैसा ही महत्त्वपूर्ण होना चाहिए। यह कार्यक्रम मस्तिष्क के शुद्धिकरण और आन्तरिक अंगों को फिर से शक्ति प्रदान करने में सहायता करता है। इस कार्यक्रम को अपनी दिनचर्या से पूरी तरह कभी मत हटाइए। अगर आपके ऊपर समय का दबाव है, तो इसे छोटा कर लीजिए, या तैयार होते हुए या दूसरे कामों को करते हुए प्रातःकालीन 3 मिनट इसके लिए निकाल लीजिए। इस तरह से यह कार्यक्रम आपको बराबर ध्यान में रहेगा। यह प्रातःकालीन कार्यक्रम पूरे दिन के लिए बतौर प्रेरक आपको कार्य करने की प्रेरणा देता है। ब्रह्मांडीय ऊर्जा पर ध्यान लगाकर, कुछ स्थिरता और 'आन्तरिक दृष्टि' के विस्तार के लिए रजस केन्द्रित मानस की अवस्था को प्राप्त किया जाता है। इस कार्यक्रम के पालन के लिए आपको बिलकुल शुरुआत से ही पूरी दृढ़ता के साथ प्रयास करना होगा और बाद में आप महसूस करेंगे कि यह आपके जीवन का एक अभिन्न हिस्सा बन गया है और इसके लाभ अमूल्य हैं।

चिन्ता और परेशानियों को दूर करना

जिस ढंग से आप अपना कार्य करते हैं, जिस प्रकार का कार्य आप करते हैं, या अपने कार्य को करने के लिए आप जिस मुद्रा में बैठते या खड़े होते हैं, वह शारीरिक असन्तुलन पैदा कर सकता है। अगर आप इस पर ध्यान नहीं देते हैं, तो आपको कार्य से सम्बन्धित अलग-अलग किस्म के दर्द और पीड़ाओं का सामना करना पड़ सकता है। यह कार्य करते हुए अपने शारीरिक प्रयास और भार देह के एक ही ओर अधिक रखने पर असंगत शारीरिक मुद्रा के कारण पैदा होते हैं। उदाहरण के लिए, खड़े होकर या बैठकर, अगर आप अपना भार दाएँ हिस्से की तुलना में बाएँ हिस्से पर अधिक रखते हैं, तो आप धीरे-धीरे एक असन्तुलन पैदा कर लेंगे। लिखते हुए या दूसरे काम करते हुए, स्पष्ट रूप से, कार्य की दिशा में अधिक ऊर्जा और प्रयास होते हैं (ज्यादातर दाहिनी ओर, वाम-हस्तिकों के लिए बाईं ओर)। लेकिन सचेतन प्रयास द्वारा, और कार्य करते हुए शारीरिक शक्तियों में सन्तुलन स्थापित करने के लिए योग की शिथलीकरण विधि के द्वारा, आप दीर्घ अवधि

की स्वास्थ्य सम्बन्धी समस्याओं से बच सकते हैं। बहुत से लोग कन्धों, कलाई अंसपेशी (pectoral muscles), और किसी एक पैर में दर्द आदि से परेशान रहते हैं। ये प्रायः कार्य-सम्बन्धी समस्याएँ होती हैं और नियमित तौर पर योगाभ्यास करने से इनका उपचार हो सकता है। आगे बताए गए सन्तुलन सम्बन्धी अभ्यासों से नैदानिक उद्देश्य भी हल होता है। अपनी देह के अंगों को खास दिशाओं में मोड़ते हुए, आप यह सीखते हैं कि समस्या—अवरुद्ध ऊर्जा का स्थान—कहाँ पर है।

दुनिया-भर में, लाखों लोग पीठ के दर्द और मेरुदंड से सम्बन्धित जटिलताओं से पीड़ित हैं। ये जख्म कार्य करते हुए गलत मुद्रा में रहने, या देह के एक हिस्से पर किसी रोग के बाद के प्रभावों के चलते शारीरिक असन्तुलन के कारण ऐसा होता है। भारतीय गाँवों में, ग्रामीण स्त्रियाँ बहुत कठिन परिश्रम करती हैं, लेकिन कार्य करने की उनकी मुद्रा उनकी देह की प्रकृति का पालन करती है। ये अपने सिर पर पानी के घड़े, या अपनी पीठ पर घास के या लकड़ी के गट्ठर लादकर बहुत दूर-दूर तक जाती हैं, फिर भी पूरे जीवन-भर उनकी पीठ बिलकुल स्वस्थ रहती है। लेकिन शहरी वर्ग की स्त्रियाँ, जिन्हें लम्बे समय तक शारीरिक श्रम करने की आदत नहीं होती, उन्हें आम तौर पर, पीठ के दर्द, खास तौर से स्पॉंडिलाइटिस (केशरुकाओं की सूजन) की शिकायत रहती है। एक बार मेरे मित्र रुपर्ट शेलड्रेक ने, जो कई वर्षों से भारत में रहते हैं, मुझे विदेशियों को सन्तुलित ढंग से भार उठाकर ले जाने की कला सिखाने की सलाह दी थी। अगर मैं यह कर सकती, तो कुछ ही वर्षों में फ्रैंकफुर्त, न्यूयार्क, या लन्दन के विमानपतन पर लोग अपने सूटकेस एक हाथ से खींचकर ले जाने और स्वयं को क्षति पहुँचाने के बजाए अपना सामान सिर पर रख कर ले जा रहे होते। मैं नहीं समझती की यह परिवर्तन लाना सम्भव है, लेकिन मैं यह सिखाने का प्रयास कर सकती हूँ कि कोई ऐसा कार्य करने के बाद जिससे असन्तुलन पैदा होता हो, फिर से सन्तुलन किस प्रकार स्थापित किया जा सकता है। छह मेरुदंड के व्यायाम, कुछ कन्धों के लिए, और कुछ व्यायाम शारीरिक सन्तुलन प्राप्त करने के लिए आवश्यक हैं। इसका यह अर्थ यह नहीं है कि आपको इन आसनों को प्रतिदिन करना चाहिए, या आपको इन सभी को करने की आवश्यकता है। आप अपने कार्य की परिस्थिति और अवस्था के हिसाब से चुनाव कर सकते हैं। समय-समय पर इन व्यायामों को करने पर, इनसे देह के दबाव बिन्दुओं के निदान में भी सहायता मिलती है।

कार्य से सम्बन्धित समस्यागत असन्तुलनों में वृद्धि करने वाले कारण को मैं 'कार्यहित अवस्था में कार्य करना' कहती हूँ। उदाहरण के लिए, किसी विशेष कार्य को करने के लिए आप ऊर्जा की एक निश्चित मात्रा खर्च करते हैं, और कार्य को पूरा करने के बाद, या विरामावस्था में होने पर, आप कार्य के लिए आवश्यक ऊर्जा के प्रवाह को रोकते नहीं हैं। जैसे, अगर आप एक निश्चित समय के लिए एक भारी बैग को उठाकर ले जाते हैं, लेकिन जब आप बैग को नीचे रखते हैं, तो आपके हाथ और कन्धों से सम्बन्धित पेशियाँ, बैग छोड़ देने के बावजूद कार्य करने की अवस्था में तनाव में ही बनी रहती है।

कुछ मामलों में, यह दशा मानसिक रूप से कुछ इस तरह अवरुद्ध हो जाती है कि कार्य से सम्बन्धित तनाव रात को सोते हुए भी बना रहता है। अगर आप इससे निवृत्त हो जाने पर इसे छोड़ देना सीख सकें, तो इससे न केवल आपकी कार्यक्षमता बढ़ेगी, बल्कि आप स्वयं को कई दीर्घावधि की व्याधियों से सुरक्षित रख पाएँगे।

सबसे पहले आपको इन स्व-निर्मित असन्तुलनों के प्रति जागरूक होने की जरूरत है। फिर आप किसी कार्य को करने के पश्चात् तत्काल उससे अलग होना सीख सकते हैं। अपनी गतिविधियों पर ध्यान दें। स्वयं अपना मूल्यांकन करने की आदत डालिए। उदाहरण के लिए किसी संगणक (कम्प्यूटर) पर कार्य करते हुए, आप अगले विचार के लिए एक क्षण रुकते हैं, या किसी से बात करते हैं आदि। यह ध्यान रखें कि जब आप बीच में रुकते हैं, तब आपकी उँगलियाँ कार्य की मुद्रा में तनी हुई न हों। अपने हाथों को पूरी तरह ढीला छोड़ दें। सबसे कारगर तरीका श्वास लेना है। एक गहरा श्वास भरिए और प्राणवायु को अपने दोनों हाथों में भेज दीजिए।

बैठकर काम करने वालें (Dask workers), विशेष रूप से प्रबन्ध-मंडल के लोगों को, पाचन सम्बन्धी समस्याएँ रहती हैं। घंटों बैठे रहने से अग्नि के स्थान या पाचन शक्ति पर दबाव पड़ता है, और उन्हें प्रबन्धकीय समस्याओं से जुड़े हुए बहुत से भावावेगों से भी निपटना पड़ता है। साथ में, इस श्रेणी के लोगों को प्रायः 'व्यवसायिक भोजों' में शामिल होना पड़ता है, और दबावपूर्ण परिस्थितियों में गरिष्ठ भोजन करना पड़ता है। सन्तुलन वापस लाने के लिए मैं कुछ यौगिक तकनीकों का वर्णन करूँगी। यह कुछ सामान्य पूर्वोपाय है, और कुछ बहुत सामान्य क्रियाएँ हैं, जिन्हें आप कार्य करते हुए भी कर सकते हैं, इससे आपकी देह का कोई अंग विशेष अतिरिक्त दबाव वहन कर पाने में सक्षम सिद्ध होगा।

1. लम्बे समय तक एक ही मुद्रा में न बैठे रहें। इस बीच थोड़ा-सा चलिए, या कम-से-कम खड़े हो जाएँ और अँगड़ाई लें।

2. पायदान का उपयोग कीजिए। इससे आपके पैर कुछ ऊपर उठे रहेंगे। समय-समय पर देह को धनुष की तरह तानने की आदत बना लें। आप अपनी बाँहों को छाती से मोड़कर या माथे पर रखकर पीछे की ओर धकेल सकते हैं (चित्र 17, बाएँ)। आप अपने हाथों की उँगलियों को एक-दूसरे में फँसाकर फिर उन्हें ऊपर की ओर तानकर भी अँगड़ाई ले सकते हैं (चित्र 17 दाएँ)। यह व्यायाम पाचन अंगों के अलावा हाथों, बाँहों, कन्धों और पीठ को भी जरूरी आराम पहुँचाते हैं।

3. कभी-कभी, आपको एक ही मुद्रा में बहुत लम्बे समय तक बैठे रहना पड़ता है। जैसे किसी मीटिंग में। यह ध्यान रखें कि आपका भार देह के दोनों ओर ठीक से वितरित होना चाहिए। किसी मीटिंग में, जब आप अपने साथ बैठे वक्ता पर ध्यान दे रहे होते हैं, तब यह ध्यान रखें कि अनजाने में कहीं आप अपने पैरों, हाथों और कन्धों पर तनाव तो नहीं डाल रहे हैं। बहुत से लोग ऐसा करते हैं जब वे भाषण में भावनात्मक रूप से पूरी तरह डूब जाते हैं, या गरमागरम बहस के दौरान, या फिर जब वे अपने विचारों के

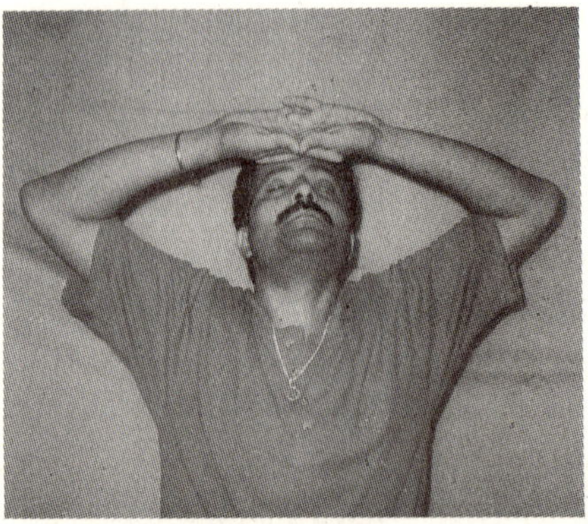 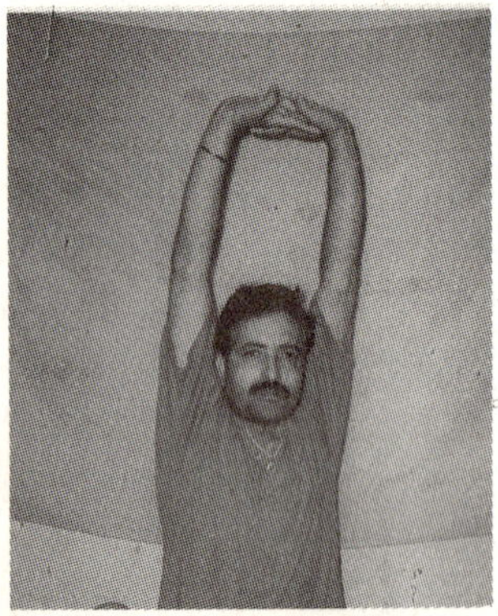

चित्र 17 : **लम्बे समय तक काम करने के बाद थकान मिटाने के आसान तरीके**

अस्वीकृत हो जाने के कारण अकेला महसूस करते हैं इत्यादि। कार्य की परिस्थितियों का आपके स्वास्थ्य पर प्रत्यक्ष या अप्रत्यक्ष तौर पर कोई बुरा प्रभाव नहीं पड़ना चाहिए। यह याद रखें कि बहुत ऊँचे स्वर में नहीं बोलना चाहिए। आप बिना जोर से बोले बहुत सशक्त ढंग से अपनी बात सामने रख सकते हैं। ऐसी परिस्थितियों में अपनी आध्यात्मिक शक्ति का प्रयोग कीजिए। अपने विचारों को सामने रखने से पहले, एक गहरा श्वास भरकर प्राण-वायु को अपने सिर और आवाज तक भेजिए। गहरी साँस लेने से आपका स्वर भी सुधरेगा।

अति महत्त्वपूर्ण मीटिंगों के लम्बे सत्रों के दौरान, यह ध्यान रखें कि आपको तनाव की मुद्रा में या कुर्सी के कोने में न बैठकर आराम से बैठना चाहिए। बीच-बीच में कुर्सी में बैठे-बैठे पीछे की ओर झुक जाइए और पेट की पेशियों को ऊपर-नीचे कीजिए। यह याद रखें कि इस व्यायाम को भोजन के दो घंटे बाद तक नहीं करना चाहिए।

4. अगर सम्भव हो तो दोपहर के भोजन के बाद मिनट-भर के लिए वज्रासन में बैठिए। वज्रासन की दो मुद्राएँ दर्शाई गई हैं (चित्र 18)। जो लोग चित्र 18 (बाईं ओर) की मुद्रा में नहीं बैठ सकते वे चित्र 18 (दाहिनी ओर) की मुद्रा अपना सकते हैं।[1] आप इस आसन को भोजनोपरान्त कर सकते हैं। मैं विशेष रूप से इसकी सलाह देती हूँ, क्योंकि बैठकर काम करने वाले बहुत-से कर्मचारी अर्श की समस्या से पीड़ित रहते हैं। यह एक निवारक-आसन तो है ही साथ में उन लोगों के लिए भी लाभकारी है जो इस

---

1. सीखना आरम्भ करने वालों की शुरुआत के लिए, वज्रासन और अन्य यौगिक क्रियाओं पर अधिक जानकारी हेतु लेखिका की पुस्तक 'योगा फॉर इंटिग्रल हेल्थ', 1991, हिन्द पॉकेट बुक्स, नई दिल्ली, देखिए; जर्मन संस्करण, 1988, Windpford Verlog, जर्मनी। यह पुस्तक फ्रेंच, इटैलियन और हिन्दी में भी प्रकाशित हो चुकी है।

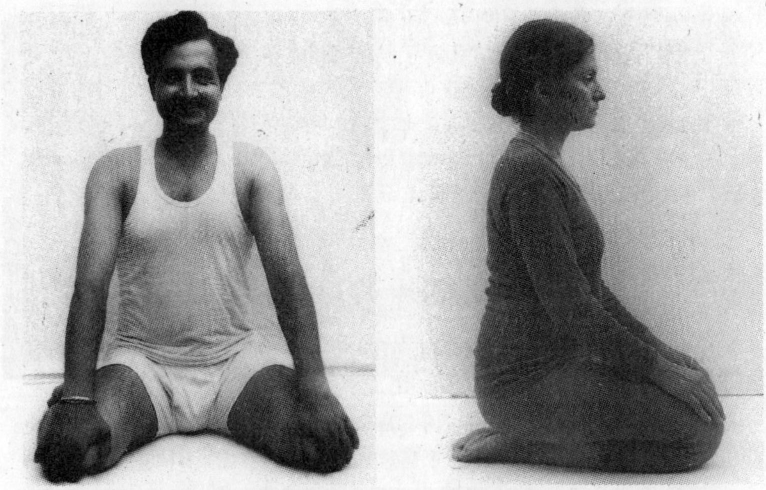

चित्र 18 : **वज्रासन की दो विधियाँ**

व्याधि से पीड़ित हैं।

5. काम करते हुए अपने कन्धे मत झुकाइए (चित्र 19)। बिलकुल सीधी मुद्रा में आगे झुकना सीखिए (चित्र 19, दाएँ)। कन्धों को झुकाने की आदत से आपको कन्धों और पीठ की कई समस्याएँ हो सकती हैं जो प्रौढ़ावस्था में ही सामने आती हैं। इस बुरी आदत के उन्मूलन के उपाय इस अध्याय में आगे दिए गए हैं।

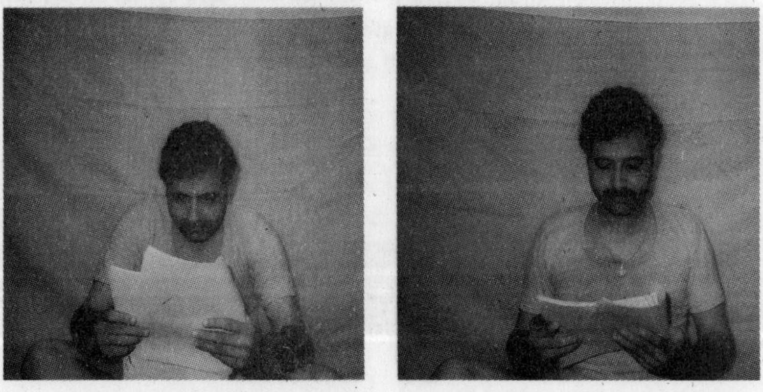

चित्र 19 : **बाएँ चित्र में गलत बैठने का ढंग तथा दाएँ चित्र में ठीक बैठने का ढंग।**

6. यह ध्यान रखें कि कार्य करने की मेज की ऊँचाई आपके लिए सुविधाजनक होनी चाहिए। ऐसी असुविधाजनक मुद्रा में काम न करें जिसमें आपकी पीठ पर बहुत

खिंचाव पड़ता हो (या पीठ और पैर दोनों ही अगर आप खड़े हैं), या ऊपर की ओर बहुत झुकना पड़ता हो। पहली अवस्था में आपको पीठ के निचले हिस्से और टाँगों में समस्याएँ हो सकती हैं, जबकि दूसरी अवस्था में, पीठ के मध्य और ऊपरी भाग और कन्धे प्रभावित हो सकते हैं। अगर आप थोड़ी देर के लिए भी इस तरह की परिस्थिति में काम करते हैं, तो मेरुदंड के छह व्यायामों द्वारा, जिस पर अब हम चर्चा करेंगे, सन्तुलन हासिल करना न भूलें।

सन्तुलन के लिए योग

सभी सावधानियों को बरतने के बावजूद, समय-समय पर हम किसी दैहिक असन्तुलन के शिकार हो जाते हैं और हम असहजता, अस्वस्ति की अनुभूति, या किसी रोग से पीड़ित हो सकते हैं। इसलिए आप समय रहते असन्तुलन का निदान करना सीख लें जिससे आप स्वयं अपना उपचार करने में समर्थ हो सकेंगे। कार्य की परिस्थितियों से उत्पन्न कुछ सामान्य असन्तुलनों से छुटकारा पाने के लिए, मैं कुछ यौगिक क्रियाओं और मुद्राओं का वर्णन करूँगी। इसमें कुछ विशेष समस्याओं के उदाहरण, और मिले-जुले व्यायाम भी शामिल हैं जिसका पालन कार्य से सम्बन्धित दर्द और दुखन के उपचार के लिए करना चाहिए।

1. पीठ और कन्धों के ऊपरी भाग के लिए मुद्रा

शिथिल अवस्था में अपने पैरों को एक-दूसरे से हल्का-सा दूर रखते हुए, पीठ के बल लेट जाइए। अपने हाथों को एक-दूसरे के समान्तर रखते हुए ऊपर उठाइए। आपकी हथेलियाँ सामने की ओर रहनी चाहिएँ। (चित्र 20) जब-तक आप सुविधाजनक महसूस करें, इस मुद्रा को बनाए रखिए और धीरे-धीरे इसका समय बढ़ाइए।

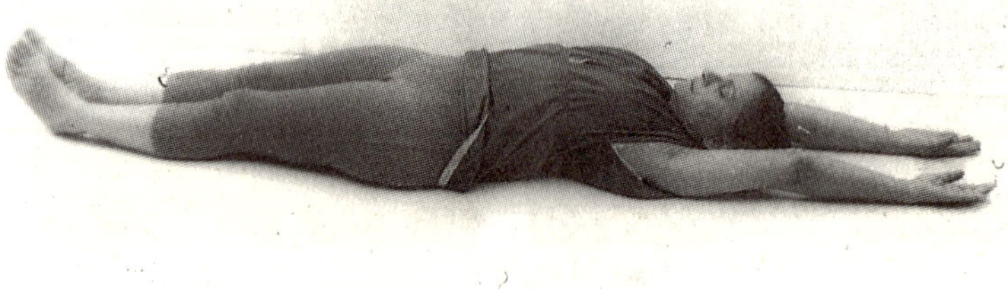

चित्र 20 : **पहली अवस्था**

अगर आपके कन्धे सीधे हैं, तो आपको इस मुद्रा में कोई समस्या नहीं होगी। अगर आपके कन्धे आगे की ओर झुके रहते हैं, तो आपको अपनी बाँहें सीधी करने में दिक्कत

होगी। बाँहें जमीन को नहीं छू पाएँगी और आपकी कोहनियाँ मुड़ी हुई रहेंगी। वास्तव में, यह मुद्रा झुके हुए कन्धों का उपचार करने के लिए है। अगर आपके कन्धे झुके हुए हैं, तो आपको इस मुद्रा को पूरी दृढ़ता से प्रतिदिन इनके उपचार के लिए करना चाहिए। झुके हुए कन्धों के उपचार की अन्य तकनीक भी है, जिनका विस्तृत वर्णन आगे किया जाएगा।

2. आगे झुकने की मुद्रा

यह मुद्रा पहली मुद्रा से ही उत्पन्न हुई है। जब आप अपनी बाँहों को ऊपर की ओर खींचने में सुविधा महसूस करने लगें, तो अपने आपको लेटने वाली मुद्रा से बैठने की मुद्रा में ले आएँ। कुछ इस प्रकार से कि, ऊपर की ओर आते हुए आपका सिर दोनों बाँहों के मध्य रहे (चित्र 21)। बैठने की मुद्रा से, पहले की तरह आगे की ओर झुकते जाइए, जब तक कि आपके हाथ आपके पैरों को न छूने लगें। आपका सिर घुटनों के ऊपर या उन्हें छूता हुआ रहना चाहिए। आपके घुटने मुड़ने नहीं चाहिएँ (चित्र 21)।

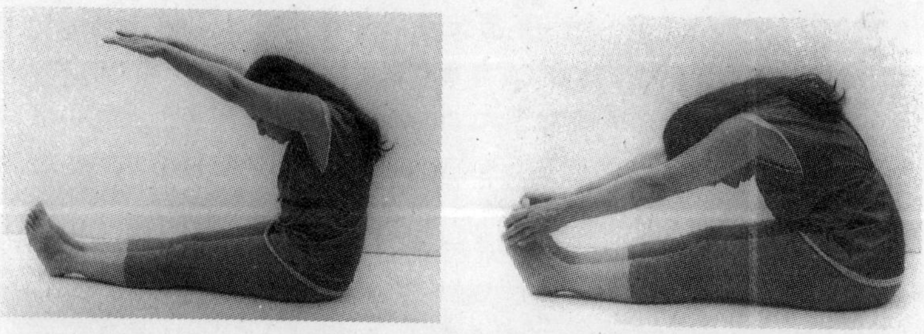

चित्र 21 : **दूसरी और तीसरी अवस्था**

सावधानी : इस आसन को करने के लिए बहुत लचकदार देह होनी चाहिए, इसलिए कुछ लोगों को करने में समस्या हो सकती है। एक प्रमुख कठिनाई, जिसका सामना अक्सर मुझे पश्चिमी देशों के विद्यार्थियों के साथ करना पड़ता है, वह यह है कि उनकी पीठ की पेशियाँ पर्याप्त शक्तिशाली नहीं होतीं और वे लेटी हुई स्थिति से अपने आपको उठाकर बैठने की मुद्रा में नहीं आ पाते, या वे यह ठीक-ठीक नहीं जानते कि इस प्रक्रिया में देह के किस भाग का प्रयोग होना है। इसका प्रयास करते हुए, आपके पैर ऊपर की ओर उठ जाते हैं। कोई दूसरा व्यक्ति आपके पैरों को पकड़कर दृढ़ता से जमीन (या फर्श) पर टिकाए रख सकता है। तब आप अपने आपको ऊपर की ओर उठा सकते हैं। कुछ-एक बार ऐसा करने पर आपकी पेशियाँ अभ्यस्त हो जाएँगी, और आप यह ठीक-ठीक जान लेंगे कि स्वयं को ऊपर की ओर लाने के लिए कहाँ पर दबाव डालना है।

अगर आप अपने पैरों को छूने में समर्थ नहीं हैं तो इसे बलपूर्वक न करें। हर बार

जहाँ तक सम्भव हो वहीं तक आगे आएँ। नियन्त्रित प्रयास से, आपकी देह धीरे-धीरे लचकदार होती जाएगी।

3. देह को मोड़ने की मुद्रा

चित्र 20 में दर्शाई गई मुद्रा में आ जाएँ, फिर अपने पैरों को मोड़ लें और उन्हें ऊपर उठाएँ, इससे आपकी जाँघें पेट पर लगभग दबाव डालने की स्थिति में रहती हैं और पैर हवा में उठे हुए रहते हैं। धीरे-धीरे अपने मुड़े हुए पैरों को दाहिनी ओर लाइए। इसमें आपका दायाँ घुटना जमीन को छूता हुआ रहेगा। इस पूरी प्रक्रिया में, आपका सिर और बाँहें चित्र 22 के अनुसार ही रहनी चाहिएँ, और केवल पैर मुड़ने चाहिए। जब तक सम्भव हो इस मुद्रा में बने रहें। इस मुद्रा के कारण आपकी साँसें अपने आप धीमी और हल्की-हल्की सी हो जाएँगी। पहले की अवस्था में आने के लिए धीरे-धीरे वापस मुड़िए।

यह मुद्रा पीठ और बाँहों के ऊपरी भाग और कन्धों का सन्तुलन वापस लाने में सहायता करती है। अगर आप देह के किसी एक ओर अधिक दबाव डालते रहे हैं, जो कि हममें से अधिकांश के लिए बहुत आम है, तो आप प्रभावित स्थान को ठीक-ठीक अनुभव कर सकते हैं। यह मुद्रा देह के ऊपरी क्षेत्र में ऊर्जा का पुनर्वितरण करने में सहायता करेगी और आप फिर से अपनी साम्यावस्था को प्राप्त कर सकेंगे।

सावधानी : इस मुद्रा में अगर आप अपने कन्धों और गर्दन में दर्द अनुभव करते हैं, तो आयुर्वेदिक औषधियों के साथ मालिश, स्वेदन या पोषण द्वारा उपचार, उचित रहेगा—यह आपकी देह में वात-साम्यावस्था को स्थापित करते हैं।

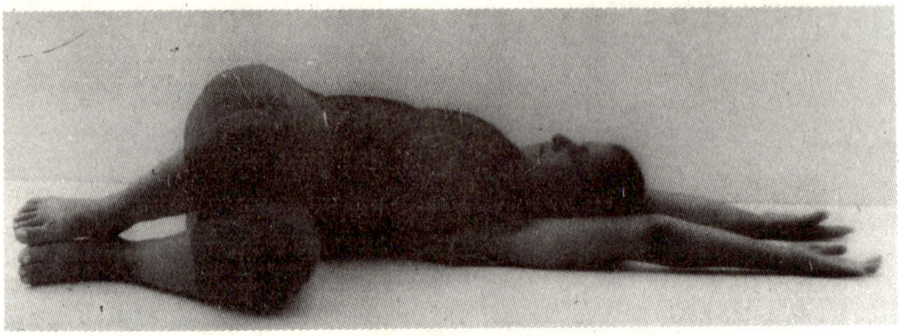

चित्र 22 : **मुद्रा 3. चित्र 20 को आगे बढ़ाते हुए, अपने दाएँ घुटने को जमीन से छुआइए।**

4. मेरुदंड और पीठ की पेशियों के लिए छह मुद्राएँ

सभी आयु-वर्ग के लोगों की एक बड़ी संख्या अलग-अलग किस्म के पीठ के दर्द से त्रस्त रहती है। इन समस्याओं के अलग-अलग कारण हो सकते हैं इसलिए नैदानिक प्रक्रिया से गुजरना हमेशा ही उचित रहता है। इनमें से कई समस्याओं की उत्पत्ति गलत मुद्रा, वक्राकार मेरुदंड, या पीठ की पेशियों को तनाव में रखने से होती है। आगामी छह मुद्राएँ

छोटी-मोटी लेकिन तंग करने वाली समस्याओं के उपचार में सहायता करेंगी, और मेरुदंड के साथ पीठ की पेशियों को मजबूती प्रदान करेंगी। ये देह को छरहरा बनाए रखने में भी सहायता करेंगी। लेकिन, इस बात को लेकर सावधान रहें कि अगर आपकी पीठ में कोई गम्भीर समस्या या जख्म है, तो आपको तत्काल किसी विशेषज्ञ की सलाह लेनी चाहिए।

मेरुदंड के छह आसनों में से, पहले तीन पीठ के बल लेटकर किए जाते हैं, जबकि बाकी तीन पेट के बल लेटकर किए जाते हैं। इन छहों आसनों से मेरुदंड और पीठ की पेशियों के अलग-अलग भागों का व्यायाम होता है और इन्हें नवजीवन प्राप्त होता है।

पीठ के बल लेट जाइए। अपने हाथों को देह से थोड़ा-सा दूर अलग रखिए और पैरों को आपस में जोड़ लीजिए (चित्र 23, ऊपर)। श्वास भीतर लेते हुए अपने पैरों को एक दिशा में और सिर को विपरीत दिशा में मोड़िए। इन क्रियाओं को बहुत धीरे-धीरे करें और श्वास भीतर लेने के साथ इनको समन्वित करें। एक बार पैरों और सिर के दूरस्थ छोर तक पहुँच जाने पर, अपने आपको ढीला छोड़ दें और अपनी देह को इन क्रियाओं के प्रयास से स्वतन्त्र कर लीजिए। इस स्थिति में अपना श्वास रोककर रखिए। कुछ क्षणों के बाद, श्वास छोड़ते हुए पहले वाली सीधी मुद्रा में वापस आ जाइए। जब आप अपनी देह को बिलकुल सीधा कर लें, तब स्वयं को 3 से 4 साँसों का विश्राम दीजिए। अब इसे विपरीत दिशा में दुहराइए।

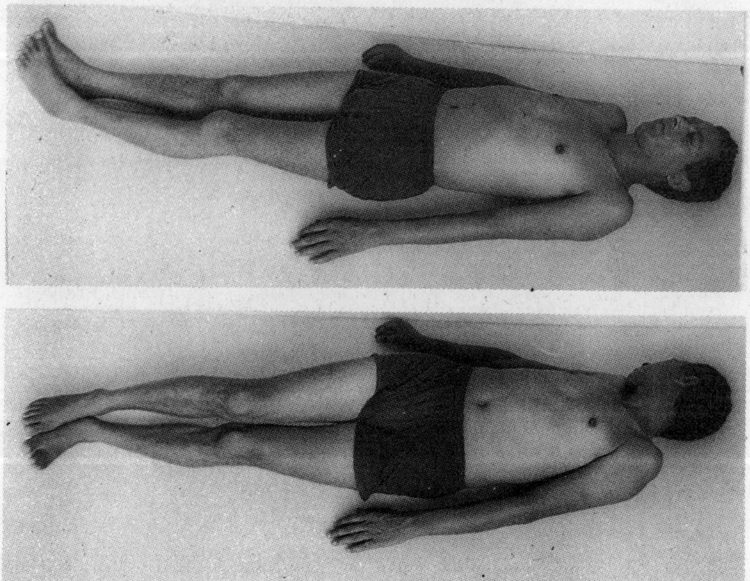

चित्र 23 : **योगासन 4क**

यह सुनिश्चित कर लें कि आपके सिर का खिंचाव ऊपर की ओर न होकर कन्धे की ओर रहना चाहिए। अगर आपको अपनी गर्दन की पेशियाँ कुछ अकड़ी हुई लगें, तो जबरन बहुत आगे तक मत झुकिए। इन व्यायामों को नियमित रूप से करने पर, आप अनुभव करेंगे कि धीरे-धीरे यह अकड़न गायब हो जाएगी। आप यह भी अनुभव करेंगे कि अब इसमें पीठ का ऊपरी भाग अधिक सक्रियता से शामिल रहता है। इस व्यायाम को चार बार दुहराइए। अगर सम्भव हो तो इससे अधिक बार भी कर सकते हैं।

अगला आसन 4क के समान ही है, बस इसमें आपके पैरों की मुद्रा अलग रहती है। पैरों को समानान्तर रखने के बजाए, एक-दूसरे के ऊपर रखा जाता है। इसका अर्थ है कि एक पैर की एड़ी दूसरे पैर के अँगूठे के ऊपर रहती है (चित्र 24)। इसमें गतियाँ योगासन 4क के समान ही रहती हैं। धीरे-धीरे श्वास भीतर लेते हुए अपना सिर एक दिशा में और पैर दूसरी दिशा में मोड़िए और नीचे दर्शाए गए चित्र 24 के अनुसार इस आसन को कीजिए। जब यह प्रक्रिया पूरी हो जाए, तब श्वास रोककर अपने आपको ढीला छोड़ दीजिए। इस मुद्रा में आपके ऊपर पैर का ऊपरी भाग जमीन को छूता हुआ

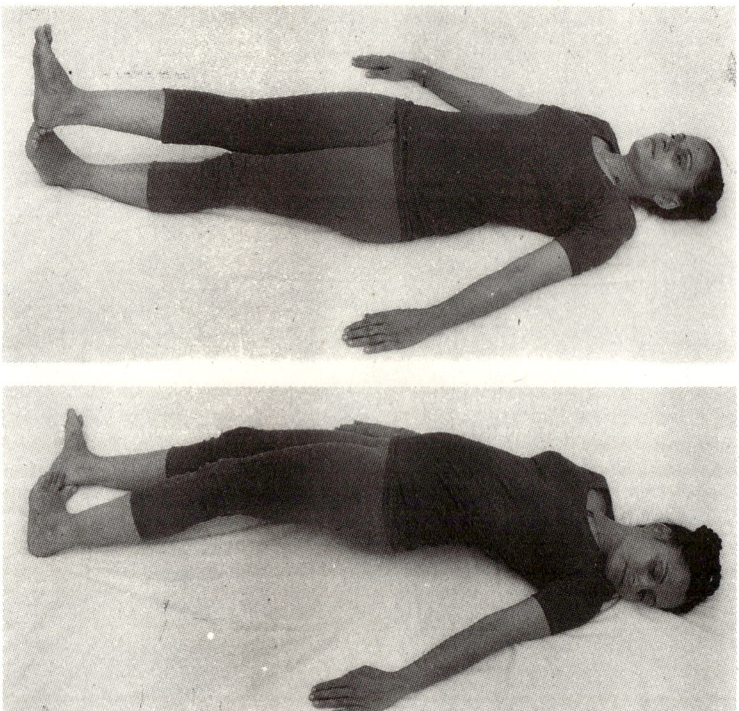

चित्र 24 : योगासन 4ख

रहना चाहिए। धीरे-धीरे श्वास छोड़ते हुए वापस सीधी मुद्रा में आ जाइए। अपने पैरों और सिर की गति के साथ अपनी श्वास को समन्वित कीजिए। अगर आपकी देह में पर्याप्त लचक नहीं है, और आपका पैर जमीन को नहीं छू पाता है, तो इसे बलपूर्वक न करें। आधा इंच (1-2 सेंटीमीटर) के लिए प्रतिदिन अतिरिक्त प्रयास कीजिए। धीरे-धीरे समय के साथ आपकी देह में लचक आ जाएगी। कुछ देर साँसें लेने के लिए रुकिए और फिर इस आसन को विपरीत दिशा में कीजिए। चार या इससे अधिक बार इसे दुहराइए।

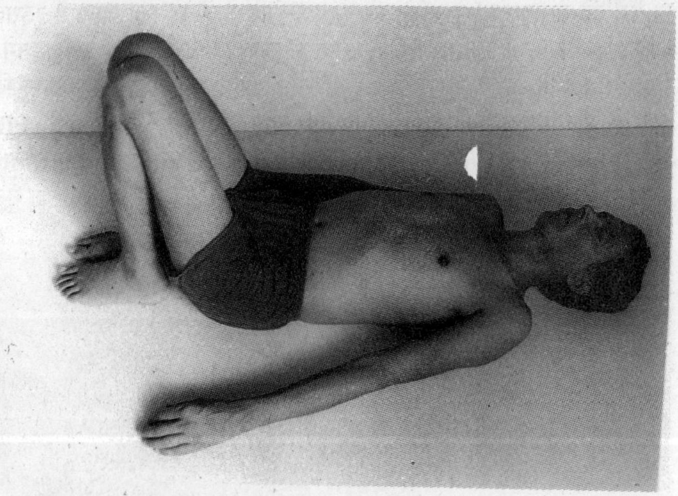

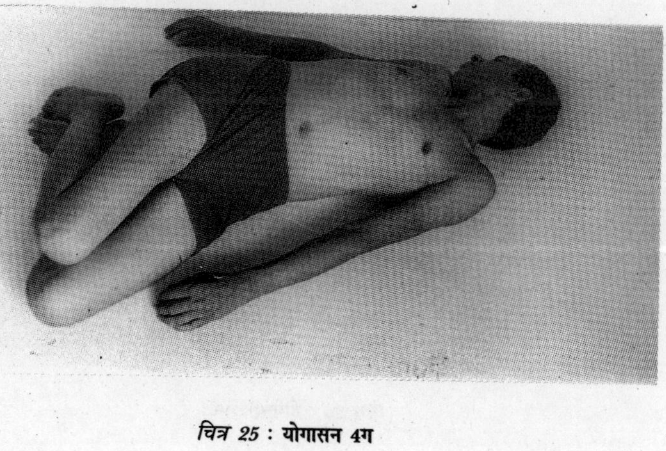

चित्र 25 : योगासन 4ग

यह मुद्रा पिछली मुद्रा से इस मायने में अलग है कि इसके दो भाग होते हैं। दूसरे भाग में, अपने पैरों की स्थिति बदलने के बाद इस आसन को चार बार कीजिए। अगर पहली बार आपका दायाँ पैर ऊपर था, तो अब बाएँ पैर को ऊपर करने के बाद इस आसन को दुहराइए।

इस आसन को करते हुए, आप अनुभव करेंगे कि आपकी मेरुदंड का मध्य भाग शेष रीढ़ की तुलना में अधिक सक्रियता से शामिल रहता है।

इस श्रृंखला का यह आसन पैरों को मोड़कर किया जाता है (चित्र 25); शेष गतिया और मुद्रा पहले की तरह ही होती हैं। धीरे-धीरे और सहजता से श्वास लेते हुए अपने सिर को एक दिशा में और पैरों को दूसरी दिशा में मोड़ लीजिए। जैसा कि चित्र 25 में दर्शाया गया है, आपके पैरों के पार्श्व जमीन को छूने चाहिए। लेकिन, अगर किसी भी कारण से आपकी पीठ का निचला भाग अकड़ा हुआ है, तो इन मुद्राओं में आपको मुड़े हुए पैरों से जमीन को छूने में कुछ कठिनाई हो सकती है क्योंकि शेष भाग की तुलना में आपकी पीठ का निचला हिस्सा इसमें अधिक सक्रियता से शामिल रहता है।

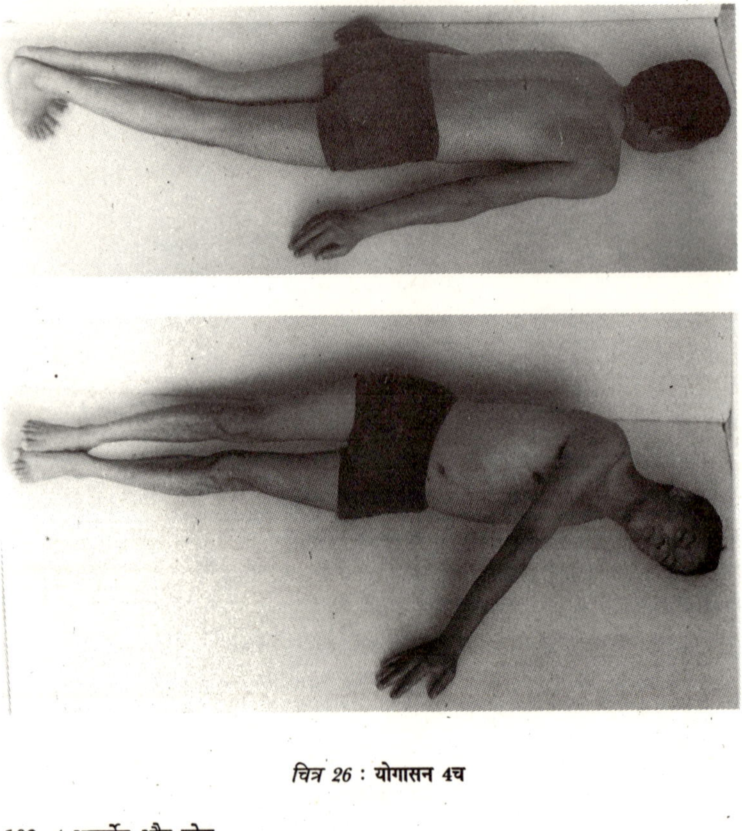

चित्र 26 : **योगासन 4च**

अगली तीन मुद्राएँ निश्चित रूप से दूसरी मुद्राओं की तरह ही हैं, लेकिन एक प्रमुख अन्तर यही है कि इन्हें पेट के बल लेटकर किया जाता है। पेट के बल लेटकर, पैरों और सिर को एक-दूसरे की विपरीत दिशा में मोड़ता सम्भव नहीं है, इसलिए, आपको एक ही दिशा में मुड़ना चाहिए।

अपनी ठोड़ी को जमीन से छुआते हुए पेट के बल लेट जाइए और पैरों को आपस में जोड़कर रखिए (चित्र 26 4च ऊपर)। भीतर की ओर श्वास लेते हुए अपने दोनों पैरों और सिर को समान दिशा में मोड़िए। जब आप इस आसन में हों, तब आपके हाथ अपनी सामान्य अवस्था में ही रहने चाहिएँ और ठोड़ी फर्श को छूती हुई होनी चाहिए। अपना श्वास रोक लें और इस मुद्रा में कुछ क्षणों तक रहें। धीरे-धीरे श्वास बाहर छोड़ते हुए अपनी देह को सीधा कर लीजिए।

अगला आसन एक पैर के ऊपर दूसरा पैर चढ़ाकर किया जाता है, और यहाँ भी, योगासन 4ख की तरह पैरों को बदलना मत भूलिए। (चित्र 27 4छ)

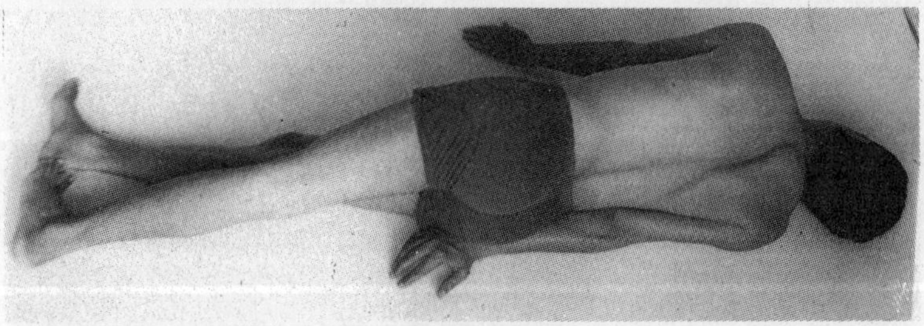

चित्र 27 : **योगासन 4छ**

इस श्रृंखला के आखिरी आसन में अपने पैरों को पीछे मोड़कर ऊपर जैसी ही गतिविधियाँ करनी होती हैं जब तक कि आप इस आसन में न आ जाएँ। (चित्र 28 4ज) प्रत्येक आसन को कम-से-कम चार बार दुहराएँ। आप यह अनुभव करेंगे कि आखिरी तीन व्यायामों में पीठ का पार्श्विक पेशी-विन्यास शामिल रहता है।

अगर आपको अपनी पीठ पर कोई खिंचाव या जकड़न महसूस होती है, तो मेरुदंड की यह मुद्राएँ काफी बेहतर नैदानिक व्यायाम सिद्ध होंगी। यह काम करते हुए आपको अपनी मुद्रा का विश्लेषण करने में सहायता करेंगी। रीढ़ की हड्डी पर असमान दबाव डालने या तनाव उत्पन्न करने वाली गतिविधियों में लगातार संलग्न रहने के कारण खिंचाव पैदा हो सकता है। इन व्यायामों को करते रहिए और अपनी प्रतिक्रिया पर भी ध्यान रखिए, इससे आप समस्या के मूल कारण को मिटा सकते हैं।

मैं सभी के लिए इन व्यायामों की अनुशंसा करती हूँ, उन लोगों के लिए भी जिन्हें पीठ की कोई समस्या नहीं है। युवा और स्वस्थ लोगों के बाद के सालों के लिए यह

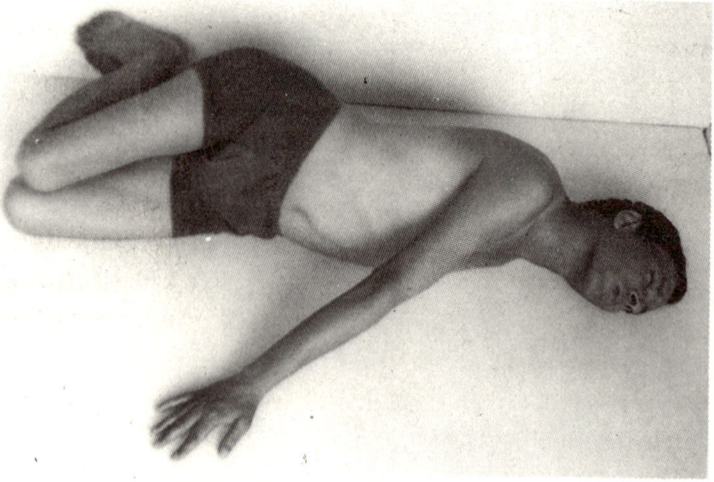

चित्र 28 : **योगासन 4ज**

एक अच्छा निवेश है, और 40 वर्ष से अधिक आयु-वर्ग के लोगों के लिए, यह पहले से ही एक जरूरत की तरह है।

5. गोमुख आसन

इस मुद्रा या आसन को, पीठ की ओर एक हाथ ऊपर से नीचे लाकर और दूसरा हाथ नीचे से ऊपर की ओर लाकर, दोनों हाथों को आपस में जोड़कर किया जाता है (चित्र 29)। पालथी मारकर बैठ जाइए। अपनी एक बाँह ऊपर उठाइए और अपनी कोहनी को इस तरह नीचे की ओर मोड़िए कि मुड़ी हुई कोहनी आपके सिर के मध्य और हथेली पीठ की ओर रहे। अब दूसरी बाँह को कमर की ओर से इस प्रकार पीठ की ओर ले जाइए कि इस हाथ की हथेली की दिशा बाहर की ओर रहे। दोनों हाथों की उँगलियों को आपस में फँसा लीजिए (चित्र 29)। शुरुआत में 15 से 20 सेकण्ड तक ही इस मुद्रा में रहिए, फिर धीरे-धीरे इस समय को बढ़ाते जाइए। हाथों को आपस में बदलकर इस मुद्रा को दुहराइए।

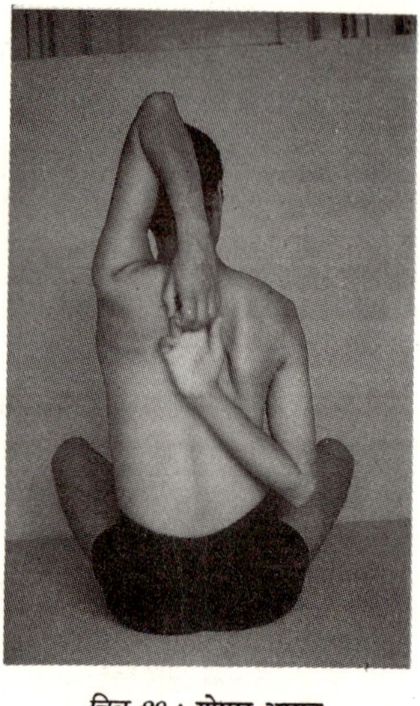

चित्र 29 : **गोमुख आसन**

यह मुद्रा आपके कन्धों, बाँहों और वक्ष क्षेत्र में सन्तुलन स्थापित करने के लिए बहुत लाभकारी है। इससे वक्ष की पेशियाँ मजबूत होती हैं, और यह विशेष रूप से महिलाओं के लिए भी उपयुक्त है क्योंकि यह स्तनों को ढीला पड़ने से रोकती है।

आप यह अनुभव करेंगे कि दूसरी ओर की तुलना में पहली ओर दोनों हाथों को आपस में पकड़े रखना अपेक्षाकृत अधिक आसान है। धीरे-धीरे इन मुद्राओं को दुहराते हुए अपने आपको सन्तुलित करने का प्रयास कीजिए। यह सम्भव है कि आपमें से कुछ लोग अपने हाथों को आपस में न पकड़ सकें, या इनके बीच में काफी अन्तर रह जाए। फिर भी, इस आसन को करते रहिए और हर बार जब आप इसे करते हैं, अपने हाथों के बीच का अन्तर कम करने की थोड़ी-सी चेष्टा कीजिए। धीरे-धीरे, आप अपने कन्धों और कोहनियों के जोड़ों को पर्याप्त शक्ति प्रदान कर सकेंगे और आपकी अंसपेशियाँ (Pectoral muscles) ज्यादा लचीली हो जाएँगी।

6. बाँहों को छाती पर बाँधकर आगे को झुकना

यह मुद्रा योगासन संख्या 2 (चित्र 27) के समान ही है, सिवाय इसके कि इसमें आपको अपने पैर एक-दूसरे से लगभग 2 फुट (60 सेंटीमीटर) की दूरी पर रखने होते हैं। पीठ के बल लेटे हुए एक बाँह पर दूसरी बाँह रखिए। योगासन संख्या 2 की तरह अपने आपको ऊपर उठाइए। स्पष्टतः आपको अपने दाहिने पैर को बाएँ हाथ से और बाएँ पैर को दाहिने हाथ से छुना है (चित्र 30)। योगासन संख्या 2 में निपुणता हासिल कर लेने के पश्चात् ही इस आसन को करने का प्रयास करना चाहिए।

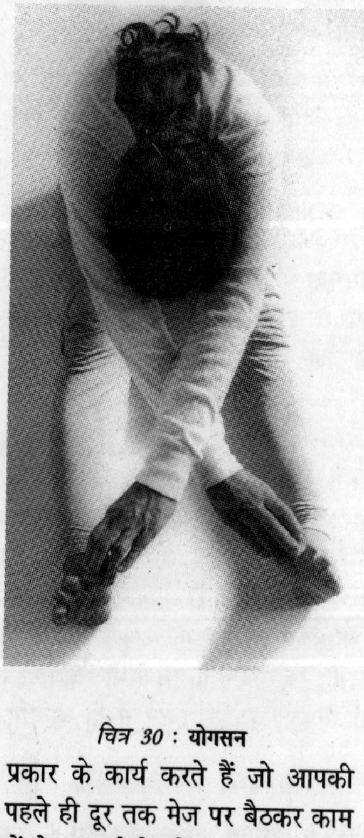

चित्र 30 : **योगसन**

साम्यावस्था को कायम रखना

जब काम की स्थितियों के कारण पीठ में दर्द हो जाए तब देह के सन्तुलन को फिर से स्थापित करने में सहायक, सामान्य व्यायामों को वर्णन कर दिया गया है। आपमें से कुछ लोग सम्भवतः ऐसे खास या विशिष्ट प्रकार के कार्य करते हैं जो आपकी शारीरिक भंगिमा को भी प्रभावित करते होंगे। मैं पहले ही दूर तक मेज पर बैठकर काम करने के दुष्प्रभावों के बारे में बता चुकी हूँ। आपमें से कुछ लोगों को बहुत लम्बे समय

तक खड़े रहना पड़ता होगा। कुछ लोगों को दिन-भर फोन पर बातें करनी पड़ती होंगी। एक अन्य समूह को बहुत ही विशेष किस्म के कार्य करते हुए अपने हाथों और पैरों से काफी काम लेने पड़ते होंगे। इन सभी मामलों के लिए योगाभ्यास बता पाना इस पुस्तक के लिए सम्भव नहीं है। उदाहरण के लिए, अगर आप घंटों खड़े रहते हैं, तो आपको ऐसे योगाभ्यास चुनने चाहिए जिनमें आपको अपने पैरों को ऊपर उठाना हो, या लेटकर अपने सिर के ऊपर ले जाना पड़े (हाथों, पैरों और कन्धों के व्यायामों पर अधिक जानकारी के लिए मेरी पुस्तक 'योगा फॉर इंटिग्रल हेल्थ' देखिए।)

जिन लोगों को बहुत अधिक बोलना पड़ता है, उन्हें अपनी साम्यावस्था को फिर से हासिल करने के लिए ध्यान और जप (किसी विशेष मन्त्र को मन ही मन दुहराना) अवश्य करना चाहिए। अन्यथा, ऐसे लोग अलग-अलग प्रकार की वात जनित व्याधियों से पीड़ित हो सकते हैं। मैंने यह देखा है कि जिन लोगों को कार्यस्थल पर दिन-भर बोलते रहना पड़ता है, वे लोग शाम के समय टेलीविजन देखना पसन्द करते हैं। लेकिन, इससे वात का एक और ही असन्तुलन पैदा होता है। ये लोग अपनी श्रवण शक्ति का अत्यधिक उपयोग कर रहे हैं। बेचैनी, बाधित निद्रा, घबराहट आदि वात असन्तुलन के लक्षण हैं। असल में तो टेलीविजन देखना वात-कफ कारक है। वे लोग जिन्हें घंटों बैठकर काम करना पड़ता है, उन्हें भी टेलीविजन देखने से बचना चाहिए और सन्तुलन बनाए रखने के लिए स्वच्छ हवा में घूमने जाना चाहिए।

यह ध्यान रखें कि जो धीमा असन्तुलन आप पैदा करते हैं वह एकदम से प्रकट नहीं होता, बल्कि किसी व्याधि के बीज आप धीरे-धीरे ही बो रहे होते हैं। रोग होने पर, आपको फिर से स्वस्थ होने के लिए संघर्ष करना पड़ता है, और कभी-कभी आप इसमें असफल भी रहते हैं। लेकिन, अगर आप सतर्क रहें और अपने स्वास्थ्य की अवस्था को फिर से स्थापित करने का प्रयास करें, तो आप किसी बड़े रोग या विकार की सम्भावना को कम कर सकते हैं।

कार्य-स्थल पर योग क्रियाएँ

कुछ ऐसे योगाभ्यास भी हैं जिनका उपयोग आप कार्यस्थल पर अपनी कार्यक्षमता बढ़ाने और परस्पर सहयोग और एक मित्रतापूर्ण वातावरण रचने के लिए कर सकते हैं। इन रोचक और हितकारी योगाभ्यासों को करने से, परस्पर सहयोग की भावना बलवती होती है, इसलिए इनसे सामंजस्यपूर्ण कार्य की परिस्थितियाँ उत्पन्न होती हैं और कार्य-निपुणता बढ़ती है। सम्भवतः इन सभी व्यायामों को कार्य की कुछ खास दशाओं में नहीं किया जा सकता, क्योंकि इनमें से दो व्यायाम कुछ शोर पैदा करते हैं।

1. हास्याभ्यास

(क) इस व्यायाम में खूब जोर-जोर से हँसना शामिल है। यह व्यायाम अष्टम सुर में केवल

हँसने की ध्वनि भर उत्पन्न करना नहीं है—इसमें मुक्त हृदय से कुछ इस प्रकार से हँसा जाता है कि आपकी पूरी देह इस क्रिया में भाग लेने लगे। आपको एकाग्रचित्त होकर अपने भीतर हास्य का एक आन्तरिक वातावरण सृजित करना होगा जिससे आपकी हँसी अकृत्रिम होगी और यह प्रक्रिया आपके भीतर वास्तविक प्रसन्नता पैदा करेगी।

यह व्यायाम कार्य-स्थल पर तनाव को शिथिल करने में सहायता करता है, यह लोगों में एक-दूसरे के प्रति निकटता का भाव उत्पन्न करता है, मुक्त-भाव से उन्हें अपने विचारों को प्रकट करने में सहायता करता है, और बेहतर सम्प्रेषण को बढ़ावा देता है। यह खास तौर पर उन लोगों की सहायता करता है जो संकोची हैं, या जिन्हें किसी समूह में अपने आपको व्यक्त करने में दिक्कत महसूस होती है। यह कार्य के तनाव से छुटकारा दिलाने में सहायता करता है और मानसिक ताजगी का संचार करता है। यह अकर्मण्यता या आलस्य को दूर भगाकर लोगों को सक्रिय बनाता है, और कार्य-दक्षता में वृद्धि करता है। मुझे अपने सेमिनारों में, एक ओर एक सजीव वातावरण बनाने, और दूसरी ओर भाग लेने वालों की सीखने की क्षमता बढ़ाने में आशातीत सफलता प्राप्त हुई है।

(ख) यह व्यायाम काफी शान्त है क्योंकि इसमें बिना कोई ध्वनि उत्पन्न किए या होंठों को बिना हिलाए हुए हँसना होता है। आपकी आँखों और शेष चेहरे के हाव-भाव से आपकी प्रसन्नता और आन्तरिक हास्य का बोध होना चाहिए, लेकिन इसमें आप मुस्कुरा नहीं सकते। इसके लिए प्रयास करने की प्रक्रिया में, कुछ लोग ऐसे मजेदार चेहरे बनाते हैं कि पूरा समूह हँस पड़ता है। यह व्यायाम तनावमुक्त करता है और राहत पहुँचाता है।

2. सिंह गर्जन

इस व्यायाम में आपको अपने गले के भीतर से पूरी तीव्रता और जोर से गर्जने की आवाज निकालनी होती है। एक गहरी साँस लीजिए और अपने भीतर की तमाम हवा को बाहर की ओर छोड़ते हुए यथाशक्ति जोर से आवाज निकालिए। यह आवाज शेर की दहाड़ की तरह ही होनी चाहिए। सैद्धान्तिक रूप से इस व्यायाम की व्याख्या करना मुश्किल है और इसके लिए व्यावहारिक प्रदर्शन आवश्यक है। यह तनावमुक्त करता है और लोगों को स्वयं को अभिव्यक्त करने में सहायता करता है।

3. लय के साथ ध्यान लगाना

इस व्यायाम में दोनों हाथों से मेज या अपनी जाँघों पर पूरी लय के साथ थपकियाँ देनी होती हैं। एक-एक करके चार तक गिनते हुए दोनों हाथों से थपथपाइए। चौथी थपकी जिस हाथ से दी गई है उसी से ताली बजाने का दूसरा दौर शुरू करें। इसका वर्णन काफी आसान प्रतीत होता है, लेकिन व्यवहार में ऐसा नहीं है। इसमें पूरी एकाग्रता की आवश्यकता पड़ती है, क्योंकि जिस क्षण आपका ध्यान बँट जाता है, आप गलती कर बैठते हैं। धीरे-धीरे ताली बजाने या थपथपाने की गति को बढ़ाइए।

इस व्यायाम से एकाग्रता बढ़ती है और लोगों को इसे करने में आनन्द भी आता है। इससे तनाव पर काबू पाने में सहायता मिलती है।

4. स्मरण शक्ति बढ़ाने के लिए योगाभ्यास

लोग अक्सर स्मरणशक्ति और विस्मरणशीलता से सम्बन्धित समस्याओं पर मुझसे सलाह माँगते हैं। विश्व के अनेक भागों में अलग-अलग लोगों के साथ मेरा अनुभव रहा है कि बहुत से लोग जिनका यह मानना है कि उन्हें स्मरण कर पाने या स्मरण रख पाने में समस्या होती है, वे दरअसल एकाग्र नहीं होते। थोड़े-बहुत प्रयास से ही, वे बेहतर ढंग से ध्यान लगाना सीख सकते हैं और अपनी क्षमताओं में वृद्धि कर सकते हैं। हमारी यान्त्रिक जीवन-शैली और टेलीविजन देखना, ज्यादा देर तक एकाग्रचित्त न रह पाने के कारण प्रतीत होते हैं। दूसरे शब्दों में, हमारे जीवन में रजस की अति और सत्व की कमी के कारण, हमारी स्मरणशक्ति प्रभावित हुई है।

इस 16—मिनट के कार्यक्रम का प्रतिदिन पालन करने पर, आप पाएँगे कि आपकी स्मरण क्षमता में सुधार हुआ है। स्मरण शक्ति को और अधिक विकसित करने के लिए, आप अपने मानस का उपयोग हमेशा वर्तमान क्षण में बने रहने की आदत विकसित करने के लिए कर सकते हैं। आप जो कुछ भी कर रहे हो उसकी ओर पूरा ध्यान दीजिए। अपने मन और आत्मा से वर्तमान क्षण में जीना सीखिए। इससे आपकी स्मृति और मेधा बढ़ेगी, और कार्य में दक्षता भी।

वर्तमान क्षण किसी एक या दूसरी ही तरह से हमेशा अतीत से जुड़ा होता है, और हर क्षण भविष्य में जाकर खुलता है। अपने खाली समय में, आप कुछ स्मरण शक्तिवर्द्धक अभ्यास कर सकते हैं। इसके लिए आपको बीती हुई घटनाओं और दृष्टांतों को एक सही क्रम में रखकर विस्तार से स्मरण करना होगा। ये हाल की बीती हुई घटनाएँ, या आपके बचपन की कोई घटना, या ऐसा ही कुछ भी हो सकती हैं। इस व्यायाम को प्रतिदिन कुछ मिनट अवश्य करें। अगर ऐसी कुछ घटनाएँ हैं जो स्पष्ट नहीं हैं और जिनकी आपको एक धुँधली-सी याद ही है, तो अगले दिन के स्मरणशक्ति अभ्यास के दौरान फिर से याद करने का प्रयास करें। सम्भव है कि कोई 'विस्मृत' घटना आपको स्मरणशक्ति अभ्यास के दौरान याद न आकर किसी और समय याद आए, और यह आपकी चेतना में एक कौन्ध की तरह आएगी। यह व्यायाम बहुत ही अद्भुत तरीके से आपकी याद कर पाने और रख पाने की क्षमता को बढ़ाएगा। यह बहुत-सी व्यक्तिगत समस्याओं से भी छुटकारा दिलाता है जिससे आप दमित स्मृतियों से मुक्त होकर अपने जीवन में आगे बढ़ सकते हैं।

इस पुस्तक के आठवें अध्याय में, मैंने स्मरण शक्ति बढ़ाने का नुस्खा भी दिया है। शिरो-शुद्धि क्रिया (नस्य, इसका वर्णन पिछले अध्याय में किया जा चुका है) स्मरण-शक्ति बढ़ाने में काफी सहायक है। लेकिन यह सब शारीरिक प्रक्रम आपकी संकल्प शक्ति और आपके चित्त की स्थिरता से ही हो सकता है।

कार्य के साथ सामंजस्यपूर्ण सम्बन्ध का विकास

खास तौर से पश्चिम में, ऐसे बहुत से लोगों से मेरा मिलना होता है, जो अपने काम से दुखी रहने की शिकायत करते हैं। वे प्रायः बिलकुल अलग ही तरह की समस्या लेकर मेरे पास आते हैं, और उनसे बातचीत करते हुए, यह बात सामने आती है कि उनकी अधिकांश समस्याएँ उनके कार्य की स्थितियों से ही उपजी हैं। कभी-कभी अफसर कोई बहुत भद्र व्यक्ति नहीं होता दूसरे समय सहकर्मी परेशानी का सबब होते हैं; या स्वयं कार्य ही मनमाफिक नहीं होता आदि। नई नौकरियों की कमी के कारण, नौकरी बदलना आसान नहीं है। जो लोग कार्यस्थल पर स्वयं को असहाय अनुभव करते हैं, या जो अपनी नौकरी को पसन्द नहीं करते, उन्हें योग पद्धति का उपयोग करके अपनी आन्तरिक क्षमता बढ़ानी चाहिए और अपने आपको सुरक्षित रखना सीखना चाहिए।

अगर आप यह पाते हैं कि आप अपने काम के लिए उपयुक्त नहीं हैं, लेकिन फिर भी इसे वर्षों से कर रहे हैं, तो आप सदैव काम के सन्दर्भ में अपना दृष्टिकोण बदलने का प्रयास कर सकते हैं। जो लोग अपने काम को पसन्द नहीं करते वे अपनी दुर्दशा का इतना रोना रोते हैं कि लोग भी उन्हें सुनते-सुनते ऊब जाते हैं। इस प्रक्रिया में वे अपने मित्रों तक को खो बैठते हैं। अगर आप अपना जीवन बदलना चाहते हैं, तो आपको अपने काम के अरुचिकर होने के सन्दर्भ में नहीं बोलना चाहिए। लगातार शिकायत करते रहकर, आप अपने नकारात्मक विचारों को ही मजबूती प्रदान कर रहे होते हैं। बेहतर यही होगा कि आप अपने कार्य के सकारात्मक और अच्छे पक्ष की ओर देखना सीखें। आप उन लोगों के बारे में भी सोच सकते हैं जिनके पास कोई रोजगार नहीं है। अष्टांग योग का दूसरा योग नियम है, जिसके पाँच भागों में से एक सन्तोष है। उपर्युक्त योग पद्धतियों या व्यायामों की सहायता से अपने विचारों के प्रवाह को नियन्त्रित करने का प्रयास कीजिए और सन्तुष्ट रहना सीखिए। अगर आप यह नहीं सीखेंगे, तो अन्ततः नुकसान आपको ही होने वाला है, क्योंकि असन्तुष्ट रहने की आपकी मानसिकता धीरे-धीरे आपके स्वास्थ्य और संसार के प्रति आपके दृष्टिकोण को प्रभावित करेगी। आप हर चीज के सकारात्मक पक्ष की बजाए नकारात्मक पक्ष को ही देखेंगे।

अगर आपको अपने नियोक्ता या अफसर से कोई समस्या है, या अगर आपको लगता है कि नौकरी में आपके साथ दुर्व्यवहार हो रहा है, तो आपको इसके कारण को ठीक से देखना-समझना चाहिए। अगर आपकी अपने अफसर से नहीं बन पा रही है, तो इसका कारण यह हो सकता है कि उसकी अपनी समस्याएँ हैं जिन्हें वह सुलझा नहीं पा रहा/रही है। हो सकता है कि आप अलग-अलग तरह के लोग हों जो आसानी से एक-दूसरे की बात समझ नहीं पाते। जिन श्रेणियों या अलग-अलग प्रकृतियों का पहले वर्णन किया जा चुका है, उन पर विचार करें। क्या आपका अफसर असन्तुलित पित्त, वात या कफ श्रेणी का व्यक्ति है ? या आप ऐसे व्यक्ति हैं ? अगर आप में आत्म-गौरव की भावना काफी कम है तो आपकी अपने आध्यात्मिक पक्ष को विकसित करना होगा। आत्मगौरव को

विकसित करने के लिए नियोक्ता से मदद नहीं माँगी जा सकती। मैंने बढ़िया काम करने वालों की शिकायत करते किसी नियोक्ता को नहीं सुना; वे आम तौर पर शिकायत तभी करते हैं जब कर्मचारी से कोई गड़बड़ी हो गई हो। सम्भवतः यह एक उचित अवसर है जब आप अपने दृष्टिकोण में परिवर्तन करें, इससे आप अपने काम को पसन्द करना शुरू कर सकेंगे। दीर्घावधि में इसका आपके स्वास्थ्य पर बहुत हितकारी प्रभाव पड़ेगा।

अगर आप अपनी मनोवृत्ति को पूरी तरह नहीं बदल सकते, तो स्वयं को अपने कार्य की परिस्थितियों से असम्पृक्त कर लीजिए। एक योगी की तरह बनिए और यह तय कर लीजिए कि मुझे यह नौकरी जीने के लिए करनी है। एक पवित्र भावना के तहत आप अपने कर्तव्य का निर्वाह (कर्मयोग) पूरी एकाग्रता और समर्पण के साथ कीजिए। प्राणायाम और जप का सहारा लीजिए।

अगर आपको कार्य से सम्बन्धित कोई समस्या है, तो जब आप अपने कार्य-स्थल पर प्रवेश करते हैं, तब आपको अपने चारों ओर एक आध्यात्मिक कवच धारण कर लेना सीखना चाहिए। इसके लिए, आपको प्राणायाम का नियमित अभ्यास करना होगा। इसकी व्याख्या प्राणायाम की पाँचवीं क्रिया में की गई है। एक गहरा श्वास भीतर खींचिए और प्राणवायु को हृदय या सूर्य-चक्र की ओर निर्देशित कीजिए। यही वह स्थान है जहाँ, हमारे अस्तित्व का कारण, हमारी आत्मा विद्यमान है। जब आप अपनी श्वास भीतर रोकते हैं तब ऊर्जा के इस असीम स्रोत से आप अपने चारों ओर एक सुरक्षा कवच निर्मित कर सकते हैं। तत्पश्चात् धीरे-धीरे श्वास बाहर की ओर छोड़िए। इस प्रक्रिया में, आप अपनी देह में एक ऊष्मा का अनुभव करेंगे। अपने आप को बताइए कि इस सुरक्षा आवरण के द्वारा कोई भी आपकी शान्ति भंग करने में समर्थ नहीं है, और आप अपने आध्यात्मिक कवच के भीतर सुरक्षित हैं। मानसदर्शन की यह एक आसान तकनीक है। आप इसे कहीं भी कर सकते हैं।

जब आप अपने ऑफिस का कार्य-स्थल से बाहर निकलते हैं, तब समस्याओं को अपने साथ घर लेकर मत जाइए।[1] यह ध्यान रखिए कि आपके जीवन का सर्वाधिक महत्त्वपूर्ण और मूल्यवान क्षण हमारा आज—वर्तमान काल है। आपको अपने वर्तमान को, इसमें अतीत की घटनाएँ घसीटकर और भविष्य की चिन्ता करते हुए नष्ट नहीं करना चाहिए। इसलिए, जब आप कार्य करने के बाद बाहर निकलते हैं, तब अपने आपको शुद्ध कीजिए और समस्याओं को वहीं छोड़ दीजिए। अपने रक्षा-कवच को वहीं, उसी समय छोड़ दीजिए। अपने ऑफिस या कार्य-स्थल से मुक्त हृदय और सन्तोष की भावना के साथ बाहर निकलिए।

---

1. इस परिप्रेक्ष्य में मेरा तात्पर्य तंग करने वाली समस्याओं से है जिन्हें आपको घर लेकर नहीं जाना चाहिए। लेकिन ऐसा कई बार होता है जब कोई वैज्ञानिक, बौद्धिक या दूसरी रचनात्मक समस्याएँ दिमाग में बनी रहती हैं और उनका समाधान निकालने की आवश्यकता होती है। यह सन्दर्भ कार्य की वास्तविक समस्याओं के लिए नहीं है, क्योंकि वे गड़बड़ी उत्पन्न करने वाली नहीं होती।

5
आहार : विष नहीं अमृत

बहुत-सी प्राचीन संस्कृतियों की पौराणिक कथाओं में, अमृत को स्वादिष्ट, शक्तिवर्द्धक और दीर्घ जीवन प्रदान करने वाला कहा गया है। अमृत के विपरीत विष है, जो स्वाद में बुरा है और मृत्यु का कारण भी बन सकता है। इस अध्याय की विषय-वस्तु पोषण है—हमारा भोजन अमृत होना चाहिए विष नहीं। आयुर्वेद में, इन दोनों उपमाओं का उपयोग प्रायः हमारी देह पर पोषण का प्रभाव दर्शाने के लिए किया जाता है।

आहार और समय, स्थान, प्रकृति और परिस्थिति

हम क्या खाते हैं, कैसे खाते हैं और कितना खाते हैं—सन्तुलित आहार की यह धारणा—आधुनिक चिकित्सा पद्धति की तुलना में आयुर्वेद में पूर्णतः भिन्न है। भोजन को स्वास्थ्य के सन्दर्भ में केवल अच्छा या बुरा कहकर विचार नहीं किया जा सकता, क्योंकि इसके प्रभाव प्रत्येक व्यक्ति की अपनी प्रकृति, परिस्थिति, गुण, मात्रा, भौगोलिक और जलवायु सम्बन्धी अवस्थाओं, आयु, समय, उपभोग के ढंग और बनाने की विधि पर निर्भर करते हैं। इन सभी अवस्थाओं पर निर्भर करते हुए, एक ही खाद्य पदार्थ देह के लिए पुष्टिकर, हानिकारक या औषधीय भी हो सकता है। उदाहरण के लिए, एक गिलास ठंडे दूध का अम्लता से पीड़ित किसी व्यक्ति पर औषधीय प्रभाव पड़ता है। कफ-विकार से ग्रस्त व्यक्ति पर इसका दुष्प्रभाव पड़ता है। गरमी के दिनों में ठंडा दूध ताप के दुष्प्रभावों को कम करता है, लेकिन शीत ऋतु में संध्या के समय ग्रहण करने पर इसके हानिकारक प्रभाव हो सकते हैं।

गरमी के मौसम के दौरान और ऊष्ण प्रदेशों में, पित्त प्रधान व्यक्तियों के लिए चावल ठीक रहते हैं। शीतकाल में रात्रि के समय चावल नहीं खाना चाहिए। लेकिन आलू, लहसुन सरीखे पित्तवर्द्धक आहारों के साथ इसे लेने पर, यह शीतकालीन संध्या में भी एक सन्तुलित आहार बन जाता है। इसलिए जैसा कि चित्र 31 में दर्शाया भी गया है, आयुर्वेद की सन्तुलित आहार सम्बन्धी धारणा बहुआयामी है। 'किसी विशेष स्थिति' का अर्थ किसी व्यक्ति की सामान्य शारीरिक स्थिति और परिस्थितियों और भोजन के सन्दर्भ में लगाया जाना चाहिए। उदाहरण के लिए शुद्धिकरण क्रियाओं को करते हुए

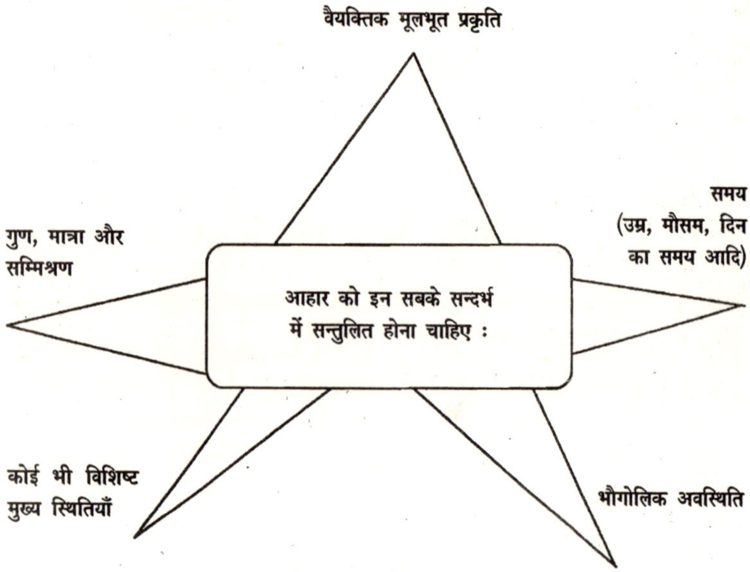

चित्र 31 : **आहार सम्बन्धी सन्तुलन के लिए महत्त्वपूर्ण अलग-अलग घटक**

आहार सम्बन्धी एक विशेष परहेज की आवश्यकता होती है; अ-स्वास्थ्य की अवस्था या किसी असन्तुलन के दौरान, आपको कुछ विशेष आहर की जरूरत होती है आदि। एकदेह और मानस में और उदाहरण पर विचार करते हैं : माना कोई व्यक्ति दुर्घटनावश गिर पड़ता है, या मोच खा जाता है या उसके जिस्म से कटकर खून बहने लगता है। इन सभी मामलों में वात उत्तेजित होता है और इसमें असन्तुलन उत्पन्न होने की सम्भावना है। इस व्यक्ति को घाव भरने और देह का सन्तुलन बनाए रखने के लिए विशेष प्रकार के आहार की जरूरत पड़ेगी। ऐसी स्थिति में आम तौर पर सुबह-शाम, दूध के साथ एक चम्मच हल्दी पिलाई जाती है। (विस्तृत विवरण)। इसी तरह, हल्के अपच के लिए, आपको अदरक, नींबू, अजवायन, जीरा, अधिक मात्रा में खाना चाहिए, और वसा और प्रोटीनयुक्त पदार्थ कम लेने चाहिए। आलस्य, अत्यधिक सोने की इच्छा, या मुँह का स्वाद मीठा होने पर, आपको मसालेदार, कषाय और कड़वे खाद्य पदार्थों सरीखे आहार लेने चाहिए।

आहार के दूसरे पक्ष भी होते हैं। जो भोजन आप खाते हैं उसका सम्बन्ध आपके मानसिक सन्तुलन से है। आप यह पहले ही जान चुके हैं कि एक व्यक्ति की प्रकृति उसके व्यक्तित्व को भी दर्शाती है। मौसम या जीवन की अन्य परिस्थितियों सरीखी बाह्य अवस्थाएँ, प्रकृति को विकृति में परिवर्तित कर सकती हैं, इसी प्रकार व्यवहार सम्बन्धी परिवर्तन भी साथ लाती हैं। उदाहरण के तौर पर, जब तेज हवाएँ चल रही हों, तब वात

प्रकृति का कोई व्यक्ति बेचैन हो सकता है। लेकिन समुचित आहार के द्वारा इन बाहरी बदलावों के दुष्प्रभावों (घबराहट, सन्तुलित व्यवहार) से से बचा जा सकता है। इसी प्रकार से अत्यधिक क्रोध, आलस्य, धीमी प्रतिक्रिया, निर्णय न ले पाने की स्थिति आदि को आहार-परिवर्तन और त्रिदोष-सन्तुलन स्थापित करके एक निश्चित सीमा तक बदला जा सकता है।

असन्तुलित, बेचैन और अधीर होना वात असन्तुलन की ही देन हैं। ऐसे बहुत से पोषण सम्बन्धी उपाय हैं जो वात सन्तुलन स्थापित करते हैं। आप मीठे और खट्टे आहार और गरम, ताजा बना हुआ भोजन ले सकते हैं। किसी भी प्रकार के संरक्षित आहर से दूर रहकर, नियमित रूप से भोजन करके, अदरक, तुलसी आदि से बनी चाय के सेवन द्वारा और वात सन्तुलन स्थापित करने के लिए उन सभी निर्देशों का पालन करके जिनका विवेचन इस पुस्तक में जगह-जगह किया गया है, आप निश्चित रूप से शान्त, स्थिर और यहाँ तक कि धैर्यवान व्यक्ति तक हो सकते हैं।

आसानी से चिड़चिड़ा और गुस्सा जाना, पित्त असन्तुलन के लक्षण हैं। ऐसे आहार लेकर जिनमें कसैला और मीठा स्वाद प्रमुख हो—वह आहार जिसमें अग्नि तत्त्व कम हो—खूब सारा ठंडा पानी, ठंडा दूध, सौंफ, मुलैठी आदि से बनी पित्त घटाने वाली चाय पीकर, और साथ ही त्रिदोषों को सन्तुलित रखने के लिए इस पुस्तक में वर्णित पद्धतियों का उपयोग करके इन लक्षणों को बदला जा सकता है।

दिन में स्वप्न देखना, आलस्य, धीमी प्रतिक्रिया और अनिर्णय की स्थिति बने रहना, कफ असन्तुलित होने के लक्षण हैं। तीखे और कषाय आहार लेकर, और वसा युक्त और शीतल आहार से दूर रहकर इन स्थितियों से पार पाया जा सकता है। हाँ, पोषण चिकित्सा के साथ-साथ इस पुस्तक में बताई गई दूसरी तकनीकों का सहारा भी लेना चाहिए।

प्रतिकूल स्थिति में, अगर हम ऐसा आहार लें जो किसी दोष के असन्तुलन को और बढ़ाता हो, तो एक ओर तो हम उस विशेष दोष से सम्बन्धित व्याधियों से पीड़ित होने लगेंगे, और दूसरी ओर धीरे-धीरे मानसिक असन्तुलन का शिकार भी होने लगेंगे। उदाहरण के लिए, ऐसा व्यक्ति जिसका वात असन्तुलित है, या जिसमें वात असन्तुलन की प्रवृत्ति है, अगर वातवर्द्धक आहार लेता है, तो इससे बेचैनी और बाधित निद्रा सरीखी समस्याएँ पैदा होंगी। ऐसे लोग कार्य के समय थके-माँदे रहते हैं; वे दिन के समय उबासियाँ लेते हैं; और उनका असन्तुलित, घबराहट भरा व्यवहार कार्य के वातावरण को बिगाड़ कर रख देता है। ठीक इसी प्रकार, जब ऐसे लोग जो पहले से ही 'गरम स्वभाव' के हैं, अत्यधिक पित्तवर्द्धक आहार लेते हैं, तो यह उनमें क्रोध की वृद्धि ही करेगा। ऐसे लोग जिनका झुकाव कफ-असन्तुलन की ओर है, अगर वे तले हुए वसा युक्त आहार, अनाज या कई प्रकार की मिठाइयाँ बहुत अधिक खाते हैं तो इससे उनकी कार्यक्षमता बाधित होगी और उनकी प्रतिक्रियाएँ धीमी पड़ जाएँगी।

इस प्रकार, हम पाते हैं कि गलत आहार किस तरह उत्पादकता कम करने के

साथ-साथ कार्य के समय तनाव का वातावरण उत्पन्न कर सकते हैं। अपने आहार पर समुचित ध्यान देकर हम अपने कार्य को बेहतर ढंग से व्यवस्थित कर सकते हैं और दबाव और तनाव से स्वयं को सुरक्षित रख सकते हैं।

हल्दी से उपचार

आप पिसी हुई हल्दी गरम पानी के साथ सीधे ही निगल सकते हैं। लेकिन, इसकी तीव्र गन्ध और एक विशिष्ट स्वाद होने के कारण अधिकांश लोग इसे पसन्द नहीं करते। परम्परागत रूप से, भारतीय परिवारों में, इस नुस्खे का उपयोग किया जाता है : एक छोटे चम्मच पिसी हुई हल्दी के साथ इतनी ही मात्रा में घी लेकर बहुत कम समय, लगभग तीस सेकण्ड तक भूनिए। दूध पीने की अपनी क्षमता के अनुसार इसमें 100 से 200 मि.ली. दूध मिलाइए। स्वादानुसार चीनी मिला लीजिए। एक उबाल लगाइए और गरम-गरम पी जाइए।

अगर आप दूध का प्रयोग नहीं करते हैं, या दूध नहीं पी सकते हैं, तो आप भुनी हुई हल्दी को केवल चीनी के साथ भी खा सकते हैं। गाय के दूध के स्थान पर सोयाबीन के दूध का उपयोग नहीं करना चाहिए, क्योंकि इसके आयुर्वेदिक गुणधर्म बिलकुल ही अलग होते हैं। यह वात-पित्त वर्द्धक है और पचाने में भारी होता है। गाय का दूध, अपनी आयुर्वेदिक प्रकृति में, 'शीतल' होने के कारण, जब हल्दी में मिलाया जाता है, तब एक सन्तुलित सम्पाक बनता है।

आयुर्वेदसम्मत पोषण

आहार के विभिन्न सिद्धान्तों का विस्तारपूर्वक विवेचन करने से पहले, इसमें निहित तर्क को समझना आवश्यक है। सृष्टि की पदार्थिक वास्तविकता में वे तमाम चीजें जिनका हम उपभोग करते हैं, हमारे पर्यावरण और दैहिक अस्तित्व भी शामिल हैं। यह पाँच मूल तत्त्वों (पंच महाभूत—अग्नि, जल, वायु, पृथ्वी, आकाश) से मिलकर बना है वस्तुतः आयुर्वेद का उद्देश्य बाह्य संसार से हमारे लगातार परस्पर सम्बन्ध के बावजूद, इन पाँच तत्त्वों के मध्य साम्यावस्था को बनाए रखना है। हमारी देह में त्रिगुण के तौर पर कार्य करने वाले पंचतत्त्व सभी शारीरिक और मानसिक क्रियाओं को निष्पादित करते हैं यह निरन्तर समय, स्थान और हमारे आहार से प्रभावित होते रहते हैं। इसलिए आहार के कारण हमारे भौतिक पंचतत्त्व निरन्तर बदलते रहते हैं।

पंचतत्त्व से षड्रस

जिस प्रकार से पंचतत्त्व त्रिदोषों के रूप में देह और भोजन में उपस्थित रहते हैं, उसी प्रकार से वे छह रसों के रूप में भी उपस्थित है। रस का शाब्दिक अर्थ 'स्वाद' है; लेकिन

औषधीय शब्दावली में, इसका अर्थ किसी विशेष स्वाद का हमारी देह पर पड़ने वाला कुल प्रभाव है। जीभ द्वारा किसी पदार्थ विशेष के स्वाद का पता चलता है, और इसकी पहचान मधुर, अम्ल, कटु आदि के रूप में होती है, और इस स्वाद विशेष का देह पर पड़ने वाला समूचा प्रभाव—अगर हम इसका उपभोग करते हैं तो—रस (तासीर) कहलाता है।

रस के प्रति समझ को सुस्पष्ट बनाने के लिए मैं एक उदाहरण रखती हूँ। कल्पना कीजिए कि कार्य-स्थल पर एक छोटी-सी दुर्घटना में किसी व्यक्ति को चोट लगती है जिससे खून बहना शुरू हो जाता है। आप उस घाव से लाल रंग का द्रव बहते हुए देखते हैं। आपका पिछला अनुभव और तर्क आपको बताता है कि यह रक्त है। इसका अर्थ है कि आपकी दृश्येन्द्रिय ने यह पहचान की कि आप घाव से बहता हुआ रक्त देख रहे हैं। इसे देखने वालों के पीछे अनुभवों और प्रकृति पर निर्भर करते हुए इस घटना का लोगों पर अलग-अलग प्रभाव पड़ेगा। जहाँ आप प्रारम्भिक उपचार के लिए तत्काल तैयार हो सकते हैं, वहीं दूसरे व्यक्ति घबराहट भी महसूस कर सकते हैं। इस समूह में कोई ऐसा व्यक्ति भी हो सकता है, जो ऐसा दृश्य न देख पाता हो, और किसी को सान्त्वना देने की जरूरत भी पड़ सकती है, या शौचालय जाना पड़ सकता है। घाव का दृश्य, रक्त और इससे पीड़ित व्यक्ति का हमारी देह और मानस पर प्रभाव पड़ता है। इसी प्रकार, जब हम कुछ खाते हैं तो हमारी स्वादेन्द्रिय इसके स्वाद को स्पष्ट करती है। लेकिन विशिष्ट स्वाद वाले जिस पदार्थ का हम उपभोग करते हैं, उसका देह और मानस पर एक प्रभाव होता है और यही रस है।

प्रत्येक रस का किसी एक दोष या सभी दोषों पर एक निश्चित प्रभाव पड़ता है, जो उस तत्त्व पर निर्भर करता है जिससे इसकी उत्पत्ति हुई है। आयुर्वेद सम्मत सन्तुलित आहार में रसों का समुचित रूप से समायोजन होता है, जिससे पंचतत्त्व सन्तुलित रहते हैं। आयुर्वेदिक औषध-विज्ञान रस सिद्धान्त पर भी अधारित है। दवाएँ देते हुए उद्देश्य रोग के निवारण के लिए उचित पदार्थ को शरीर में पहुँचाना ही नहीं, यह भी होता है कि दवाएँ रसों के स्तर पर सम्बद्ध हों, ताकि त्रिदोषों में सन्तुलन बना रहे। षड्रस का सिद्धान्त अर्न्तजात रोगों (त्रिदोषों के असन्तुलन से उपजे) के उपचार के लिए आहारोपचार करते हुए भी लागू होता है।

षड्रस हैं :

मधुर, अम्ल, लवण

कटु, तिक्त, कषाय।

प्रत्येक रस में दो मूल तत्त्व संयुक्त रहते हैं :

मधुर रस की उत्पत्ति पृथ्वी और जल से होती है;

अम्ल (खट्टा) रस अग्नि और जल से उत्पन्न होता है;

लवण (नमकीन) रस अग्नि और पृथ्वी से उत्पन्न होता है;

कटु रस आकाश और वायु से उत्पन्न होता है;

तिक्त रस की उत्पत्ति अग्नि और वायु से होती है;
और कषाय रस की उत्पत्ति पृथ्वी और वायु से होती है (देखिए, चित्र 32)

रसों के गुणधर्म और शरीर पर उनके प्रभाव

1. मधुर–पृथ्वी और जल से उत्पन्न : यह अपनी प्रकृति में शीतल, कफ बढ़ाने वाला है, लेकिन वात और पित्त का शमन करता है। इस श्रेणी में चीनी, शहद और गेहूँ, चावल आदि सरीखे अनाज और कई प्रकार की सब्जियाँ शामिल हैं। कई पदार्थ इसके अपवाद भी हैं। मधुर रस के बावजूद वे कफवर्द्धक नहीं होते। ऐसे पदार्थ हैं शहद, मिश्री, जंगली पशु-पक्षियों का मांस, पुराना धान, जौ, गेहूँ और मूँग की दाल।

2. अम्ल–अग्नि और जल से उत्पन्न : यह पित्त और कफवर्द्धक होता है, और विकृत वात को सन्तुलित करता है। इसमें अपवाद आँवला[1] और अनार हैं, जो त्रिदोषों को सन्तुलित रखते हैं।

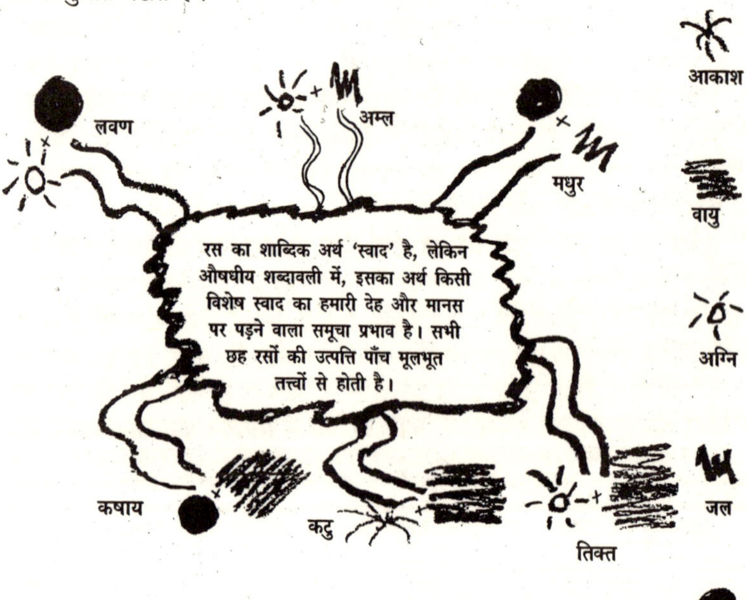

चित्र 32 : **पाँच तत्त्वों से छह रस**

1. आँवले का उपयोग आन्तरिक और बाह्य उपचारों में प्रयोग होने वाली बहुत-सी दवाओं में होता है। यह लौह तत्त्व का समृद्ध स्रोत है और एक आँवले में करीब आठ सन्तरों के बराबर विटामिन सी होता है। आँवला एक रसायन भी है।

तालिका 1

रसों का तत्त्वों और त्रिदोषों से सम्बन्ध

रस	पंचतत्त्व	त्रिदोष		
		वात	*पित्त*	*कफ*
1. मधुर	जल + पृथ्वी	–	–	+
2. अम्ल	अग्नि + जल	–	+	+
3. लवण	अग्नि + पृथ्वी	–	+	+
4. तिक्त	वायु + अग्नि	+	+	–
5. कटु	आकाश + वायु	+	–	–
6. कषाय	वायु + पृथ्वी	+	–	–

3. लवण–जल और अग्नि से उत्पन्न : पित्त और कफवर्द्धक है, लेकिन वात का शमन करता है। इस मामले में सेंधा नमक एक अपवाद है, क्योंकि यह कफ में वृद्धि नहीं करता।

4. तिक्त–वायु और अग्नि तत्त्व से उत्पन्न : वात और पित्तवर्द्धक है, लेकिन कफ को घटाता है। इस रस के उदाहरण काली मिर्च, अदरक, लहसुन, इलायची, तेजपत्ता, तुलसी इत्यादि हैं।

5. कटु–वायु और आकाश से उत्पन्न : वातवर्द्धक है, लेकिन पित्त और कफ का शमन करता है। इस रस के कुछ उदाहरण, वर्मवुड, नीम और करेला हैं।

6. कषाय : वायु और पृथ्वी से उत्पन्न : वातवर्द्धक है, लेकिन पित्त और कफ का शमन करता है। इस रस के कुछ उदाहरण पालक, खजूर और जामुन हैं।

छह रस, वे तत्त्व जिनसे इनकी उत्पत्ति होती है, और त्रिदोषों पर इनके प्रभाव को संक्षेप में तालिका 1 पर दिया गया है।

आपको यह अवश्य याद रखना चाहिए कि प्राकृतिक पदार्थों में हमेशा ही एक से अधिक रस होते हैं इसलिए इनमें कई मिश्रित औषधीय गुण होते हैं। लेकिन, कुछ पदार्थों में, एक विशिष्ट रस ही प्रधान होता है और यही देह में उस पदार्थ के मुख्य प्रभाव को निर्धारित करता है। भोजन में सभी रसों का मिश्रण होता है लेकिन आयुर्वेद सम्मत आहार की विशेषता है, व्यंजनों का चुनाव करते हुए रसों की समलयता को ध्यान में रखना, यह सब सैद्धान्तिक तौर पर काफी जटिल प्रतीत होता है, लेकिन व्यवहार में, थोड़े से प्रशिक्षण से ही आसानी से इसकी आदत पड़ जाती है। आयुर्वेद सम्मत सन्तुलित पोषण के लिए भोजन में कोई एक ही स्वाद प्रमुख नहीं होना चाहिए, जैसे अत्यधिक खट्टा, तिक्त, मधुर या नमकीन। भोजन में कषाय और कटु रस भी शामिल होने चाहिए। ऐसा कुछ जड़ी-बूटियों के उपयोग द्वारा या कुछ विशेष सब्जियों को आपस में मिलाकर

किया जा सकता है। त्रिदोषों का षड्रसों से सन्तुलन बना रहना चाहिए। (चित्र 33)

विभिन्न रस त्रिगुण (वात, पित्त और कफ) प्रदान करके ओजस में वृद्धि करते हैं। कुछ ऐसे प्राकृतिक उत्पाद जिनमें विभिन्न रसों का मिश्रण होता है, उन्हें रसायन कहते हैं। रसायन ओजस, रोग-प्रतिरोधक क्षमता और सामर्थ्य बढ़ाता है और दीर्घायु प्रदान करता है (चित्र 34)। लहसुन एक रसायन है, क्योंकि इसमें छह में से पाँच रस पाए जाते हैं। इसमें अम्ल के अलावा सभी रस होते हैं। हरीतिकी (हरड़) में भी लवण के अलावा सभी रस होते हैं। भोजन बनाते हुए ऐसे पदार्थों का उपयोग अवश्य ही करना चाहिए।

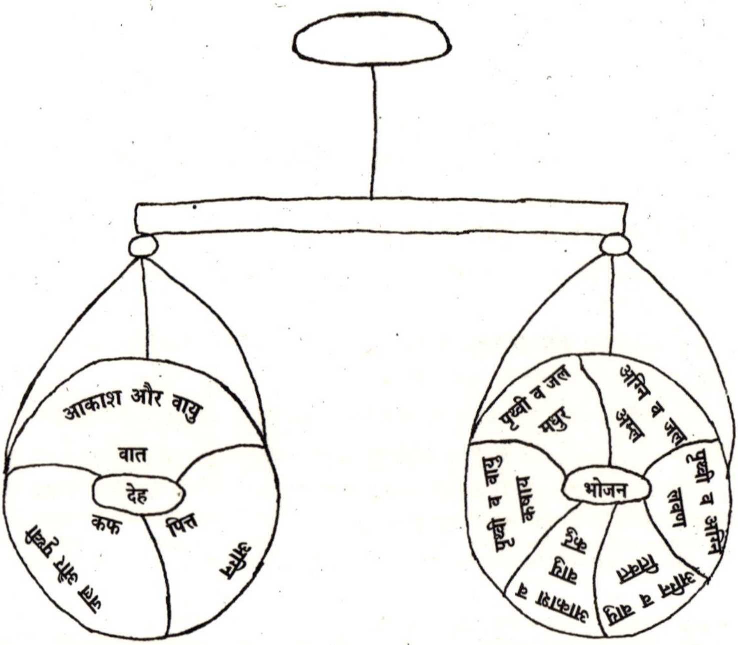

चित्र 33 : सन्तुलित आहार की आयुर्वेदिक धारणा

रसायन क्या है ?

रसायन ऐसा पदार्थ या पदार्थों का मिश्रण है, जिसमें कई रस सान्द्रित होते हैं। इनके सेवन से देह में सन्तुलन स्थापित होता है। यह पोषक तत्त्व या रस प्रदान करके देह और मानस को पुष्टि प्रदान करते हैं।

रसायन पाचन और ग्रहणक्षमता को भी बढ़ाते हैं। ये ओजस को बढ़ाकर देह को जीवनी-शक्ति प्रदान करते हैं।

मधुर *लवण* *तिक्त*

लहसुन एक प्राकृतिक रसायन है जिसमें छह में से पाँच रस पाए जाते हैं। इसमें अम्ल रस नहीं होता।

कषाय *कटु*

रसायन के रूप में, लहसुन को अपनी प्रकृति के अनुसार ही ग्रहण करमा चाहिए : वात-प्रधान लोगों को इसे घी के साथ, पित्त-प्रधान लोगों को मिश्री और जल के साथ, और कफ प्रधान लोगों को इसे शहद के साथ खाना चाहिए।

***चित्र 34* : रसोई में सहज उपलब्ध लहसुन के उदाहरण से रसायन को परिभाषित किया जा सकता है। आयुर्वेदिक ग्रन्थों में लहसुन को वनस्पतियों को राजा भी कहा गया है। लहसुन का सेवन अपने शरीर की प्रकृति को ध्यान में रखते हुए ही करना चाहिए ताकि वात-पित्त-कफ सन्तुलन न बिगड़े।**

चाहे भोजन हो या रसायन, प्राकृतिक पदार्थों को अपनी प्रकृति के अनुसार ही ग्रहण करना चाहिए। हाल के वर्षों में लहसुन के गुणों का खूब प्रचार हुआ है। एक रसायन होने के बावजूद, इसे अत्यधिक मात्रा में नहीं लेना चाहिए (मध्यम आकार की लहसुन की एक से दो कलियाँ प्रतिदिन)। वात-प्रधान लोगों को घी के साथ, पित्त-प्रधान लोगों

को चीनी और पानी के साथ, और कफ-प्रधान लोगों को इसे शहद के साथ खाना चाहिए। आपको इसे कम मात्रा में लेकिन प्रतिदिन लेना चाहिए।

अब हम आयुर्वेदिक आहार के कुछ व्यवहारिक पक्षों की चर्चा करेंगे।

भोजन के गुण और मात्रा

आयुर्वेद सन्तुलन पर जोर देता है लेकिन न तो यह कुछ विशिष्ट खाद्य पदार्थों का निषेध करता है, और न ही इस बात का प्रचार करता है कि शाकाहारी होना अच्छे स्वास्थ्य के लिए आवश्यक है। जहाँ कुछ खाद्य उत्पाद प्राकृतिक रूप से सन्तुलित होते हैं (जैसे मुर्गा, गाजर, शलजम, अदरक, मँडुआ आदि) वहीं कुछ विशिष्ट खाद्य पदार्थ सन्तुलित नहीं भी होते, और अगर अत्यधिक मात्रा में इनका सेवन किया जाए तो दोषों में विकार भी उत्पन्न कर सकते हैं (जैसे गोमांस, बन्दगोभी, आलू, फूलगोभी आदि)। लेकिन इसका अर्थ यह नहीं है कि बाद वाले आहारों से दूर ही रहना चाहिए। भोजन को सन्तुलित बनाने के लिए इन्हें कुछ विशेष जड़ी-बूटियों या सब्जियों के साथ मिलाकर ही खाना चाहिए।

कुछ ऐसे विशिष्ट खाद्य पदार्थ हैं जो अपने गुणों, संयोजन, विधि, स्थान, समय, मात्रा आदि के सन्दर्भ में देह की प्रकृति के विपरीत प्रतिक्रिया करते हैं। इन्हें विरोधी आहार कहते हैं। इनसे हमेशा दूर ही रहना चाहिए। विरोधी आहारों की तालिका देखिए।

सभी प्रकार के संरक्षित, या पहले से पके हुए भोजन को आयुर्वेद में बासी भोजन की श्रेणी में रखा गया है और इनका पूरी कड़ाई से निषेध करना चाहिए। अपनी तेज रफ्तार, अनेक गतिविधियों, फुर्सत की कमी आदि के कारण आधुनिक जीवन-शैली वात-प्रधान है, बासी भोजन आग में घी का काम करते हैं। इसलिए, विभिन्न व्याधियों से बचाव के लिए, सदैव ताजे असंस्कारित आहार ही खाएँ। बोतल बन्द फलों का रस मत पीजिए, बेहतर यही होगा कि ताजा निकाला हुआ फलों का रस या सिर्फ पानी ही पिया जाए। बोतल बन्द फलों के रस वात को विकृत करते हैं और देह में दर्द और दुखन उत्पन्न करते हैं। डबलरोटी सरीखे आहारों में बहुत से परिरक्षी पदार्थ डाले जाते हैं, इसलिए इनसे परहेज ही करना चाहिए। फिर भी जब इन्हें खाना ही पड़े, तो यह बासी नहीं होने चाहिए।

सन्तुलित आयुर्वेदिक भोजन तैयार करने की साधारण पद्धति बार-बार एक ही प्रकार के खाद्य पदार्थों का सेवन करते रहने की बजाए, अपने आहार को विविध प्रकार के मसालों और जड़ी-बूटियों से समृद्ध बनाना है। उदाहरण के लिए, केवल एक ही सब्जी खाने की बजाए मिली-जुली सब्जियाँ पकाने की आदत विकसित करनी चाहिए। जीरा, अदरक, इलायची, तुलसी, धनिया, पिपरमिंट आदि अलग-अलग जड़ी-बूटियों और मसालों का उपयोग भोजन पकाने में या भोजन के साथ किसी दूसरे रूप में नियमित तौर पर करना चाहिए। इस अध्याय में आगे आम तौर पर प्रयुक्त होने वाले खाद्य-पदार्थों के

गुणधर्मों और सम्मिश्रणों का वर्णन किया गया है। (अलग-अलग आहारों के गुणधर्मों और पाकविधियों की जानकारी के लिए देखें : आयुर्वेद फॉर लाइफ़, ले. विनोद वर्मा)

आपको गरम भोजन ही करना चाहिए, और वातवर्द्धक होने के कारण ठंडे और सूखे भोजन से परहेज करना चाहिए। भोजन पकाने में कुछ वसा का उपयोग भी करना चाहिए क्योंकि यह समुचित पाचन के लिए आवश्यक है। "गरम भोजन पाचक अग्नि को उत्तेजित करता है, शीघ्र पच जाता है, आँतों में भरी हुई वायु को बाहर निकालता है और श्लेष्मा को घटाता है।"[1]

हाल के वर्षों में, मक्खन और घी पर कोलेस्टरॉल वर्द्धक होने और हाइपर टेंशन और हृदय रोग का कारण होने जैसे आरोप मीडिया में लगाए गए हैं। किसी विशेष खाद्य पदार्थ का निषेध करके साम्यावस्था स्थापित करना आयुर्वेद की धारणा नहीं है। वनस्पति और पशु दोनों की ही वसा हमारी देह के लिए आवश्यक है। अचानक वसा का सेवन कम कर देने से शरीर में वात बढ़ता है। इससे त्वचा रूखी और हम बेचैन और चिड़चिड़े हो जाते हैं। अत्यधिक मात्रा में गलत सम्मिश्रणों से युक्त भोजन करने, और साथ ही शारीरिक व्यायाम की कमी से, कई वर्षों बाद ये व्याधियाँ उभरकर सामने आती हैं। इनसे बचने के लिए किसी आहार की मात्रा में भारी कमी करना या कोलेस्टरॉल कम करने वाली दवाएँ लेना ठीक नहीं है।

प्रतिद्वन्द्वी आहार

विरोधी अथवा प्रतिद्वन्द्वी भोजन वे पदार्थ, क्रियाएँ, या व्यंजन होते हैं जो देह की प्रकृति के विरुद्ध प्रतिक्रिया करते हैं। यह विरोध उनके गुण-धर्मों, मिश्रणों, विधियों, स्थान, समय, मात्रा आदि के कारण हो सकता है। जब विरोधी पदार्थ पेट में जाता है, तो उसकी प्रतिक्रिया होती है, या आयुर्वेद के नियमों के सन्दर्भ में और प्रकार की प्रतिद्वन्द्विता का शिकार होने पर अक्सर रोग उपजता है। कभी-कभी बेचैनी के रूप में इनका तत्काल प्रभाव पड़ता है, और कभी धीमे-धीमे असर भी होता है। दूसरी स्थिति में, इससे कोई गम्भीर रोग भी हो सकता है, जो कि एक लम्बे समय के बाद उभरकर सामने आता है। विरोधी भोजन के कारण होने वाली कोई मामूली-सी व्याधि पुराने रोग में भी बदल सकती है। आपको विभिन्न खाद्य-पदार्थों का संयोजन करते समय बहुत सावधान रहना चाहिए। याद रखिए कि विरोधी खाद्य-पदार्थों को एक साथ लेना स्वयं को धीमा विष देने के समान है। नीचे कुछ विरोधी मिश्रणों की सूची दी गई है :

1. तरबूज के साथ दूध;
2. मछली के साथ दूध;
3. मूली के साथ दूध;

---

1. चरक संहिता, विमानस्थानम, I, 24 (1)

4. खट्टी चीजों के साथ दूध;
5. मदिरा के साथ शहद;
6. गरम पेयों के साथ शहद;
7. शहद के बाद गरम पानी;
8. घी अथवा तैलीय पदार्थों के बाद ठंडा पदार्थ लेना;
9. तीखे व गरम पदार्थ लेने की आदत वाले व्यक्ति को मीठा और ठंडा भोजन देना;
10. किसी व्यक्ति के अभ्यास से विपरीत आहार और व्यवहार;
11. भोजन तैयार करने के लिए ऐसी विधि या तकनीक का प्रयोग करना जिससे भोजन के गुण नष्ट हो जाएँ;
12. भोजन तैयार करने के लिए खराब ईंधन का इस्तेमाल, अधपका, ज्यादा पका हुआ, या जला हुआ भोजन;
13. मौसम के अनुरूप भोजन न करना, जैसे ग्रीष्मकाल में मेवे खाना, शीतकाल में शीतल पेय लेना, आदि;
14. रात्रि में दही खाना;
15. बहुत ठंडा या बहुत गरम पेय लेना;
16. गरम और ठंडे को मिलाकर खाना;
17. बहुत अधिक नमकीन, तीक्ष्ण, तीखे या खट्टे पदार्थ खाना;
18. भौगोलिक परिस्थितियों के अनुरूप भोजन न करना, जैसे शुष्क क्षेत्र में शुष्क और तीक्ष्ण भोजन करना;
19. कड़ी मेहनत, शारीरिक संसर्ग, या व्यायाम करने के बाद वातवर्द्धक भोजन करना;
20. अधिक सोने वाले और आलसी व्यक्ति द्वारा कफवर्द्धक भोजन करना;
21. अपनी शारीरिक प्रकृति के अनुरूप भोजन न करना।

कम यात्रा में खाने, प्रबल पाचन शक्ति, युवावस्था, स्नेहन, शारीरिक व्यायाम और अपनी शारीरिक शक्ति जैसे घटकों द्वारा प्रतिद्वन्द्विता के प्रभाव को कम किया जा सकता है। प्रतिद्वन्द्वी भोजनों के प्रभाव को कम करने के लिए वमन या विरेचन जैसी शुद्धिकरण क्रियाएँ करने के साथ-साथ हल्का और पौष्टिक आहार लेना चाहिए।

भोजन की मात्रा व्यक्ति की पाचन क्षमता, शारीरिक गतिविधियों और स्वयं भोजन की गुणवत्ता पर निर्भर करती है। इस विषय पर आयुर्वेदिक दृष्टिकोण को दर्शाने के लिए चरक संहिता (छठी शताब्दी ई.पू.) से कुछ उद्धरण दिए जा रहे हैं—

"अज्ञानता अथवा असावधानी के कारण रुचिकर लेकिन असन्तुलित भोजन कभी नहीं करना चाहिए। व्यक्ति को गरम, घी, तेल इत्यादि से तैयार किया गया भोजन उपयुक्त मात्रा में लेना चाहिए। विरोधी भोजन नहीं लेने चाहिए और पहले खाया हुआ पूरी तरह पचने के बाद ही दूसरा भोजन लेना चाहिए। भोजन उपयुक्त स्थान पर, सब

प्रकार से अनुकूल परिस्थितियों में...और पूरी मानसिक एकाग्रता के साथ करना चाहिए।"[1]

"वह व्यक्ति जो चिकने, मीठे, भारी, रसीले पदार्थों, नए अनाजों, ताजा मदिरा, दलदली तथा जलीय जन्तुओं के मांस, दूध, इनके उत्पादों, गुड़ और आटे से बने पदार्थों का जी भरकर सेवन करता है, और हिलने-डुलने से घबराता है, आसन या बिस्तर पर बैठा रहता है,...यदि समुचित उपाय न कर पाए, तो वह अत्यधिक खाने से पैदा होने वाले रोगों से पीड़ित हो जाता है।"[2]

"वह व्यक्ति जो नियमित योगाभ्यास करता है, पहले किए गए भोजन के पूरी तरह पचने के बाद ही भोजन करता है, जौ, गेहूँ और ज्वार खाता है, उसे मोटापा नहीं होता और वह अत्यधिक खाने से उत्पन्न रोगों से भी मुक्त रहता है। अत्यधिक खाने से उत्पन्न रोगों का उपचार कम खाना है।"[3]

जो भोजन हम खाते हैं, आयुर्वेद में उसकी मात्रा के विषय में एक सामान्य सिद्धान्त है। किसी भी व्यक्ति को पेट के दो-तिहाई हिस्से से अधिक ठोस व खाद्य पदार्थ का उपभोग नहीं करना चाहिए। त्रिदोष भोजन को पचाने में सहायता करते हैं, इसलिए इस प्रक्रिया को सम्पन्न करने के लिए शेष एक तिहाई भाग त्रिदोषों के लिए छोड़ देना चाहिए। अगर पेट पूरी तरह भर जाता है, तो त्रिदोषों के लिए कोई स्थान नहीं बचता। इससे असुविधा उत्पन्न होती है और पाचन सम्बन्धी अनेक रोग उभर आते हैं।

मुझसे अक्सर यह प्रश्न पूछा जाता है कि हम यह कैसे जान सकते हैं कि पेट का दो-तिहाई हिस्सा भर गया है। जब भूख मिटाकर, सन्तुष्टि का भाव उभरने लगे लेकिन पेट भरा-भरा न लग रहा हो तब खाना बन्द कर देना चाहिए। शुरुआत में यह कुछ कठिन प्रतीत हो सकता है, क्योंकि हममें से ज्यादातर लोग पेट पूरी तरह भर जाने पर ही खुश और सन्तुष्ट होते हैं, लेकिन अगर हम कुछ संयम रखें, तो हम कम खाने की आदत विकसित कर सकते हैं, इससे हमें स्वस्ति की अनुभूति होगी।

इसका पालन करने वाले लोगों ने मुझे बताया कि कुछ समय बाद वे कम मात्रा में खाने के आदी हो गए और अब वे ललचाने वाला भोजन सामने होने के बावजूद बड़े ही स्वाभाविक रूप से आवश्यकता से अधिक अन्न नहीं खा सकते। असल में, हमारी देह में इन चीजों को जानने के बारे में एक सहज बोध विद्यमान है, लेकिन यह प्राकृतिक ज्ञान येन-केन प्रकारेण हमारी अशुद्ध जीवन-पद्धति के समक्ष दब कर रह जाता है।

मुख्य रूप से जब भोजन स्वादिष्ट और कई प्रकार का हो, तो भोजन की मात्रा पर नियन्त्रण रख पाना काफी मुश्किल सिद्ध होता है। मेरे ज्यादातर विद्यार्थी/प्रशिक्षु जरूरत से ज्यादा खा जाने और इसके कारण हुई शिकायतों के बारे में ही चर्चा करते हैं। सही मात्रा में आहार लेने की क्षमता मानसिक संयम से ही विकसित हो सकती

---

1. चरक संहिता, विमानस्थानम I, 23, 24
2. चरक संहिता, सूत्रस्थानम XXIII, 3-5
3. वही, XXIII, 25.

है। इसमें पिछले अध्यायों में बताए गए प्राणायाम और योगाभ्यासों से भी सहायता मिलेगी।

भोजन के साथ अधिक द्रव व जल नहीं लेना चाहिए। भोजन के घंटे-भर बाद ही पानी पीना उपयुक्त रहता है। आयुर्वेदिक परम्परा के अनुसार, भोजन के साथ कोई पेय जैसे फलों का रस। दूध आदि नहीं लेना चाहिए। सर्दियों में सूप, और ग्रीष्मकाल में दिन के समय लस्सी ली जा सकती है। लेकिन, दही से बने खाद्य पदार्थ रात्रि के समय नहीं खाने चाहिए। प्राचीन आयुर्वेदिक ग्रन्थों में, भोजन के साथ, पुरानी मदिरा या बढ़िया किस्म की जौ की मदिरा (बीयर) लेने को उचित बताया गया है।

पहले खाए गए भोजन के पचने से पहले कुछ नहीं खाना चाहिए। अन्यथा, आयुर्वेद के अनुसार, इसका देह पर विषैला प्रभाव पड़ता है। इस सिद्धान्त पर चलते हुए, आपको दिन के तीन या चार समय के भोजनों के बीच चॉकलेट वगैरह जैसी चीजें भी नहीं खानी चाहिए।

दिन में दो बार जम कर भोजन करने की बजाए चार बार थोड़ी-थोड़ी मात्रा में खाना उचित रहता है। कम अन्तराल से भोजन करना और अधिक अन्तराल से भोजन करना, दोनों ही आदतें गलत हैं। भूखे रहने से वात बढ़ जाता है।

भोजन की मात्रा का निर्धारण भोजन की प्रकृति के अनुसार ही होना चाहिए। आयुर्वेदिक मतानुसार, पचने में भारी और मसालेदार भोजन—जब कम मात्रा में लिया जाता है—तो वह 'हल्का' भोजन होता है, लेकिन अगर हल्का भोजन अधिक मात्रा में लिया जाए, तो वह 'भारी' सिद्ध होता है। इसलिए, आप समय-समय पर अपने मनपसन्द तले हुए व्यंजनों का आनन्द तो ले सकते हैं, लेकिन कम मात्रा में।

प्राचीन आयुर्वेदिक ग्रन्थों में भारी और हल्के खाद्य पदार्थों का विवेचन किया गया है, जिसकी सहायता से आप अपने भोजन की मात्रा का निर्धारण कर सकते हैं। हरी और पत्तेदार सब्जियों की तुलना में दालें और कुछ दूसरे अनाज पचने में भारी होते हैं। गेहूँ की तुलना में चावल पचने में हल्का होता है। लेकिन मक्का पचने में गेहूँ से अधिक भारी होती है।

प्रत्येक व्यक्ति—अपनी अनुभूति और अनुभव से—यह जानता है कि जो खाद्य पदार्थ पचने में भारी होते हैं, उनसे व्यक्ति असहजता महसूस करता है। आपको अलग-अलग खाद्य पदार्थों के प्रभाव को परखकर देखना चाहिए, और उन खाद्य पदार्थों से परहेज करना चाहिए जिनके द्वारा आप असहजता और आलस्य अनुभव करते हैं। भोजन पकाने में हल्का वनस्पति तेल या घी ही प्रयोग करना चाहिए। मक्का, नारियल, जैतून या सूरजमुखी का तेल उपयुक्त रहता है। सरसों और मूँगफली का तेल भारी होता है। रेपसीड ऑयल का इस्तेमाल जहाँ तक हो सके न करें, मिले-जुले वनस्पति तेल के इस्तेमाल से भी बचें क्योंकि इसमें रेपसीड ऑयल हो सकता है।

भोजन करने की विधि

भोजन, अनुकूल वातावरण में प्रसन्नचित्त होकर करना चाहिए। जब आप क्रोध, चिड़चिड़ेपन या ऐसे ही दूसरे भावावेशों से ग्रस्त हों, उस समय भोजन न करें। टेलीविजन पर हिंसात्मक या अन्य उत्तेजनापूर्ण कार्यक्रम देखते हुए भोजन नहीं करना चाहिए। भोजन आरम्भ करने से पहले, भोजन करने की प्रक्रिया के लिए स्वयं को इस गतिविधि के लिए तैयार कर लीजिए और शान्तचित्त हो जाइए। इसके लिए आप विशेष प्रार्थना का उपयोग भी कर सकते हैं। अपने भोजन की ओर देखिए, और मन ही मन कुछ इस प्रकार के शब्दों को कहिए—'यह भोजन मेरी देह में अमृत बने और मुझे ओजस और ऊर्जा दे। यह मुझे शक्ति और आरोग्य दे। इस भोजन के लिए मैं प्रकृति का कृतज्ञ हूँ।'

कभी-कभी आप यात्रा कर रहे होते हैं या सहकर्मियों के साथ लंच लेते हैं, तब भी, अपने भोजन को अभिषिक्त करने के लिए कुछ क्षण निकालिए।

सही जगह जहाँ आप बिना किसी बाधा या संकोच के खा सकें, और फूल, सुन्दर बर्तनों जैसे घटकों से भोजन का आनन्द बढ़ जाता है और इसका सुप्रभाव आप पर पड़ता है। खड़े-खड़े खाना मत खाइए और उसे तेज से निगलिए मत, भोजन को ठीक से चबाना चाहिए और न तो बहुत तेजी से खाना चाहिए, न बहुत धीरे-धीरे। दोनों ही ढंग से वात बढ़ता है।

आयुर्वेदसम्मत आहार

बहुत से लोग आयुर्वेदसम्मत भोजन और भारतीय भोजन में अन्तर नहीं कर पाते। 'आयुर्वेद पाककला' नाम से विधियाँ दी गई होती हैं। सभी भारतीय व्यंजन आयुर्वेदसम्मत नहीं है और आयुर्वेदसम्मत पाककला का अर्थ भारतीय पाककला ही नहीं है। जीवन के विज्ञान के रूप में, आयुर्वेद, सन्तुलित आहार की धारणा का विवेचन करता है, लेकिन, यह सन्तुलन, जैसा कि अब आप अनुभव भी करते हैं, काफी जटिल है। हम कौन हैं, कहाँ हैं, क्या खा रहे हैं, और कैसे खा रहे हैं जैसे प्रश्न इसमें महत्त्वपूर्ण हैं। अगर हम भारतीय व्यंजनों को सर्द अमेरिकी या यूरोपीय जलवायु में खाना आरम्भ कर दें, तो यह कोई बहुत उत्तम विचार नहीं होगा। इसलिए, मैं इस पुस्तक में व्यंजन बनाने की कुछ विधियाँ दे रही हूँ, जिससे आप बुनियादी विचारों को समझ सकते हैं और अपने हित में इनका उपयोग भोजन बनाने में कर सकते हैं।

सन्तुलित और स्वास्थ्यवर्द्धक आहार त्रिदोषों को सन्तुलन में रखता है और ओजस (शक्ति और रोग प्रतिरोधक क्षमता) बढ़ाता है। पहाड़ पर रहने वालों और समुद्र तट पर रहने वालों के लिए सन्तुलन की धारणा अलग-अलग हो सकती है। अगर आप भौगोलिक रूप से स्थान परिवर्तन करते हैं, तो उसी हिसाब से अपने आहार में परिवर्तन करना न भूलें। जिन सब्जियों और फलों को खाने के आप आदी रहे हैं उन्हीं पर जोर

न दें। स्थानीय लोग कैसे रहते और खाते हैं ? अपने ऊपर पड़ने वाले नए स्थान के प्रभाव को अनुभव करने का प्रयास करें और उसे आयुर्वेदीय ज्ञान के सन्दर्भ में परखें।

पश्चिमी देशों के बहुत से लोग, और भारत के कुछ महानगरों के निवासी भी, आहार को समय के साथ जोड़कर नहीं देखते। वे ग्रीष्म काल में मेवे, सर्दियों में आइसक्रीम, ज्वरग्रस्त होने पर दही खाते हैं, और बुढ़ापे में भी वही भोजन करते रहते हैं जो युवावस्था में करते थे। खाद्य पदार्थों के अनुपयुक्त संयोजन, जो कि विरोधी स्वभाव के होते हैं, भी ग्रहण किए जाते हैं, जैसे गरम चाय या कॉफी और दही, आइसक्रीम और बीयर आदि। मैंने अब प्रमुख कारणों को दर्शाने का प्रयास भर किया है जो असन्तुलन पैदा करते हैं और धीरे-धीरे हमें रोगग्रस्त बना देते हैं। यह ध्यान रखिए कि जिन आहारों का विरोधी प्रभाव होता है वे आपको बीमार कर सकते हैं। इनसे परहेज करिए।

जो भोजन आप पकाते हैं उसे सन्तुलित और जीवन-शक्ति प्रदान करने वाला होने के साथ स्वादिष्ट भी होना चाहिए। आयुर्वेद कष्ट झेलकर स्वास्थ्य की देखभाल करने की अनुमति नहीं देता, क्योंकि जीवन में प्रसन्नता या सुख की कमी से भी रोग उत्पन्न हो जाते हैं। यही कारण है कि आयुर्वेद में पाककला के साथ-साथ काम सन्तुष्टि पर भी विशेष ध्यान दिया गया है।

भोजन बनाने की आयुर्वेदिक परम्परा को कई भारतीय घरों में अपनाया गया है और मेरा मानना है कि आयुर्वेदिक भोजन बनाने की पद्धति को वैसे ही आसान ढंग से सिखाया जाना चाहिए, जैसे इन घरों में इसे प्रतिदिन बनाया जाता है। इसका शिक्षण प्राचीन आयुर्वेदिक ग्रन्थों का उपयोग करते हुए इस प्रकार नहीं होना चाहिए जैसे पाठक को किसी परीक्षा में उत्तीर्ण होना हो। यहाँ तकनीकी पक्षों की व्याख्या साधारण तरीके से की गई है। मैं इस खंड को व्यावहारिक बनाए रखने का प्रयास करूँगी ताकि जटिल विस्तारों में उलझने की बजाए आप वास्तव में आयुर्वेदिक पद्धति से भोजन तैयार कर सकें।

आहारों का वर्गीकरण त्रिदोषों के आधार पर गरम और ठंडे, दो वर्गों में किया गया है। गरम भोजन से पित्त बढ़ता है, ठंडे से कफ और वात में वृद्धि होती है। स्पष्टतः, ठंडे आहार गर्मियों में और गरम आहार सर्दियों में सेवन के लिए उपयुक्त हैं। अगर कुछ सब्जियाँ (या मांस) अपने गुणधर्म में गरम है, तो ग्रीष्मकाल में इन्हें बनाने में कुछ विशेष जड़ी-बूटियों और मसालों को मिलाने की आवश्यकता पड़ेगी जो 'ठंडे' हों। उड़द की दाल (उपलब्धता और अन्य जानकारियों के लिए, इस अध्याय में आगे दी गई खाद्य पदार्थों की सूची देखें) अपने गुणधर्म में बहुत गरम होती है और दक्षिण भारत में, इसके आटे में चावल का आटा मिलाकर, जो अपनी प्रकृति में ठंडा होता है, बहुत से व्यंजन तैयार किए जाते हैं। इसी प्रकार से, जिस खाद्य पदार्थ की प्रकृति ठंडी होती है, उसे ऐसे खाद्य पदार्थों या मसालों द्वारा सन्तुलित करना चाहिए जो गरम होते हैं। सन्तुलन स्थापित करने वाले खाद्य पदार्थों को एक ही व्यंजन में मिला देने की आवश्यकता होती है। भोजन के दौरान इन्हें किसी और रूप में भी लिया जा सकता है। उदाहरण के लिए, अगर आप सर्दियों की किसी शाम चावल को प्रमुख आहार के रूप में लेते हैं, तो आप टमाटर के

सलाद और लहसुन को इसी भोजन के साथ भी खा सकते हैं।

आयुर्वेदिक आधार का एक दूसरा पक्ष सन्तुलन है। जब आप भारी भोजन करें तो उसके साथ ऐसे मसाले और बूटियाँ ले ले जो पाचक होते हैं। उदाहरण के लिए, तले हुए पदार्थ पचने में भारी होते हैं, और इनसे परहेज करना चाहिए। लेकिन अगर इन्हें खाना ही हो, तो आपको व्यंजन की विधि के अनुसार इनमें अजवायन, जीरा, कलौंजी या अदरक डालना चाहिए। जो आहार पचने में भारी हो उसे थोड़ी मात्रा में ही खाना चाहिए।

अब मैं ऐसे गरम और ठंडी प्रकृति वाले खाद्य पदार्थों की कुछ चर्चा करूँगी, जिन्हें विश्व-भर में उपयोग किया जाता है। अगर आप उन उत्पादों के विषय में जानना चाह रहे हो जिनका यहाँ उल्लेख नहीं किया गया है, तो इस स्थिति में रसों के आधारभूत ज्ञान को प्रयोग करने का प्रयास करे। उस विशेष पदार्थ का जो स्वाद आपकी जीभ अनुभव करती है उस पर सावधानीपूर्वक ध्यान दीजिए। फिर रस-तालिका को देखकर उस पदार्थ के त्रिदोष-विषयक प्रभाव को जान लीजिए। इस पदार्थ की गरम या ठंडी प्रकृति का निर्धारण उसके प्रमुख स्वाद के द्वारा और बाद में उन तत्त्वों से किया जा सकता है जिनसे यह स्वाद उत्पन्न हुआ है।

प्रमुख खाद्य-पदार्थों का वर्गीकरण

तालिका 2 में खाद्य-पदार्थों को तीन क्षेणियों में वर्गीकृत किया गया है; गरम, ठंडे और सन्तुलित। ठंडे खाद्य-पदार्थों की श्रेणी में, जहाँ कहीं कोष्ठक में 'वात' लिखा गया है वह आहार विशेष रूप से वातवर्द्धक है। इन आहारों को सन्तुलित करने के लिए मिश्रण 2 या 3 (इस अध्याय के अन्त में इनके विवरण दिए गए हैं)। वात का शमन करने के लिए मसालों का चुनाव इस बात पर निर्भर करता है कि आप क्या पका रहे हैं।

व्यंजनों के लिए दिशा-निर्देश

यहाँ पर कुछ ऐसे ठोस सुझाव दिए जा रहे हैं जिन्हें आप रोजमर्रा का भोजन पकाने में प्रयुक्त कर सकते हैं। व्यंजन बनाने की विधियों पर आने से पहले, मैं आपको कुछ आयुर्वेद सम्मत नुस्खे बताना चाहूँगी।

1. जब भी, आप आटे का कोई आहार बनाते हैं, तो इसके साथ कुछ ऐसी जड़ी-बूटियों का प्रयोग करने का प्रयास करें जो पाचन क्रिया में सहायक हों। नमकीन व्यंजनों में, आप अजवायन, जीरा या कलौंजी का उपयोग कर सकते हैं। मीठे व्यंजनों में, आप छोटी इलायची, सौंफ या दालचीनी को उपयोग में ला सकते हैं। मीठे व्यंजनों में अजवायन का उपयोग भी किया जा सकता है। अदरक मीठे और नमकीन दोनों ही व्यंजनों में डाला जा सकता है।

तालिका 2

भोजन का वर्गीकरण

ठंडी प्रकृति वाले भोजन

अनाज : गेहूँ, चावल, मक्का (वातवर्द्धक), जौ (वात बढ़ाता है) सामान्य बाजरा और इटालियन बाजरा (वातवर्द्धक), मसूर की दाल (वात बढ़ाती है) कच्चे हरे मटर, पके हुए हरे मटर (सशक्त वातवर्द्धक) काबुली चने।

सब्जियाँ : पालक, बंदगोभी और ब्रसेल्स स्प्राउट (वातवर्द्धक), भिंडी, हरी सेमें, करेला, कासनी, सोया, बैंगन, प्याज, सेलेरी, खीरा, चुकन्दर।

फल : सेब (मीठा), केला, नाशपाती, खूबानी, अमरूद, खरबूजा, तरबूज, अंजीर।

दुग्ध उत्पाद : दूध, घी।

मांस : समुद्री झींगे-केकड़े आदि, समुद्री मछलियाँ, मांस।

जड़ी-बूटियाँ और मसाले : लौंग, धनिया, सौंफ, मुलैठी।

अन्य : चीनी।

गरम प्रकृति वाले आहार

अनाज : उड़द की दाल, सोयाबीन।

सब्जियाँ : क्रेस सलाद, आलू, फूलगोभी, टमाटर।

फल : सन्तरा, चकोतरा, नींबू, अंगूर (जो पूरी तरह मीठे नहीं हैं), आड़ू, आलूबुखारा, किवी (विशेष रूप से किवी के काले बीज), मेवे (बादाम, मूँगफली और अन्य गिरियाँ)।

दुग्ध उत्पाद : दही, चीज।

मांस : सूअर, घोड़े, गाय का मांस, ताजे पानी की मछलियाँ।

जड़ी-बूटियाँ और मसाले : बड़ी इलायची, जीरा, दालचीनी, काली मिर्च, मेथी कलौंजी, लहसुन, तुलसी, अजवाइन, सरसों के दाने।

अन्य : शहद, वनस्पति-तेल, अंडे (मुर्गी, मछली)।

त्रिदोषों को सन्तुलित करने वाले आहार

अनाज : मँडवा, मूँग की दाल, अंकुरित काबुली चने।

सब्जियाँ : गाजर, छोटी मूली (अधिक पकी हुई न हो), शलजम, तोरी, काशीफल (ठीक पका हुआ)।

फल : मीठे आम, पपीता, अनार, अंगूर (मीठे)।

मांस : हिरन, बकरी, मुर्गा।

जड़ी-बूटियाँ और मसाले : छोटी इलायची, अदरक, हल्दी।

2. जहाँ तक सम्भव हो सके ज्यादा तले हुए खाद्य-पदार्थ कभी-कभार ही लें। अगर आप तले हुए भोजन के शौकीन हैं, तो ऐसे आहार पकाने की आदत विकसित कीजिए जो बिना तले भी स्वादिष्ट होते हैं। बहरहाल, अगर आप तला हुआ भोजन बनाते ही हैं, तो गुँधे हुए आटे या लपसी में कुछ अजवायन अवश्य मिलाइए।

3. यह ध्यान रखें कि एक ही पदार्थ बार-बार नहीं खाना चाहिए। अपने भोजन में विविधता लाने का प्रयास करें। आप सब्जियों को मिला-जुला कर पका सकते हैं।

4. यह हमेशा ध्यान रखिए कि अति हर चीज की बुरी ही होती है। इसलिए मध्य मार्ग का अनुसरण करें। आप सन्तुलित मात्रा में बीयर या मदिरा का सेवन कर सकते हैं। अगर आप मांसाहारी हैं, तो बहुत अधिक मांस न खाने का प्रयास करें। साथ ही चीनी भी सन्तुलित मात्रा में ही लें। आपको अपने भोजन में विभिन्न अनाजों, सब्जियों और फलों को समाहित करना चाहिए। कुछ लोग कुछ विशेष प्रकार के आहारों का ही अतिशय सेवन करते हैं। व्यक्तिगत अनुभवों पर आधारित आहार सम्बन्धी पुस्तकों द्वारा लोगों को बहुत-सी भ्रान्तिपूर्ण जानकारियाँ दी गई हैं। उदाहरण के लिए, वह स्त्री या पुरुष जिसने किसी गम्भीर रोग से ग्रस्त होने पर आरोग्य लाभ केवल फलों के सेवन द्वारा ही किया है, इसके द्वारा दूसरों को लाभ पहुँचाने के उद्‌देश्य से अपनी कहानी कलमबद्ध करता/करती है। यह जानकारी सत्य हो सकती है, लेकिन इसे सर्वप्रयोजन नियम नहीं बनाया जा सकता। यह कोई वैज्ञानिक तथ्यों पर आधारित जानकारी नहीं है, यह सिर्फ एक विशेष मामले का अध्ययन है। एक अलग त्रिदोष-विषयक सन्तुलन वाले व्यक्ति पर इसका प्रयोग हानिकारक भी हो सकता है।

अपने कथन को स्पष्ट करने के लिए मैं एक रोचक उदाहरण सामने रखूँगी। कुछ समय पहले, स्विट्‌जरलैंड से मेरे एक मित्र का आगमन हुआ। यह अप्रैल का गरम और खुश्क महीना था और दिल्ली लगभग 35^0C तापमान पर तप रही थी। मेरे मित्र इस बात के कायल हो चुके थे कि खाने के लिए सर्वाधिक स्वास्थ्यकर फल ही हैं, जो कैंसर तक से भी बचाव और उपचार में समर्थ हैं, और इस सन्दर्भ में सुनाने के लिए उनके पास कई शानदार कहानियाँ भी थीं। इस व्यक्ति की पित्त प्रकृति है जो प्रायः विकृत होती रहती है। पित्त विकार से ग्रस्त होने के बावजूद, ऊष्ण जलवायु में भारी मात्रा में फलों के सेवन द्वारा, उन्होंने स्वयं को रोगग्रस्त बना लिया। वह क्रोध, चिड़चिड़ेपन, देह में अत्यधिक गरमी महसूस करना आदि समस्याओं का शिकार हो गया। जब उसकी देह इन सबको नहीं झेल पाई, तो उसकी देह में पित्त की अधिकता से छुटकारा पाने के लिए प्राकृतिक शुद्धि की प्रक्रिया शुरू हुई, और वह अतिसार ग्रस्त हो गया। इस प्रकार की गरमी में, देह को अनाज या दूसरे ठोस आहारों की जरूरत होती है, जो कि देह में पानी को रोके रखने में सहायता करते हैं। चावल के साथ कुछ पकाई हुई सब्जियाँ (गाजर, शलजम आदि), और थोड़ा बहुत घी, इस प्रकार की स्थितियों में स्वास्थ्य की अवस्था को फिर से प्राप्त करने के लिए बहुत लाभदायक रहते हैं।

5. जड़ी-बूटियों और मसालों का समुचित प्रयोग भोजन को स्वादिष्ट तो बनाता ही

है, साथ में त्रिदोषों को सन्तुलन में रखता है और ओजस (रोग प्रतिरोधक क्षमता और शक्ति) में वृद्धि भी करता है। बाद वाली स्थिति हमें बहुत-सी मामूली लेकिन तंग करने वाली व्याधियों से बचा सकती है। विशिष्ट जीवनी-शक्ति दायक प्रभावों और रसोईघर में उपलब्ध मसालों की सहायता से छोटे-मोटे रोगों के उपचार के लिए, इस पुस्तक का अन्तिम अध्याय देखिए। आगे व्यंजन बनाने के लिए मसालों और जड़ी-बूटियों के प्रयोग को दर्शाया गया है। इनका सावधानीपूर्वक उपयोग कीजिए, क्योंकि भोजन बनाते हुए इन्हें सन्तुलित मात्रा में ही डालना चाहिए। अगर आप मसालों के प्रकार, मात्रा और गुणवत्ता से सम्बन्धित कोई गलती करते हैं, तो आप स्वयं को रोगग्रस्त भी बना सकते हैं। उदाहरण के लिए, काली मिर्च के अत्यधिक प्रयोग से हृदय दाह की समस्या हो सकती है। अनुचित समय पर लहसुन के अत्यधिक सेवन से बेचैनी, प्यास और गला खुश्क होने की समस्या हो सकती है।

नाश्ता

तेजी से बदलते हमारे जीवन-क्रम में ताजे पके गरमागरम नाश्तों की इच्छा और उपलब्धि दोनों ही कम हुए हैं। डबलरोटी एक बहुत ही सुलभ, सस्ता, लोकप्रिय नाश्ता है। लेकिन यह एक बासी आहार है और हर हाल में खमीर के अत्यधिक सेवन से परहेज ही करना चाहिए। हमें गेहूँ से तैयार और नाश्तों के बारे में भी सोचना चाहिए। लेकिन फिर भी आप चाय या कॉफी के साथ डबलरोटी, मक्खन और जैम का परम्परागत पश्चिमी नाश्ता करना ही चाहें तो कुछ बातों का ध्यान रखें।

1. ताजा डबलरोटी का इस्तेमाल करें या उसे सेंक कर खाएँ।

2. नमकीन मक्खन का इस्तेमाल न करें, क्योंकि डबलरोटी में पहले से ही नमक मिला रहता है।

3. अगर आप जैम खाते हों तो जैम तैयार करते समय उसमें अदरक मिलाने का प्रयास करें, बहुत खट्टे जैम खाने से बचें।

4. इस किताब के अन्तिम अध्याय में बताई गई विधि से तैयार चाय पिएँ। बिना दूध की चाय या कॉफी पीने से बचें।

गेहूँ का दलिया

सबसे बढ़िया गेहूँ का दलिया हल्के से अंकुरित गेहूँ के दानों से बनाया जा सकता है। इसके लिए गेहूँ को चौबीस घंटे तक भीगाकर रखने के बाद, सुखा लीजिए। इसके बाद इसे दल लीजिए और दलिया बनाने के लिए रख लीजिए। चार सौ ग्राम गेहूँ लीजिए। इसे साफ करके धो लें और केवल इनके भीगने लायक थोड़ा-सा पानी लेकर इन्हें भिगने के लिए रख दें। इसे 24 घंटे के लिए छोड़ दें। अगर मौसम ठंडा है तो अधिक देर भी भिगो कर रखा जा सकता है। गेहूँ में अंकुरण शुरू हो जाएगा। अंकुरण की यह अवस्था

आयुर्वेद में बहुत गुणकारी मानी जाती है। पानी निथार कर गेहूँ को सूती या लिनन के कपड़े पर सुखा लें। इसे पूरी तरह से सूखने में कई दिन लगेंगे।

अगर आपके पास कोई बड़ा ग्राइंडर नहीं है तो इस गेहूँ को मोटा-मोटा दलने के लिए कॉफी ग्राइंडर का उपयोग भी किया जा सकता है। इसे ज्यादा मत दलिए, और ज्यादा बारीक मत पीसिए। मोटा-मोटी तौर पर, गेहूँ के दाने का एक चौथाई आकार उपयुक्त रहेगा। अब आप इस दले हुए गेहूँ को किसी साफ और सूखे जार में भरकर रख सकते हैं।

नाश्ते के लिए, प्रति व्यक्ति 2-3 बड़े चम्मच दले हुए गेहूँ को 1 छोटे चम्मच घी के साथ, इसको हल्का भूरा होने तक भूनिए। 200 मि.ली. मिलाकर इसे पकने दें। तीन छोटी इलायची पीसकर इसमें डाल दीजिए। धीमी आँच पर इसे 10 मिनट तक पकने दें और समय-समय पर हिलाते रहें। अब इसमें 150 मि.ली. दूध और स्वादानुसार चीनी मिलाकर, एक बार फिर से 3-4 मिनट तक पकाइए। आप इसमें कुछ किशमिश, खजूर, नारियल या बादाम सरीखे कुछ मेवे मिला सकते हैं। बहुत ही साधारण नाश्ते के लिए, या जो लोग दूध पीना पसन्द नहीं करते हैं, दूध छोड़ा भी जा सकता है। जैसा की ऊपर बताया गया है आप इसमें मेवे भी डाल सकते हैं। वजन अधिक होने की स्थिति में आप इसमें से घी भी हटा सकते हैं।

विकल्प : आप उपरोक्त विधि से गेहूँ के स्थान पर सूजी या कद्दूकस की हुई गाजर के व्यंजन भी बना सकते हैं। मध्यम आकार की चार गाजरें लीजिए। कद्दूकस में कसकर इन्हें उबालिए। थोड़ी चीनी मिलाइए। इसमें पानी मत मिलाइए। 150 मि.ली. दूध डालिए। जैसा आपने दलिया बनाते हुए किया था, इसे 3-4 मिनट तक पकने दीजिए। यह बहुत ही ऊर्जादायक नाश्ता है। मैं इसकी जबरदस्त अनुशंसा करती हूँ।

दही और फल

नाश्ते के लिए दही काफी उपयुक्त रहता है। रात्रि में दही खाना पूर्णतः वर्जित है। आप दही में फल मिलाकर नाश्ता कर सकते हैं, लेकिन इनके साथ गरम पेय न लें क्योंकि ये आपस में विरोधी आहार हैं। आप नाश्ते से आधा घंटा पहले गरम पेय ले सकते हैं। नाश्ते में कोई भी खट्टा पदार्थ न लें। सुबह के समय खट्टा पदार्थ खाने पर वात विकृत होता है। सुबह के समय केला, पपिता या दूसरे मीठे फल लेने चाहिए, लेकिन नींबू की जाति के फल नहीं लेने चाहिए। बाजार में मिलने वाले फ्रूट योगर्ट लेने से बचें। इसकी बजाए घर या बाजार का बना ताजा दही लेकर उसमें अपनी पसन्द के फल मिला लें। ऐसा करके आप अत्यधिक मात्रा में चीनी का सेवन करने से भी बच सकते हैं। अधिक मात्रा में दही खाने से उनींदापन महसूस होता है, और यह दक्षतापूर्वक कार्य करने के लिए उचित नहीं है।

टिप्पणी : जिन लोगों की पाचन शक्ति कमजोर है, उन्हें दही से परहेज करना चाहिए। जिस समय आप देह में दर्द और दुखन से पीड़ित हों, उस समयावधि में दही

से परहेज करें। जहाँ तक सम्भव हो, ताजा दही ही खाना चाहिए। दही में खटास आ जाने पर उसे नहीं खाना चाहिए।

दोपहर या रात का भोजन

जब किसी भोजन में सभी रस सन्तुलित होते हैं, तो वह आयुर्वेदिक भोजन होता है। अगर आप उचित मात्रा में भोजन करते हैं, तो दोपहर के भोजन के बाद आप कार्य-स्थल पर निद्राजनक अनुभव नहीं करेंगे। सब्जियों के साथ कुछ अनाज खाना महत्त्वपूर्ण है।

सादा शाकाहारी थाली

तीन छोटे चम्मच हरी मटर
मध्यम आकार का एक गाजर
छोटे-छोटे टुकड़ों में कटा हुआ एक आलू
बारीक कटा हुआ एक प्याज
एक छोटा चम्मच बारीक कटा हुआ अदरक
तीन बड़े चम्मच बारीक कटी पालक
2 छोटे चम्मच घी या वनस्पति तेल लीजिए।

सब सामग्री को एक कढ़ाही में डालकर लगातार चलाते हुए करीब दस मिनट तक पकाइए। दो मिनट के बाद इसमें एक चौथाई छोटा चम्मच जीरा, सौंफ, मेथी और कलौंजी के मिश्रण से बना मसाला मिलाइए। स्वादानुसार नमक डालिए। समुद्री और सेंधा नमक के मिश्रण का इस्तेमाल करें। इसे आप पके हुए चावलों के साथ या रोटियों के साथ परोस सकते हैं। इसके साथ हरी पत्तियों का सलाद भी खाएँ। मीठे के लिए कोई ताजा फल या छेने की, या दूध की बनी मिठाई खाएँ। यह एक सन्तुलित पौष्टिक आहार है।

आहार एकत्रित करना

मैं खाद्य पदार्थों की सामान्य सूची पहले ही दे चुकी हूँ (तालिका 2), जिसमें खाद्य पदार्थों को तीन श्रेणियों में बाँटा गया है—ठंडे, गरम और सन्तुलित। अगर आप यह पाते हैं कि आपका पसन्दीदा आहार आयुर्वेदिक दृष्टिकोण से सन्तुलित नहीं है, लेकिन फिर भी आप उसे खाने का आनन्द उठाना चाहते हों, तो आप इसमें कुछ साधारण मसाले डालकर इसे सन्तुलित बना सकते हैं। अगर आप 'ठंडा' और 'वात' प्रधान आहार खाना चाहते हैं तो उसमें काफी सारा अदरक और थोड़ा-सा लहसुन मिलाइए। मेरे विचार से अदरक का उपयोग काफी उपयुक्त रहता है। आपको कुछ मसालों का मिश्रण तैयार करना चाहिए जिसका उपयोग आप अपने भोजन को पौष्टिक और स्वास्थ्यवर्द्धक बनाने में कर

सकते हैं। इस सन्दर्भ में आगे दिए गए निर्देश आपका मार्गदर्शन करेंगे। इस पुस्तक के अन्तिम अध्याय में विकृत दोषों के उपचार हेतु विशिष्ट आहारों के सन्दर्भ में भी निर्देश दिए गए हैं।

जड़ी-बूटियों और मसालों की आगामी सूची आयुर्वेद सम्मत भोजन पद्धति के लिए आवश्यक है।

मसाले तैयार करना : हल्दी के अलावा, जिसे पीसना मुश्किल होता है, सभी मसाले मूल रूप में ही खरीदकर, स्वयं पीसने चाहिए। यह ध्यान रखें कि मसाले बहुत पुराने न हों क्योंकि समय के साथ वे अपना गुणधर्म खो बैठते हैं। भोजन या औषधि के तौर पर उपयोग के लिए, चीनी मिट्टी या पत्थर के छोटे खरल या छोटे ग्राइंडर की मदद से मसाला पीस कर उसे एक सूखे जार में कसकर ढक्कन लगाकर रख दीजिए।

अजवायन : इसके बीज छोटे और हल्के भूरे रंग के होते हैं। अजवायन का स्वाद और सुगन्ध तीव्र होती है। यह दूषित कफ और वात को नियन्त्रित करती है और पित्तवर्द्धक होती है। अपच से उत्पन्न हुई बेचैनी को यह शीघ्रता से ठीक करती है। गैस की शिकायत और भूख में कमी की स्थिति में यह लाभकारी सिद्ध होती है।

सौंफ : सौंफ के दाने देखने में जीरे की तरह लेकिन आकार में बड़े और हल्के हरे रंग के होते हैं। सौंफ पाचन में सहयोगी होती है। यह दूषित वात और पित्त को शान्त करती है।

तुलसी : हमारे देश में तो तुलसी लोकप्रिय है ही, अब यह पश्चिम में भी काफी प्रचलित है। विदेशों में उपलब्ध तुलसी की किस्में भारतीय तुलसी की तुलना में कुछ हल्की होती हैं। मेरे विचार से तुलसी का हरा पौधा रसोईघर में लगाकर रखना चाहिए, क्योंकि इसका उपयोग भोजन और औषधि दोनों में ही होता है। इसे देह की रोग प्रतिरोधक क्षमता बढ़ाने के लिए जाना जाता है। तुलसी का हरा पौधा उपलब्ध न होने की स्थिति में इसकी सूखी पत्तियाँ भी प्रयुक्त की जा सकती हैं। लेकिन यह सावधानी अवश्य रखें कि वह दो महीने से अधिक पुरानी न हों। तुलसी दूषित कफ और वात का शमन करती है, लेकिन पित्तवर्द्धक होती है।

इलायची अथवा छोटी इलायची : यह सामान्यतः केवल इलायची के नाम से ही प्रसिद्ध है। 'बड़ी इलायची' से इसका अन्तर दर्शाने के लिए मैंने यहाँ इसे 'छोटी इलायची' लिखा है। इसलिए जिस इलायची से आप परिचित हैं छोटी इलायची भी वहीं है। इसके बीज हल्के हरे रंग की फली के भीतर होते हैं। बीज हल्के-बादामी या बादामी-काले रंग के होते हैं। यह मीठे और नमकीन दोनों ही प्रकार के खाद्य-पदार्थों को सुगन्धित करती है। यह पाचन क्रिया में सहायक है और मुँह साफ रखती है। यह त्रिदोषों के मध्य साम्यावस्था स्थापित करती है।

बड़ी इलायची : यह आकृति और गुणधर्म दोनों में ही छोटी इलायची से अलग होती है। प्रचलित नामों के अलावा, आप इन्हें एक-दूसरे के स्थान पर उपयोग में नहीं ला सकते, क्योंकि अपने गुणधर्म में यह दोनों एक-दूसरे से काफी भिन्नता रखती हैं। जहाँ

छोटी इलायची त्रिदोषों के मध्य सन्तुलन स्थापित करती है, वहीं बड़ी इलायची पित्तवर्द्धक है। निम्न रक्तचाप (Low blood pressure) के उपचार में बड़ी इलायची एक उत्तम औषधि सिद्ध होती है (इस पुस्तक का अन्तिम अध्याय देखें)। उच्च रक्तचाप (Hypertension) से पीड़ित लोगों को इससे परहेज करना चाहिए। बड़ी इलायची आकार में छोटी इलायची से लगभग तीन गुना बड़ी होती है और इसका रंग भूरा होता है।

धनिया : धनिये के बीज मसाले के तौर पर उपयोग में लाए जाते हैं। इसकी पत्तियों का प्रयोग भोजन की सुगन्ध और जायका बढ़ाने के लिए किया जाता है। पिसा हुआ धनिया भी भोजन पकाने में प्रयुक्त होता है। धनिया गरमी लगने से होने वाले ज्वर को ठीक करता है। यह स्नायु और मस्तिष्क दोनों को शक्ति प्रदान करता है। धनिया अधिक लहसुन खाने के दुष्प्रभाव को भी दूर करता है। धनिया विशेष रूप से पित्त को नियन्त्रित करता है।

जीरा : जीरे की कई किस्में होती हैं, लेकिन हल्के भूरे रंग का जीरा जिसके किनारे सीधे होते हैं, भोजन में विशेष रूप से हितकारी होता है। यह थकान और कमजोरी दूर करता है। पाचन शक्ति बढ़ाता है। दूषित वात और कफ को नियन्त्रित करता है। यह पित्तवर्द्धक है।

हल्दी : यह अदरक जैसी ही एक जड़ होती है, लेकिन इसका रंग पीला होता है। इसे प्रायः पीसकर ही बेचा जाता है। यह दूषित त्रिदोषों को ठीक करती है। सब्जियों और मांस को रंग प्रदान करती है। भोजन पकाते हुए शेष खाद्य-पदार्थ मिलाने से पहले हल्दी को गरम तेल या घी में भून लेना चाहिए। इसके तीखे स्वाद और सुगन्ध के कारण कोई व्यंजन तैयार करते हुए इसे आखिरी क्षण में मिलाना कुछ मुश्किल ही होता है। हल्दी को वर्ष-भर के बाद प्रयुक्त नहीं करना चाहिए क्योंकि पुरानी पड़ने पर यह अपने औषधीय गुण खो देती है।

मेथी : इसके बीज मसाले और औषधि के रूप में प्रयुक्त होते हैं। इसके पत्ते सब्जी और सलाद के काम आते हैं। मेथी के बीज हल्के पीले रंग के होते हैं और आकृति में लगभग आयताकार होते हैं। यह वात शामक होती है। देह में कमजोरी और दर्द की अवस्था में, मेथी का प्रयोग काफी शक्तिवर्द्धक सिद्ध होता है। प्रसव के बाद महिलाओं को आटे और घी से बने जो पौष्टिक आहार दिए जाते हैं उनमें मेथी के बीज भी मिलाए जाते हैं। यह स्तनों के आकार में वृद्धि करती है और दूध बढ़ाती है। सर्दियों में मसाले और सब्जी के रूप में इसका सेवन बहुत ही हितकारी है।

अदरक : भोजन बनाने में ताजा अदरक का उपयोग उपयुक्त रहता है, लेकिन कुछ व्यंजनों में, सूखा अदरक ही डालना पड़ता है। मेरे विचार से आपको दोनों ही प्रकार के अदरक अपने पास रखने चाहिए। सूखे अदरक को सोंठ कहा जाता है। इस पौधे की जड़, भोजन और औषधि दोनों में प्रयुक्त होती है। यह जिगर के लिए बहुत ही हितकारी है। यह वात को दूषित नहीं होने देता। अदरक चाय की अम्लता कम करता है और

उसके अहितकर प्रभाव को रोकता है। भोजन में इसका प्रयोग अवश्य करना चाहिए क्योंकि यह भूख बढ़ाता है पाचन-शक्ति को उद्दीप्त करता है।

कलौंजी : यह काले रंग के छोटे दाने होते हैं। इनका एक सिरा गोल और दूसरा शंकु के आकार का होता है। भ्रमवश, कलौंजी को कभी-कभी काला जीरा भी कहा जाता है। इस मसाले को खरीदते समय सावधानी से काम लेना चाहिए, क्योंकि काला जीरा, जीरे जैसी आकृति लेकिन छोटे आकार, काले रंग और तीखी गन्ध वाला एक अलग ही मसाला होता है। कलौंजी दूषित वात और कफ को नियन्त्रित करती है, लेकिन पित्तवर्द्धक होती है।

सरसों : सरसों के दानों का उपयोग आयुर्वेदसम्मत भोजन और चिकित्सकीय उपचार हेतु किया जाता है। सरसों के बीज वात और कफ को नियन्त्रित करते हैं, लेकिन पित्तवर्द्धक होते हैं। सरसों का साग हमारे देश का एक लोकप्रिय व्यंजन है।

लौंग, दालचीनी, काली मिर्च : विश्व-भर में लगभग हर जगह इन्हें सामान्यतः उपयोग में लाया जाता है, इसलिए मेरे विचार से इन तीनों का बहुत अधिक परिचय देने की आवश्यकता नहीं है। लौंग एक वृक्ष की कली होती है, जिसे एक विशेष अवस्था में आने के बाद तोड़कर सूख लिया जाता है। दालचीनी एक वृक्ष की छाल होती है। काली मिर्च एक बेल से प्राप्त होने वाले फल हैं। इसके छिलके उतार कर सफेद या दक्खनी मिर्च तैयार की जाती है जो कि कम तीखी होती है।

दोनों के गुण समान होते हैं। काली मिर्च वात और कफ को नियन्त्रित करती है, लेकिन पित्तवर्द्धक होती है। लौंग रक्तशोधक और रक्तचाप वर्द्धक होती है, इसलिए उच्च रक्तचाप वाले लोगों को इसे अधिक मात्रा में नहीं लेना चाहिए। लौंग, कफ और वात का शमन करती है। दालचीनी, कफ और वात का शमन करती है, लेकिन पित्तवर्द्धक होती है। दालचीनी ओज बढ़ाती है और रक्त शुद्ध करती है।

मसालों का मिश्रण

मसालों को उनके मूल रूप में या एक-दो मसालों को साथ मिलाकर प्रयुक्त किया जा सकता है। कुछ मसालों का मिश्रण पास रखना काफी सुविधाजनक रहता है। आयुर्वेदिक पाककला सीखना शुरू करते हुए, ये मिश्रण सुविधाजनक तो होते ही हैं, साथ में सीखने को सहज भी बनाते हैं। कम मात्रा में अलग-अलग प्रकार के मिश्रण तैयार करें जो छह माह से अधिक न चलें। पिसे हुए मसाले, बीजों की तुलना में अपने गुण जल्दी ही खो बैठते हैं।

मसालों को साबुत ही उपयोग हेतु रखने या पिसवाने से पहले ठीक से साफ कर लेना चाहिए, क्योंकि कभी-कभार इनमें से पत्थर के छोटे कण या धूल-मिट्टी वगैरह भी निकल आती है। अजवायन को धोकर सूखा लेना चाहिए अजवायन को पानी में डालने से, पत्थर और मिट्टी नीचे बैठ जाते हैं; जबकि अजवायन के बीज ऊपर तैरने लगते

हैं। इन्हें छानने के बाद एक बार फिर से धो लीजिए। अब सूती कपड़े पर अजवायन को फैला कर सुखा लीजिए। इसे किसी डिब्बे या बोतल में भरने से पहले यह सुनिश्चित कर लें कि यह पूरी तरह से सूख चुकी हो।

मसाले को बहुत बारीक नहीं पिसवाना चाहिए, क्योंकि इससे वे अपनी सुगन्ध और जायका जल्दी ही खो बैठते हैं। रेत के कणों सरीखे, दानेदार मसालों का स्वाद उपयुक्त रहता है। मैं यहाँ तीन प्रकार के मिश्रण तैयार करने की विधियाँ दे रही हूँ, लेकिन आप समय और अपनी जरूरत को ध्यान में रखते हुए स्वयं अपना मिश्रण भी तैयार कर सकते हैं।

मसाला मिश्रण–1

धनिया 25 ग्राम
सौंफ 25 ग्राम

आप अपनी सुविधानुसार भी दोनों मसालों की एक समान मात्रा प्रयुक्त कर सकते हैं।

मसालों को ठीक से साफ कर लें। मिक्सी या ग्राइंडर में इन्हें पीसने के बाद, एक कटोरे में रख लीजिए। मिश्रण को चम्मच से भली-भाँति मिला लें। इस मिश्रण को किसी साफ और सूखे जार में मसाला मिश्रण–1 लिखकर रख लीजिए। इस मिश्रण की प्रकृति 'ठंडी' होने से यह उन भोज्य पदार्थों को सन्तुलित बनाता है जो 'गरम' प्रकृति के होते हैं।

मसाला मिश्रण–2

यह एक पौष्टिक और शक्तिप्रद मिश्रण है जिसे आप समय-समय पर उपयोग कर सकते हैं। इसे हर समय उपयोग करते रहने की बजाए अक्सर उपयोग करना ही उचित रहता है। इससे आप इसके जायके के प्रति ऊब भी महसूस नहीं करेंगे।

धनिया	50 ग्राम
सौंफ	50 ग्राम
जीरा	50 ग्राम
अजवायन	50 ग्राम
अदरक	50 ग्राम
लौंग	25 ग्राम
दालचीनी	25 ग्राम
काली मिर्च	25 ग्राम
जायफल	25 ग्राम
मेथी	25 ग्राम
बड़ी इलायची	25 ग्राम

छोटी इलायची	25 ग्राम
जावित्री	10 ग्राम

सभी मसालों को ठीक से साफ कर लें। इन्हें धूप में या हल्के गरम ओवन में लगभग आधे घंटे तक रखकर सूखा लें। मिक्सी या ग्राइंडर में पीसने अथवा खरल में कूटने के बाद इन्हें किसी बड़े पात्र में रखकर भली-भाँति मिला लीजिए। इस मिश्रण को किसी साफ और सूखे जार में लेबल लगाकर रख लीजिए।

भोजन में इसकी मात्रा प्रति व्यक्ति 1/3 से 1/4 छोटा चम्मच है।

मसाला मिश्रण–3

इस मिश्रण में मसाले को पीसने के बजाए आपस में मिला-भर लिया जाता है।

कलौंजी	25 ग्राम
जीरा	25 ग्राम
मेथी	25 ग्राम
धनिया	25 ग्राम
सौंफ	25 ग्राम
सरसों के दाने	25 ग्राम

सभी मसालों को ठीक से साफ करने के बाद, किसी बड़े जार में इस प्रकार से रखें कि वह आधा भरा रहे। ढक्कन लगाकर जार को तब तक हिलाते रहें जब तक सभी मसाले भली-भाँति न मिल जाएँ। मसालों का यह मिश्रण सन्तुलित और शक्तिवर्द्धक है। भोजन पकाने के लिए रखने से पहले इस मिश्रण को गरम तेल या घी में भून लेना चाहिए। अगर आप भोजन में पानी का उपयोग कर रहे हैं तो इन्हें सीधे पानी में भी डाला जा सकता है।

भोजन में इसकी मात्रा प्रति व्यक्ति 1/4 छोटा चम्मच है।

आप अन्य मसालों के मिश्रणों का उपयोग विवेकानुसार अपनी आवश्यकता के हिसाब से कर सकते हैं, लेकिन इनके पड़ने वाले प्रभावों को सदैव ध्यान में रखें। भोजन में उपयोग करने से पहले दी गई तालिका से उनके 'ठंडे' और 'गरम' गुणधर्म का मिलान अवश्य कर लें।

मसाला मिश्रण–1 को गरम आहारों के साथ प्रयुक्त करना चाहिए। 'ठंडे' या वातवर्द्धक भोजन के साथ हमेशा अजवायन, लहसुन, और/या मेथी का उपयोग करना चाहिए। मसाला मिश्रण–2 और 3 भी साम्यावस्था स्थापित करने में सहायक है।

अनाज और दालें

यहाँ मैं विशेष रूप से तीन प्रकार की दालों का उल्लेख कर रही हूँ, जो कि आयुर्वेद सम्मत भोजन में काफी महत्त्व रखती हैं। साथ ही ये शाकाहारियों के लिए प्रोटिन का समृद्ध

स्रोत भी हैं।

मसूर की दाल या मलका मसूर : छिलके सहित पचने में भारी होने के कारण इसे प्रायः बिना छिलके के पकाया जाता है। छिलका रहित दाल गुलाबी रंग की होती है। यह दाल वातवर्द्धक है, लेकिन पित्त का शमन करती है। पित्त को शान्त करने के लिए इसमें घी मिलाया जाता है। (विधि अन्तिम अध्याय में देखिए)।

मूँग की दाल : यह दाल छिलके सहित और छिलके रहित दोनों ही प्रकार से पकाई जाती है। बिना छिलके वाली दाल शीघ्र पकती है और सुपाच्य होती है। इसका छिलका हल्के हरे रंग का होता है और छिलका रहित दाल हल्के पीले रंग की होती है। यह त्रिदोषों को सन्तुलित करती है। रोगी और कमज़ोर व्यक्तियों के लिए यह एक पौष्टिक आहार है।

उड़द की दाल : इसके दाने आकार में मूँग के समान ही होते हैं, लेकिन इसका छिलका काले रंग का होता है। यह दाल पकने में समय लेती है। उड़द की दाल एक सुप्रसिद्ध कामोद्दीपक भी है। मूँग के विपरीत, यह दाल सशक्त कफ और पित्तवर्द्धक है। स्वास्थ्य ठीक न होने पर इससे परहेज करना चाहिए, क्योंकि यह पचने में भारी होती है। उड़द की दाल का आटा चावल के आटे में मिलाकर खाने से सुपाच्य बन जाता है। दक्षिण भारत में इस मिश्रण से कई व्यंजन तैयार किए जाते हैं। इस तरह से इस दाल का प्रयोग छिलके सहित, बिना छिलके के और पीसकर किया जाता है।

6

मनुष्य प्रकृति : सन्तुलन और शान्ति का आधार

अध्याय दो में मनुष्य की प्रकृति का विवेचन किया गया था। मनुष्य की दिखावट और व्यक्तित्व से उसकी प्रकृति उद्‌घाटित होती है। हमें अपनी प्रकृति के अनुसार ही खाना और रहना चाहिए, और पहले बताए गए बहुआयामी प्रयासों के द्वारा शारीरिक स्तर के साथ-साथ मानसिक स्तर पर भी सन्तुलन बनाए रखने का प्रयास करना चाहिए। इस बिन्दु पर मैं वैयक्तिक स्तर पर प्रकृति की बुनियादी भूमिका की चर्चा करूँगी।

आयुर्वेदिक ज्ञान के इस पक्ष को सामूहिक स्तर पर भी उपयोग किया जा सकता है। हम इस ऊर्जा के साथ कार्य करके कार्य-स्थल पर एक उत्पादनकारी और सामंजस्यपूर्ण वातावरण रच सकते हैं। अगर आप अपने सहकर्मियों पर ध्यान दें, और उनकी प्रकृति को समझने का प्रयास करें, तो आप सहकर्मियों का एक ऐसा समूह बनाने में सक्षम हो सकते हैं, जिसका आधार आपसी समझ और एक-दूसरे के प्रति सद्‌भावना होगा। आप प्रत्येक कार्य की जरूरत के हिसाब से लोगों को उनकी उपयुक्तता और क्षमता के आधार पर काम पर रख सकते हैं। आप ऐसे लोग चुन सकते हैं, जिनका चरित्र समूह के साथ मेल खाता है। इससे आप कार्य-स्थल पर बहुतायत में होने वाले आपसी टकरावों और चिड़चिड़ाहट पूर्ण व्यवहार को टाल सकते हैं। इससे आप काम पर जाना और अपने कार्य को पसन्द करना प्रारम्भ कर देंगे। अब हम देखेंगे कि यह सब किस प्रकार सम्भव हो सकता है।

प्रकृति और व्यवहार

कभी-कभार बुजुर्ग लोग स्नेहपूर्वक अपने अधेड़ उम्र के बच्चों की कुछ निश्चित प्रतिक्रियाओं और व्यवहारों के सम्बन्ध में कुछ इस प्रकार से कहते हैं, "वह बिलकुल वैसा ही है जैसा बचपन में था।" पति-पत्नी प्रायः एक-दूसरे को बदलने का प्रयास इस उम्मीद के साथ करते हैं, कि उनका जीवन साथी या संगिनी अपना व्यक्तित्व परिवर्तित कर लेगा/लेगी। अन्ततः वे यह कहकर अपने हाथ खड़े कर लेते हैं कि "मैंने सब उपाय आजमा लिए, वह कभी नहीं बदलेगा/बदलेगी।"

अगर आप अपने आस-पास देखें, या अपने भीतर झाँक कर देखें, तो आप यह

अनुभव कर पाएँगे कि कुछ निश्चित प्रकार की क्रियाएँ और प्रतिक्रियाएँ आपके साथ हमेशा बनी रहती हैं। उदाहरण के लिए—प्रत्येक व्यक्ति एक विशिष्ट ढंग से प्रतिक्रिया करता है—चाहे दरवाजे या टेलीफोन की घंटी हो या किसी प्रश्न का उत्तर देना हो। अगर आप तत्काल प्रतिक्रिया करते हैं, तो वात-प्रधान व्यक्ति होने के कारण आप जीवन-भर ऐसा ही करेंगे। सामान्य अवस्थाओं (गैर-रोगात्मक) में, वात-प्रधान व्यक्तियों के व्यक्तित्व की विशेषताएँ उनके जीवन के आखिरी के आखिरी क्षण तक उनके अस्तित्व का एक महत्त्वपूर्ण भाग बनी रहती हैं। इसी प्रकार से, धीमी प्रतिक्रिया और अनुक्रिया, तुरन्त निर्णय लेने में अक्षमता, या चीजों को अगले दिन के लिए स्थगित कर देना, कफ-प्रधान लोगों की विशेषताएँ हैं। आप इनसे वात-प्रधान व्यक्तियों सरीखा बनने की उम्मीद नहीं कर सकते, क्योंकि व्यक्ति की प्रकृति उसके अस्तित्व का ही एक भाग होती है। जो लोग स्वभावतः अधीर होते हैं वे भोजन में देरी पसन्द नहीं करते। अगर उन्हें ऐसा करना पड़े, तो वे क्रोधित और चिड़चिड़े होने लगते हैं। यह पित्त प्रकृति के लक्षण हैं।

उपरोक्त विशेषताएँ प्रत्येक मनुष्य की प्रकृति का ही एक अंग हैं। इस प्रकार से व्यवहार करने का तरीका उनमें जन्म से ही विद्यमान होता है। जैसा कि मैंने अध्याय एक में विवेचन भी किया है, कि सभी जीवित प्राणी देह और आत्मा का संयोग होते हैं। आत्मा तत्त्वहीन ऊर्जा है, यह चेतना का कारक है। भौतिक देह पाँच तत्त्वों से मिलकर बनती है। जब इन पाँच मूलभूत तत्त्वों का आत्मा के साथ संयोग होता है, तब प्राणी जन्म लेता है, और फिर देह के मूल प्रकार्यों को संचालित करने की आवश्यकता पड़ती है। यह कार्य त्रिदोषों के द्वारा किया जाता है जिनकी उत्पत्ति पंचतत्वों से होती है।

कर्म और प्रकृति

अब हम प्रकृति के कुछ गूढ़ पक्षों का विवेचन करेंगे, ताकि हम यह जान सकें कि ऐसा क्या है जो पूर्वनिश्चित है और किस प्रकार से स्वयं को बदलना सम्भव हो सकता है। महर्षि चरक के अनुसार, मनुष्य की प्रकृति का निर्धारण—शुक्र, डिम्ब, गर्भाशय, माँ के व्यवहार और आहार, समय और महाभूतों (पाँच मूलभूत तत्त्व) के आधार पर होता है।[1] ये सब व्यक्ति के जन्म की कारक परिस्थितियाँ हैं। मनुष्य के जन्म की परिस्थितियों का निर्धारण कौन करता है ? प्रकृति या विकृति (जैसा कि कुछ लोग त्रिदोष-असन्तुलन लेकर पैदा होते हैं और जन्म के समय स्वस्थ नहीं होते) व्यक्ति के पूर्वकर्मों का फल होती है, जिसके कारण मनुष्य एक विशेष अवस्था में जन्म लेता है। व्यक्ति के पूर्वकर्मों का योग संस्कार कहलाता है, और वह अपने संस्कारों के अनुरूप बाल्यावस्था से ही एक विशेष प्रकार से व्यवहार करता है और विशिष्ट रुचियाँ प्रदर्शित करता है। लेकिन इसका अर्थ यह नहीं है कि आपका भविष्य नियति का शिकार हो चुका है। आपकी स्वतन्त्रता

1. चरक संहिता, विमानस्थानम, VIII, 95

विवेक में निहित है, जिससे आप अपने कार्य को आगे जारी रख पाते हैं। इसका अर्थ है कि मनुष्य को अपने पूर्वकर्मों के फल को सुधारने की स्वतन्त्रता होती है। आयुर्वेद में पूर्वकर्म को दैव और वर्तमान कर्म को पुरुषार्थ कहा गया है। अच्छे स्वास्थ्य, सामंजस्य और शान्ति के लिए मनुष्य को अपने दैव और पुरुषार्थ के मध्य सन्तुलन प्राप्त करने का प्रयास करना चाहिए।

दैव भूमि है, और पुरुषार्थ या आपका वर्तमान कर्म वह सामग्री है, जिससे आप अपने वर्तमान और भविष्य का निर्माण करते हैं। आपके सहकर्मी एक कर्मिक समूह हैं हालाँकि आपकी प्रतिक्रियाएँ, पृष्ठभूमि और सामाजिक स्तर अलग-अलग हैं। पेरिस, लन्दन, बर्लिन, न्यूयार्क या दिल्ली सरीखे महानगरों में एक साथ कार्य करने वाले लोग विभिन्न जातीय समूहों से आए हुए लोग होते हैं। अपने कार्य-स्थल पर आयुर्वेद को लाने के लिए आपको कर्म पर विचार करना होगा। अगर आप अपने कर्म को समझते हैं, तो आप समूह में शान्ति और सामंजस्य ला सकते हैं, और साथ-साथ दक्षतापूर्वक कार्य भी कर सकते हैं। जब हम ठीक ढंग से कार्य करते हैं, तब हम स्वस्थ भी रह पाते हैं क्योंकि हमारे भीतर अपने सहकर्मियों के प्रति क्षोभ या झुंझलाहट नहीं होती।

अब हम यह जानेंगे कि इस समझदारी और सामंजस्य को बढ़ाने के लिए कौन-कौन से उपाय अपनाए जा सकते हैं। जब मैं सामंजस्य शब्द का प्रयोग करती हूँ तो इसका अर्थ यहाँ पर अपने कार्य की प्रकृति, कार्य-स्थल और वह समूह जिसमें आप एक हिस्सा हैं, के साथ सामंजस्य होता है।

स्वयं को समझना

यह काफी बेहतर रहेगा अगर साथ-साथ कार्य करने वाले लोग स्वयं अपनी प्रकृति को समझने का प्रयास करें। लेकिन ऐसा शायद ही हो, अगर आप अपने जीवन पर नियन्त्रण चाहते हैं, तो अपने प्रकृति के सन्दर्भ में अपनी आदतों और व्यवहार के प्रति जागरूक होना आवश्यक है। सिर्फ तभी आप किसी ढाँचे के अन्दर उपलब्ध लचीलेपन का लाभ उठा सकते हैं। अगर आप अपने प्रकृति के सन्दर्भ में स्वयं को जानने का प्रयास करते हैं, और अपनी क्रियाओं और प्रतिक्रियाओं का पूरी बारीकी से निरीक्षण करना सीखते हैं, तो आप इसी प्रकार से दूसरों का निरीक्षण करने में भी समर्थ हो सकते हैं। यह प्रक्रम अतिमोह से मुक्त होकर खुद को देखने में आपकी सहायता करेगा, क्योंकि प्रकृति के आधारभूत सिद्धान्त से आप अपनी सीमाएँ जानने लगते हैं और समझने लगते हैं कि समय एक जीवन काल या आपकी स्मृति की सीमाओं तक ही सीमित नहीं है।

इस ज्ञान के द्वारा, आप दूसरों को उनकी सीमाओं के भीतर अधिक संवेदना और सहानुभूति से समझना सीख सकते हैं। अपनी आधारभूत प्रकृति की सीमाओं के बावजूद, प्रत्येक व्यक्ति, अपने वर्तमान कर्म के द्वारा, सन्तुलन बनाए रख सकता है, और आन्तरिक शान्ति और सामंजस्य प्राप्त कर सकता है। एक विशिष्ट कार्य वातावरण में

शान्ति और सामंजस्य की शुरुआत आपमें से हर एक के लिए अलग-अलग होती है। तब आप निर्बाध होकर अपने आस-पास के और लोगों से अपने सम्बन्धों को चला सकते हैं। अपनी सही जगह को पहचानना, वह सबसे महत्त्वपूर्ण घटक है जो आप किसी कार्य में जोड़ सकते हैं। इससे आप जानने के लिए समय निकालकर सचमुच अपनी परिस्थितियाँ बदल सकते हैं।

मुझे विश्वास है कि अब तक आप अपनी प्रकृति को जान चुके होंगे। वर्तमान परिप्रेक्ष्य में, अपने व्यवहार और प्रतिक्रियाओं का विश्लेषण करना काफी महत्त्वपूर्ण है, जिससे अपनी भलाई के लिए स्वयं के भीतर कुछ परिवर्तन लाए जा सकते हैं। यह ध्यान रखना चाहिए कि जब प्रकृति विकृति में परिवर्तित होती है तब विकृति (अ-स्वास्थ्य) के दुश्चक्र के दौरान हमारा व्यवहार पहले से अलग भी हो सकता है। हम एक लम्बे समय के लिए विकृति जनित मनोभावों से ग्रस्त हो जाते हैं। इस स्थिति में, हमें अपनी 'सामान्य' प्रकृति और विकृति के मध्य कोई विभ्रम नहीं पालना चाहिए।

कल्पना कीजिए, आप बहुत व्यस्ततापूर्ण जीवन जीने लगते हैं, आप पूरी नींद नहीं ले पाते हैं, दिन के समय जँभाइयाँ लेते रहते हैं और आवेगपूर्ण निर्णय लेने लगते हैं। यह विकृति की अवस्था है। यह बहुत सम्भव है कि आप वात श्रेणी के व्यक्ति हों और आप वात-विकार से सम्बन्धित व्याधियों का शिकार हो गए हों। यहाँ इस बात की भी सम्भावना है कि आपकी वात प्रकृति न हो, लेकिन ऐसा वात-प्रधान जीवन-शैली के कारण सम्भव है। अध्याय दो में मैंने इस बात पर जोर दिया था कि अपनी प्रकृति का निर्धारण करने के लिए अपने बचपन से जुड़े हुए व्यवहार और प्रतिक्रियाओं को याद करने का प्रयास करना चाहिए। किसी भी स्थिति में, चाहे आपकी प्रकृति उसी दोष के विकार से नियत हुई हो, या इस विकृति का कारण कोई दूसरा दोष हो, सबसे पहले, अपने स्वास्थ्य की अवस्था को प्राप्त करना चाहिए।

यह कल्पना करें कि आप वात प्रकृति के एक स्वस्थ व्यक्ति हैं। आप अपने कार्य में दक्ष और शीघ्रता से कार्य करने वाले हैं, लेकिन तीव्र हवा चलने सरीखी वात जनक मौसमी अवस्थाओं या समुचित नींद न ले पाने अथवा देर रात तक किसी पार्टी में रहने के कारण आप वात-विकार से ग्रस्त हो जाते हैं। इस अवस्था में, आप दुविधाग्रस्त, घबराहट, अधीर और आसानी से चिड़चिड़ाहट का शिकार हो जाते हैं, और आवेग में आकर निर्णय लेने लगते हैं। जहाँ तक आपकी नौकरी या कार्य का सम्बन्ध है, इस प्रकार की ऊर्जा से दक्षता नहीं बढ़ने वाली। आपको इन घटकों का निरीक्षण करना सीखना चाहिए और अपनी देह में यह सब होने से रोकने के लिए आवश्यक कदम उठाने चाहिएँ। इस विषय पर, इस पुस्तक में काफी कुछ बताया जा चुका है। साथ ही, आपको इस तथ्य के प्रति भी जागरूक रहना चाहिए कि जब आप अपना सर्वश्रेष्ठ प्रदर्शन या कार्य न कर पा रहे हों, तब आपको महत्त्वपूर्ण निर्णय करने से बचना चाहिए। आपको अपनी गलतियों और त्रुटियों का विश्लेषण करके उन्हें सही परिप्रेक्ष्य में देख पाने योग्य होना चाहिए।

उदाहरण के लिए, एक लेखक के रूप में, स्वयं अपने आपसे या विद्यार्थियों के द्वारा, अगर मैं यह पाती हूँ कि मुझसे कोई ऐसी भूल हुई है, या मैंने कुछ ऐसे दिशा निर्देश लिखे हैं जिनका अर्थ अस्पष्ट है, तो मैं अपने विद्यार्थियों को जो सीखाना चाहती हूँ वे उसे नहीं समझ पाएँगे। मैं सर्वप्रथम उन परिस्थितियों की जाँच करूँगी, जिसमें मैंने उन विशेष दिशा-निर्देशों को लिखा था। इससे मैं उन घटकों की पहचान कर सकूँगी जिन्होंने उस दिन मेरे कार्य को प्रभावित किया था। जिस समय मैं लिख रही थी, क्या उस समय किसी व्यक्ति का कोई नाराजगी-भरा फोन आया था, जिसने अन्ततः मेरी सम्प्रेषणीयता में बाधा उत्पन्न की होगी ? क्या यह वात-विकार था, या दिल्ली का अत्यधिक गरम दिन ? अपने काम को करते समय मैं अपनी सत्व की अवस्था के बनाए क्यों नहीं रख सकी ? अतीत का विश्लेषण करके हम अपने व्यवहार को सुधार कर भविष्य में ऐसी ही गलती दुहराने से बच सकते हैं।

हम सभी जानते हैं कि ऐसे दिन भी होते हैं जब हमें लगता है कि जैसा होना चाहिए वैसा कुछ भी नहीं हो पा रहा है। कार्य के सन्दर्भ में आपकी उत्पादन-क्षमता घट जाती है, और आपका मिजाज भी मित्रतापूर्ण नहीं रहता। ऐसी कुछ स्थितियों को जब आप समझ पाते हैं, तो कुछ इस प्रकार से कहते हैं, "इसका कारण यह है कि मैं देर रात तक जगा रहा, या मुझे खाना ठीक से हजम नहीं हुआ, या मैं किसी वजह से ठीक से नहीं सो सका आदि।" दूसरे समय ऐसा भी होता है, "मैं समझ नहीं पा रहा हूँ, आज मुझे क्या हो गया है।" महिलाएँ मासिक चक्र के दौरान त्रिदोष सम्बन्धी परिवर्तनों को अनुभव कर सकती हैं और इस कारण से उनके व्यवहार में परिवर्तन सम्भव है। ऐसे बहुआयामी घटक भी हो सकते हैं, जो आपको स्वास्थ्य की अवस्था (प्रकृति) से अ-स्वास्थ्य की अवस्था (विकृति) की ओर ले जा सकते हैं। यह आपके कार्य के साथ-साथ दूसरों के प्रति आपके व्यवहार को भी प्रभावित करता है। यह जानने पर कि आप असन्तुलन के शिकार हैं, आपको तार्किक उपायों का उपयोग करते हुए स्वास्थ्य की अवस्था को प्राप्त करने का प्रयास करना चाहिए। इस विषय पर, इस पुस्तक में सर्वत्र दिशा-निर्देश दिए गए हैं।

मानसिक स्तर पर ऐसी स्थिति से निपटना एक अन्य उपाय है। आपको हमेशा अपनी ओर से अपना सर्वश्रेष्ठ प्रदर्शन/कार्य करने का प्रयास करना चाहिए, तब भी जब आपका सन्तुलन बिगड़ा हुआ हो : यह सात्विक मानसिक अवस्था से ही सम्भव है। जब आप अपने आसपास के वातावरण के साथ तालमेल महसूस न करने पर, और साथ ही प्रत्यक्ष या अप्रत्यक्ष तौर पर अस्वस्ति के वस्तुपरक लक्षण होने पर, आप अपनी नकारात्मक ऊर्जा को कार्य-स्थल तक भी ले जा सकते हैं। ऐसा होने पर यह सम्भव है कि दफ्तर में समस्याओं का क्रम शुरू हो जाए और आपको उसका कोई प्रत्यक्ष कारण समझ में न आ पाए। हम सभी के साथ ऐसा होता है जब हम कहते हैं, "आज तो कुछ भी ठीक नहीं हो रहा" ऐसे समय में, मानसिक शान्ति और स्थिरता ही है जो आपको नकारात्मक प्रतिक्रियाओं का क्रम शुरू करने से रोक पाएगी।

जिस क्षण आप यह जान जाते हैं कि आप आदर्श अवस्था में नहीं हैं। आप इस कठिन स्थिति में सहायता हेतु अपनी आध्यात्मिक ऊर्जा को जाग्रत कर सकते हैं। आध्यात्मिक ऊर्जा, ऊर्जा का एक स्रोत है जो सुषुप्तावस्था में रहती है। अपनी इन्द्रियों का उपयोग अस्थायी रूप से बाह्य संसार और विचारों की शृंखला के प्रति बन्द करके, ऊर्जा के इस प्रसुप्त स्रोत को जाग्रत किया जा सकता है। दरअसल आत्मा की ऊर्जा सचमुच ही 'सुषुप्त' नहीं होती। यह ऊर्जा आत्मा से सदैव प्रसारित होती रहती है, लेकिन रजस और तमस प्रधान सांसारिक गतिविधियाँ इस आध्यात्मिक ऊर्जा के ऊपर अन्धकार का आवरण चढ़ा देती हैं, और इसके मार्ग को बाधित करती हैं। व्यक्तिगत प्रयास और अलग-अलग योगाभ्यासों की सहायता से अपने मानस को मौन रखने पर, अन्धकार का आवरण हट जाता है और व्यक्ति आत्म-ऊर्जा/शक्ति द्वारा निर्देशित होने लगता है। इस ऊर्जा की सहायता से, तामसिक गुण (क्रोध, चिड़चिड़ाहट, ईर्ष्या, असहिष्णुता आदि) लुप्त हो जाते हैं और व्यक्ति करुणा, प्रेम, सहिष्णुता, सरीखे सात्विक गुणों को व्यक्त करने में समर्थ हो पाता है।

कुछ आसान योगाभ्यासों के द्वारा, नकारात्मक विशेषताओं को रोकने के लिए जो कि सम्भवतः विकृति की अस्थाई अवस्था होती है, आप अपनी सात्विक ऊर्जा को जाग्रत करने का प्रयास कर सकते हैं। (पर प्राणायाम के विषय में देखें)। लेकिन, व्यक्ति का हर प्रयास विकृति से प्रकृति की अवस्था को प्राप्त करने के लिए ही होना चाहिए। अलग-अलग दोनों का सन्तुलन बिगड़ने की स्थिति में, आप आगे दिए गए तात्कालिक उपायों का सहारा ले सकते हैं। वात-विकार होने पर, कोई गरम पेय पीकर, अपने कानों की मालिश द्वारा, या प्राण-वायु को शिरोक्षेत्र में भेजकर, तत्काल आराम पाने का प्रयास कीजिए। पित्त-विकार की स्थिति में, ठंडा पानी या कोई और शीतल पेय लीजिए, अपने मस्तक पर चन्दन का लेप लगाइए, और प्राण-ऊर्जा/वायु को अपने सूर्य चक्र (Solar plexus) की ओर भेजिए। कफ-विकार उत्पन्न होने पर, कुछ उत्साहपूर्ण क्रियाएँ या तेज गति से चलने का प्रयास कीजिए, और अध्याय चार पर बताई गई प्राणायाम सम्बन्धी क्रियाओं को कीजिए।

सन्तुलन और सामंजस्य के लिए सत्व

विकृति की अवस्था के दौरान, सकारात्मक गुणों को विकसित करने में, सत्व न सिर्फ आपकी सहायता करता है, बल्कि दैनिक जीवन में सन्तुलन और सामंजस्य भी स्थापित करता है। सहिष्णुता, प्रेम और करुणा जैसे गुण किसी भी समूह में आपसी समझ बढ़ाते हैं और एक-दूसरे की सहायता करने की ओर अग्रसर करते हैं। ये गुण पूरे समूह की क्षमता बढ़ाने और वैयक्तिक स्तर पर रचनात्मकता विकसित करने के लिए आवश्यक हैं। जिस क्षण व्यक्ति क्रोधित, चिड़चिड़ा या असन्तुष्ट होता है, उस क्षण कार्य की प्रकृति कुछ भी हो वह गलती कर बैठेगा। एक गलती से दूसरी गलती का जन्म होता है और

इस तरह व्यक्ति क्रोध और चिड़चिड़ेपन के दुष्चक्र में फँस जाता है।

कुल मिलाकर मैं यह बताना चाहती हूँ कि आपको अपने मानस के सात्विक गुणों का विकास करना चाहिए। तब भी जब आपकी देह के प्रकार्य पूरी तरह से सन्तुलन में न हों। सात प्रकार की प्रकृतियों में से हर एक की अपनी लाक्षणिक क्रियाएँ हैं।

इसका अर्थ है कि प्रत्येक प्रकृति में क्रोध, चिड़चिड़ापन, आलस्य, सहिष्णुता, असन्तुष्टि आदि सरीखे कुछ निश्चित नकारात्मक लक्षण विद्यमान रहा करते हैं। आम परिस्थितियों में सम्भव है कि यह विशेषताएँ सामने न आएँ, लेकिन किसी खास स्थिति में, यह लक्षण आपके भीतर उभर सकते हैं। विशिष्ट और उकसाने वाली स्थितियों में भी आपको सत्व (चित्र 35) को जाग्रत कर अपनी साम्यावस्था को बनाए रखने का प्रयास करना चाहिए। आगे कुछ सामान्य योगाभ्यास दिए गए हैं जो इस दिशा में सहायक सिद्ध हो सकते हैं।

मानस की सात्विक अवस्था को प्राप्त करने के लिए प्राणायाम और ध्यान

1. गहरा श्वास भरिए और प्राण-ऊर्जा को अपने सूर्य-चक्र तक भेजिए। सूर्य चक्र आत्मा का स्थल होता है, इसलिए इस पर ध्यान केन्द्रित करते हुए जब-तक इस अवस्था में श्वास रोक कर रह सकें, रहिए। अब धीरे-धीरे और सहजता से बाहर की ओर श्वास छोड़िए। जब समस्त वायु बाहर निकल जाए, सूर्य चक्र पर ध्यान बनाए रखते हुए, अपने फेफड़ों को वायुविहीन रखिए। इस पूरी प्रक्रिया को तीन बार दुहराइए। प्रत्येक यौगिक क्रिया के अन्त में, 'ॐ शान्ति' (सर्वत्र शान्ति, सामंजस्य और स्थिरता) का उच्चारण कीजिए।

2. उपरोक्त यौगिक क्रिया को फिर से दुहराइए। लेकिन इस बार प्राण-ऊर्जा को शिरोक्षेत्र में भेजिए। पहले कि ही तरह 'ॐ शान्ति' मन्त्र का उच्चारण कीजिए। इस यौगिक क्रिया को भी तीन बार दुहराइए।

3. यह अन्तिम यौगिक क्रिया है। इसमें प्राण-ऊर्जा को देह के समस्त भागों में भेजा जाता है। प्राण-ऊर्जा का प्रवाह सबसे पहले मस्तिष्क, फिर बाँहों में हाथों तक, वक्ष क्षेत्र में, पेट और निचले धड़ में और फिर पैरों में एड़ी और पंजों तक होना चाहिए। अपना श्वास रोके रखने के बाद, अपनी देह में इस ऊर्जा के प्रवाह की कल्पना करते हुए धीरे-धीरे और सहजता से उसे बाहर छोड़िए। इस पूरी प्रक्रिया को तीन बार दुहराइए। और हाँ ! हर बार 'ॐ शान्ति' मन्त्र का उच्चारण करना न भूलिए।

इन यौगिक क्रियाओं में नौ बार श्वास लेना शामिल है। बीच-बीच में जरूरत पड़ने पर, आप अतिरिक्त साँसें भी ले सकते हैं। कुल मिलाकर, इसमें आपका सात मिनट से अधिक समय नहीं लगना चाहिए।

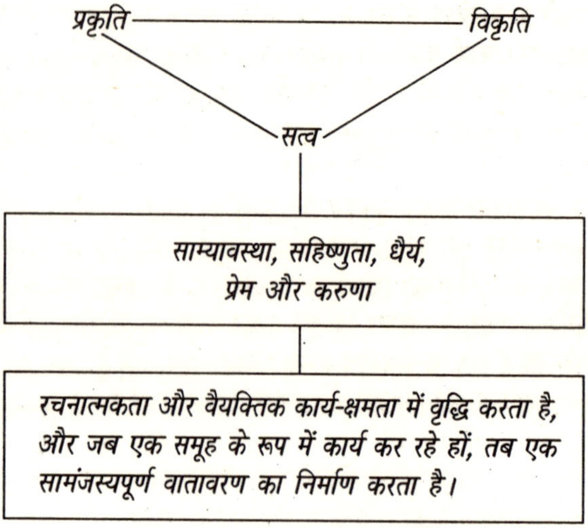

चित्र 35 : **सत्ववर्द्धक विधियों का उपयोग करके, विकृति की अवस्था को प्रकृति की अवस्था में बदला जा सकता है।**

दूसरों को समझना

अपनी प्रकृति के परिप्रेक्ष्य में स्वयं की क्रियाओं और प्रतिक्रियाओं का अवलोकन करना सीखने के पश्चात् आप विकृतिपूर्ण व्यवहार को भी समझना प्रारम्भ कर देंगे। इस बिन्दु पर दूसरों को समान परिप्रेक्ष्य में देख पाना सहज ही है। अपने सहकर्मियों की प्रकृति के आधार पर उनसे सहयोग करना एक उत्तम विचार है। उदाहरण के लिए, अगर आप वात-प्रकृति के व्यक्ति हैं और आपका सहकर्मी कफ-प्रकृति का है, तो इस व्यक्ति की धीमी गति पर झुंझलाने का कोई लाभ नहीं है। आपको धीरज धारण करना सीखना चाहिए, और इस व्यक्ति की धीमी लेकिन लगातार होने वाली प्रगति के बारे में सोचिए। लोग अगर आपके समान तेजी से कार्य नहीं कर पाते हैं, तो इसके कुछ दूसरे कारण भी हो सकते हैं। आपके सहकर्मी को कोई व्यक्तिगत समस्या भी हो सकती है। कल्पना कीजिए कि आपकी कोई सहकर्मिणी कल्पनाशील और अन्यमनस्क है और अप्रसन्न प्रतीत होती है। ऐसे में वह कार्यक्षम भी नहीं है। आपको इस महिला पर अक्सर क्षोभ होता है। एक दिन आपको किसी अन्य कर्मचारी से यह जानकारी मिलती है कि यह महिला अपने कार्य में काफी दक्ष हुआ करती थी और सदैव प्रसन्नचित्त रहती थी। दो बरस पहले, एक दुर्घटना में उसने अपने बारह साल के बच्चे को खो दिया, और तब से वह पहले जैसी नहीं रह गई। इस दुखद घटना से सीख लेने के बाद, अपनी सहकर्मिणी के प्रति आपका व्यवहार परिवर्तित होता है और आप अधिक समझदारी युक्त और सहानुभूतिपूर्ण हो जाते हैं। इसी प्रकार से, आप दूसरों को उनके जीवन के अतीत की

परिस्थितियों के परिप्रेक्ष्य में समझने का प्रयास कर सकते हैं। तब भी जब आप इससे परिचित न हों। कार्य करने की स्थिति में, हम सभी एक-दूसरे की प्रतिक्रियाओं को समझने का प्रयास करें, तो आपसी भाईचारे की भावना विकसित हो सकती है, और समूह एक अधिक व्यक्तिगत स्तर पर काम कर पाता है। इससे आपको एक-दूसरे की सहायता करने की प्रेरणा प्राप्त होगी, और एक-दूसरे के प्रति सद्भावना और प्रेम उपजेगा।

मेरा यह व्यावहारिक अनुभव है कि दूसरों को उनकी प्रकृति के परिप्रेक्ष्य में समझने का लाभ यह है कि लोग इतने आत्मकेन्द्रित नहीं रह जाते और अपने तथाकथित लक्षणों को स्वीकार करने में चिढ़ते, झेंपते या खींझते नहीं हैं। समूह यह समझना सीख लेता है कि विशिष्ट चारित्रिक लक्षण विशिष्ट शरीर वैज्ञानिक प्रतिक्रियाओं और व्यवहार के तरीकों से जुड़े हैं और इन्हें इंगित करना फैसला देना नहीं है। यह समझ पाने पर कि आहार या अपने व्यवहार में परिवर्तन लाकर खुद को बदला जा सकता है, लोग इतना असहाय अनुभव नहीं करते।

अपने कथन को स्पष्ट करने के लिए, मैं एक उदाहरण सामने रखती हूँ। आम तौर पर किसी सामूहिक परिसंवाद/सेमिनार में लोगों के व्यक्तित्व की विशेषताओं को बता पाना कठिन ही होता है। लेकिन, जब मैं त्रिदोषों के सन्दर्भ में पढ़ाती हूँ कि वे किस प्रकार देह और मानस के स्तर पर कार्य करते हैं, तब विद्यार्थी स्वयं ही अपनी विशेषताओं को इंगित करना प्रारम्भ कर देते हैं और अपने विशिष्ट लक्षणों को स्वीकार भी करते हैं। वे स्वयं को सही ठहराने या अपने गुस्से का कारण लोगों के व्यवहार आदि को सिद्ध करने का प्रयास नहीं करते। जब मैं यह कहती हूँ कि कफ प्रकृति के लोग अपना कार्य दूसरे दिन पर टाल देते हैं, या वे दिन में स्वप्न देखने वाले और आलसी होते हैं, तब अगर लोग इस श्रेणी में आते हैं तो वे इसे स्वीकार कर लेते हैं। वे इस तथ्य के बारे में काफी उत्साह का अनुभव करते हैं कि अपने आहार में परिवर्तन और अपनी दिनचर्या में कुछ विशिष्ट योगाभ्यासों आदि को शामिल करके वे इन विशेषताओं को बदलने के लिए कुछ कर सकते हैं। उनकी यह धारणा लम्बे समय तक नहीं बनी रह पाती कि देह और मानस दो अलग-अलग सत्ता हैं, या फिर जब उन्हें वास्तव में आहार सम्बन्धी मार्ग दर्शन की जरूरत है तब वे अपनी प्रतिक्रियाओं के लिए जिम्मेदार हैं। प्रकृति और व्यक्तित्व की श्रेणियों की आयुर्वेदिक अवधारणा अपराधबोध और खुद को दोषी ठहराने की आधारभूत भावनाओं से छुटकारा दिला देती है। लोगों में मुक्ति की एक नई भावना का उदय होता है, और वे स्वयं अपनी और दूसरों की विशेषताओं को पहचान सकते हैं।

एक-दूसरे की प्रकृति को जानने से अपने कार्य या नौकरी में बेहतर ढंग से दूसरों के साथ पारस्परिक क्रिया में सहायता मिलती है। हर चीज का एक समय और स्थान होता है। उदाहरण के लिए, आपको पित्त प्रकृति के व्यक्ति से कोई प्रश्न या कार्य से सम्बन्धित किसी समस्या की चर्चा दोपहर के भोजन के ठीक पहले कभी नहीं करनी चाहिए। ये लोग भूख बर्दाश्त नहीं कर सकते और भोजन के ठीक पहले ये आसानी से

क्रोधित हो जाते हैं। पित्त प्रकृति के लोग जब बाहर का गरम मौसम झेलने के बाद आते हैं, तब भी उनके साथ होने वाली पारस्परिक क्रिया पर ध्यान देना चाहिए। तेज हवा चल रही हो तो वात प्रकृति वाले लोग आसानी से बहुत थक जाते हैं। इसलिए जब हवा चल रही हो और वे काम पर आएँ तो उन्हें कुछ देर विश्राम कर लेने दीजिए। बारिश वाले बादलों-भरे सर्दियों के अँधेरे दिन कफ प्रकृति वाले लोगों पर भारी पड़ते हैं। इसलिए अगर आप उनके साथ कोई महत्त्वपूर्ण व्यवसायिक मीटिंग रखना चाहते हैं, तो उन्हें ऐसे भोज पर आमन्त्रित कीजिए जिसमें गरम और मसालेदार आहार परोसे जाएँ।

आयुर्वेदिक ज्ञान का कुछ बुनियादी प्रशिक्षण होने से आपसी समझ-बूझ की प्रक्रिया को सफलतापूर्वक प्रारम्भ किया जा सकता है। अक्सर यह विचार-शैली लोगों को कौतूहल से भर देती है क्योंकि यह ब्रह्मांड, देह, मानस, व्यक्तित्व और व्यवहार को देखने के मशीनी ढंग से बहुत अलग है। थोड़े-बहुत सुधार लाकर एक ऐसे वातावरण का निर्माण किया जा सकता है, जो अपेक्षाकृत अधिक मानवीय और सौहार्द्रपूर्ण हो, और जो किसी भी व्यवसायिक स्थिति में अधिक उत्पादकता और रचनात्मकता को बढ़ावा देता हो।

प्रकृति और सामूहिक कार्य

प्रबन्धन से जुड़े हुए लोग इन आयुर्वेदिक सिद्धान्तों पर ध्यान दे सकते हैं। इससे वे दक्षतापूर्ण प्रबन्धन और उत्पादकता के लिए सही व्यक्तित्वों को सही जगहों पर नियुक्त कर सकते हैं। इस दिशा में, लोगों को किसी कार्य/नौकरी पर रखने से पहले, उन्हें उनकी प्रकृति को देखना चाहिए। उदाहरण के लिए, कफ प्रकृति के लोग रात्रि में बेहतर ढंग से कार्य नहीं कर पाते; पित्त प्रकृति के लोग ऊष्ण स्थानों पर बाहर घूमने वाले कार्य ठीक से नहीं कर पाते; वात प्रकृति के लोग ठंडे मौसम में बाहर के कार्य समुचित रूप से नहीं कर पाते। ऐसे कार्य या नौकरियाँ जिनमें धीरज और सहिष्णुता की आवश्यकता होती है, कफ श्रेणी के व्यक्तियों के लिए उपयुक्त रहती हैं। सामान्यतः पित्त श्रेणी के लोग इस प्रकार के कार्यों के लिए उपयुक्त नहीं रहते। जहाँ नौकरी में तत्काल प्रतिक्रिया की आवश्यकता पड़ती हो, वहाँ वात प्रकृति के लोग उपयुक्त रहते हैं।

लोगों को सामूहिक तौर पर काम पर रखते हुए, प्रबन्धकों को एक जैसी प्रकृति के अत्यधिक लोगों को साथ-साथ रखने से बचना चाहिए। एक ऐसा समूह जिसमें सभी कर्मचारी वात श्रेणी के हों, विभ्रम भी पैदा कर सकता है। इस समूह में कुछ कफ प्रकृति के लोगों को रखने से सन्तुलन बना रहेगा। विशेष रूप से ग्रीष्म काल में पित्त श्रेणी के लोगों को एक साथ रखने पर, आपस में क्रोध का वातावरण बन सकता है। कफ प्रकृति में लोगों का समूह एक ऐसा आलस्यपूर्ण वातावरण बना सकता है जिसमें कुछ भी शीघ्रता से नहीं हो पाता। इसलिए दफ्तर या कार्यस्थल पर तूफान (वात) अग्नि (पित्त) और बाढ़ (कफ) की स्थितियों से बचने के लिए, सबसे बेहतर यही होगा कि अलग-अलग प्रकृति

के लोगों को आपस में मिला दिया जाए। दूसरी ओर, जब लोग जोड़ों में काम करते हों, तब वात और कफ प्रकृति के लोगों को एक साथ मत रखिए। इस स्थिति में वात और पित्त श्रेणी के व्यक्ति ज्यादा रचनात्मक सिद्ध होंगे।

कर्मिकों का चुनाव

नए कर्मचारियों की प्रकृति का अवलोकन करना बहुत ही लाभदायक हो सकता है। तकनीकी योग्यताओं के अलावा, इससे आपको ये देखने में सहायता मिलती है कि जिस रिक्त पद को आप भरना चाह रहे हैं, उसके लिए यह व्यक्तित्व उपयुक्त है.या नहीं। उदाहरण के लिए, एक ऐसी नौकरी जिसमें काफी यात्रा करने की जरूरत पड़ती है, कफ श्रेणी के लिए उपयुक्त नहीं रहेगी, क्योंकि इस प्रकृति के लोग मुख्य रूप से घर पर रहना ही पसन्द करते हैं। वे इस नौकरी को स्वीकार भी कर सकते हैं और आपको अपनी उपयुक्तता का भरोसा भी दिला सकते हैं, लेकिन इस बात की प्रबल सम्भावना है कि वे अपने भीतर एक प्रकार की निराशा की भावना विकसित कर लेंगे जिसका प्रभाव उनके कार्य के प्रदर्शन पर पड़ेगा। सामान्यतः पित्त श्रेणी के लोग अपनी अधीरता के कारण खुदरा बिक्री प्रबन्धन के लिए उपयुक्त नहीं रहते। धीरजवान और सहिष्णु होने के कारण कफ श्रेणी के लोग विक्रय कार्य के लिए अधिक उपयुक्त सिद्ध हो सकते हैं। धीरज और सहिष्णुता, यह दोनों ही गुण आम लोगों/ग्राहकों के साथ व्यवहार में बहुत ही महत्त्वपूर्ण हैं।

जब हम एक नए व्यक्ति को भर्ती करना चाहते हैं, तब हमारी बहुत-सी शर्तें होती हैं। भर्ती करने वाले लोगों को कार्य की प्रकृति, कार्य की किस्म और जिनके साथ भर्ती किया जाने वाला कार्य करेगा, उन लोगों के बारे में मालूम होना चाहिए। बाह्य दिखावट और व्यवहार के द्वारा किस प्रकार से किसी प्रत्याशी को परखा जा सकता है, यह जानना भी महत्त्वपूर्ण है। रूप-रंग, आँखें और केश वर्गीकरण के कई लक्षण स्पष्ट कर देते हैं। बातचीत के दौरान लोग किस तरह से बोलते और प्रतिक्रिया करते हैं, इससे भी अतिरिक्त जानकारी प्राप्त होती है। कफ प्रकृति के लोग प्रतिक्रिया व्यक्त करने में समय लगाते हैं, लेकिन आम तौर पर वे आपके कथन का गलत अर्थ नहीं लगाएँगे, जबकि वात श्रेणी के लोगों के साथ इसका उलट हो सकता है। जब तक आप अपना लम्बा वाक्य पूरा करते हैं, या अगर आप नौकरी से सम्बन्धित किसी पक्ष पर काफी देर से बोल रहे हैं, तो तीखे नैन-नक्श वाले पित्त श्रेणी के लोग—अपने चेहरे के भावों से—अपनी अधीरता दर्शा सकते हैं।

संस्कार और प्रकृति के अनुसार व्यवसाय का चुनाव

बच्चों को ध्यान से देखना और उनके 'भीतर उभरने वाली' रुचियों पर ध्यान देकर

माता-पिता बच्चों को उनका व्यवसाय/पेशा चुनने में सहायता कर सकते हैं। हम सभी के अलग-अलग संस्कार हैं और इसलिए हमारी प्रकृति भी अलग-अलग हैं। यह सम्भव है कि माता-पिता और बच्चों या भाई-बहनों की व्यवसाय सम्बन्धी रुचियाँ आपस में न मिलती हों। अक्सर देखने में आता है कि एक ही माता-पिता के दो बच्चों की रुचियाँ एकदम अलग-अलग होती हैं और वे एकदम अलग-अलग क्षेत्रों में काम करते हैं।

अभिभावकों को अपने व्यवसाय सम्बन्धी विचारों को अपने बच्चों पर थोपना नहीं चाहिए। 'परिवार का सम्मान या प्रतिष्ठा' सरीखे मूल्यों या पहले से जमे-जमाए व्यवसाय के 'सुविधाजनक घटक' के कारण भी अभिभावक अपने बच्चों पर किसी व्यवसाय को लाद देने को विवश हो जाते हैं। इसके कारण, लोग न सिर्फ गलत व्यवसाय में होने की पीड़ा को झेलते हैं, बल्कि इसके नुकसान की कीमत इससे भी कहीं अधिक होती है। इसका प्रभाव हमारे पूरे समाज पर पड़ता है, क्योंकि गलत व्यवसाय में पड़े हुए लोग अपनी हताशा को बढ़ाते रहते हैं। उनका असन्तोष लोगों से उनके सम्बन्धों को भी प्रभावित करता है। वास्तव में, यह एक बहुत ही गम्भीर विषय है। नियोक्ता के तौर पर, आप ऐसे ही लोगों को भर्ती करना चाहेंगे जो प्रसन्नचित्त और उपयोगी होंगे।

7

सत्व–समय को विस्तृत करने की कुंजी

कार्य के प्रति समग्र (holistic) और यन्त्रवादी दृष्टिकोण में अन्तर यही है कि समग्र दृष्टिकोण के सन्दर्भ में, सब कुछ परस्पर सम्बन्धित और अन्योन्याश्रित होता है। इससे समग्रतावादी सिद्धान्त कुछ जटिल प्रतीत हो सकता है, लेकिन यह दृष्टिकोण बहुत ही तर्कपूर्ण है। अगर हम मानव देह की तुलना मशीन से करें तो इसके तन्त्र बहुत सरल लगते हैं, बशर्ते कि हम चेतना को भूले रहें। मनुष्यों के लिए यन्त्र सहज ही होते हैं, क्योंकि यन्त्रों का निर्माण स्वयं मनुष्यों ने किया है, इसलिए वे उसे बेहतर ढंग समझ सकते हैं। लेकिन, किसी भी यन्त्र की तुलना में मानव देह कहीं अधिक जटिल है। यन्त्रों का कार्य हमारी इच्छा और आदेश पर निर्भर करता है और उनमें चेतना नहीं होती। लेकिन, मनुष्यों में स्वविवेक और बुद्धि होती है। इसके कारण उनमें अपने लिए चीजें चुन पाने की क्षमता होती है। यह मनुष्यों के बीच अन्तर्क्रिया को कम्प्यूटर की तुलना में बहुत जटिल बना देता है।

जीवन में समग्रतावादी दृष्टिकोण लाए बिना आयुर्वेदिक औषधियों का ठीक-ठीक उपयोग कर पाना सम्भव नहीं है, और वैयक्तिक रूप से समग्र जीवन जीना भी सम्भव नहीं है, क्योंकि यह आपके अस्तित्व के सभी पक्षों को छूता है। कार्य की स्थिति, व्यक्तिगत सम्बन्ध, सामाजिक व्यवहार या कामभावना आदि को नजरअन्दाज नहीं किया जा सकता, और अगर इनमें से किसी में असन्तुलन उत्पन्न होता है, तो यह धीरे-धीरे दूसरे पक्षों को भी प्रभावित करेगा और नकारात्मक घटनाओं की पूरी एक शृंखला ही आरम्भ हो जाएगी। समग्रता का सिद्धान्त संयोग-दुर्योग का विरोध करता है और इस बात पर जोर देता है कि हर घटना का एक कारण होता है।

जीवन के प्रति यन्त्रवादी दृष्टिकोण के अनुसार, ब्रह्मांडीय घटनाओं और मानव जीवन में संयोग की महत्त्वपूर्ण भूमिका होती है। इस दृष्टिकोण से प्रभावित होकर, बहुत-से लोग विखंडित जीवन जीने लगते हैं। उनसे अपना काम एक ऐसी विधि से करने की अपेक्षा की जाती है जो मशीन की ही तरह संगठित है और सामान्य तौर पर यह माना जाता है कि सिर्फ भौतिक वास्तविकता ही अन्तिम सत्य है। चेतना की कारक आत्मा की अनदेखी की जाती है। हम सभी में प्रसुप्तावस्था में आध्यात्मिक ऊर्जा विद्यमान हैं

इसे केवल सत्व (देखिए, पिछला अध्याय) के द्वारा ही जाग्रत किया जा सकता है। इसका उपयोग हितकारी उद्देश्यों में किया जा सकता है, लेकिन जीवन का यन्त्रवादी दृष्टिकोण इस धारणा को स्वीकार नहीं करता है। वास्तव में, आन्तरिक स्थिरता और शान्ति और अन्य सात्विक गुणों का अभाव ही बहुत-सी बुराइयों और व्याधियों का कारण है।

यन्त्रवादी दृष्टिकोण को लाद दिए जाने के कारण, हमारा जीवन अत्यधिक असन्तुलित और रजस व तमस प्रधान हो गया है, जिसमें शायद ही कोई सात्विक गुण है। अध्याय एक में, इस बात का विवेचन किया गया था कि मनुष्य को षड्आयामी साम्यावस्था को बनाए रखने का प्रयास करना चाहिए। सभी छह आयाम अन्तःसम्बद्धित होते हैं और इन छहों में से किसी एक में आया असन्तुलन पूरे जीवन में असन्तुलन पैदा कर सकता है।

लोग हमेशा ही 'जल्दी' में रहते हैं। वे अपने समय का नियोजन कभी-कभी तो एक-दो या कई वर्ष पहले से ही भली-भाँति करके रखते हैं। एक बार बाली द्वीप में छुट्टियाँ मनाने के दौरान एक स्वीट्जरलैंड वासी महिला से मेरा मिलना हुआ। उसका कहना था कि "यहाँ के लोग सोचते हैं कि हम यूरोपीय लोग समृद्ध होने के कारण प्रसन्न और भाग्यशाली होते हैं। वे यह नहीं जानते कि हम पागलों की तरह काम करते हैं और हमारा जीवन इस द्वीप के लोगों की तरह आरामदायक और सहज नहीं है।" सचमुच, यह है तो सत्य ही ! जब मैं अपने हिमालय केन्द्र से वापस दिल्ली आती हूँ, तब मैं भी कुछ ऐसा ही अनुभव करती हूँ। हिमालय के पहाड़ों में दूर-दराज के इलाकों में रहने वाले लोग साधारण लेकिन शान्तिमय जीवन जीते हैं। इसके विपरीत हर बार जब मैं दिल्ली आती हूँ, तो अपने आसपास के लोगों के बेहद 'व्यस्त' और तनाव-भरे जीवनों के कार्य के कारण व्याप्त पागलपन देखती हूँ।

रजस-प्रधान जीवन में एक बड़ा भाग तमस का भी होता है। आधुनिक जीवन प्रतिस्पर्द्धात्मक है। लोग कार्य करते हुए ईमानदारी नहीं बरतते। इसका प्रभाव हम सब पर पड़ता है। उदाहरण के लिए एक विक्रय-प्रतिनिधि को अपना उत्पाद बेचने के लिए लोगों को गलत जानकारी देनी पड़ती है। बड़े-बड़े व्यावसायिक घराने अपने स्वास्थ्य-विरोधी और पर्यावरण-विरोधी उत्पादों को बेचने के लिए कई तरह के झूठ बोलते हैं। कृषक कीटनाशकों से धरती की उर्वरता कम करते हैं और औद्योगिक रसायनों से जल प्रदूषित होता है। जीवन में रजस और तमस प्रधान हो गए हैं। इसमें सत्व की कमी है। वास्तव में सच्ची स्थिरता और शान्ति कहीं नहीं है। लोग अत्यधिक व्यस्त रहते हैं। यहाँ तक कि छुट्टियों के दौरान भी, जो कि रजस की प्रधानता को दर्शाता है। दैनिक अवकाश के क्षण अधिकांशतः रजस केन्द्रित होते हैं। टेलीविजन देखना सामान्यतः रजस और तमस की विशेषता है और अगर अधिकांश समय टेलीविजन देखने में व्यतीत किया जाए तो इससे वात और कफ विकार उत्पन्न हो सकता है।

लोग रजस और तमस प्रधान दिनचर्या का पालन करते हैं। साथ ही उनके अवकाश का समय भी समान रूप से रजस प्रधान ही रहता हैं दिन का समय रजस और रात्रि

का समय तमस प्रधान होता है। निद्रा के तामसिक होने के कारण, रात्रि के समय लोग मानस की तामसिक अवस्था में रहते हैं। लेकिन दिन-भर की व्यस्ततापूर्ण गतिविधियों के कारण निद्रा में रजस गुणों का भी मेल हो जाता है। फिर अगला दिन शुरू होता है और एक बार फिर से रजस की अवस्था तमस के साथ मिल जाती है। यूँ ही जीवन चलता रहता है और आखिर एक दिन ऐसा आता है कि जब उनमें से कुछ लोग इसे और नहीं झेल पाते। अत्यधिक रजस युक्त लम्बे समय के पश्चात्, कुछ लोग तमस प्रधान अवस्था में पड़ जाते हैं। इसका अर्थ है कि वे अवसाद, या किसी अन्य व्याधि के शिकार बन जाते हैं। यह अत्यावश्यक है कि हम बेहतर ढंग से अपने जीवन को सुव्यवस्थित करें और सन्तुलन स्थापित करने के लिए दिन के समय अपनी गतिविधियों और रात्रि के समय निद्रा में सात्विक गुणों को मिलाएँ। अगर हम अपने जीवन के रजस और तमस प्रधान पक्षों को सत्व के द्वारा सन्तुलित कर सकें, तो हम शान्तचित्त होकर, स्वस्ति की अनुभूति के साथ कार्य कर सकेंगे और कार्य-स्थल पर उत्पन्न होने वाले दबावों का भी सामना कर सकेंगे। अगर हम सात्विक उपायों द्वारा ऊर्जा के असीम स्रोत, आत्मा से, ऊर्जा प्राप्त करने में समर्थ हो जाएँ, तो कार्य-स्थल पर उत्पन्न दबाव या तनाव हमारे स्वास्थ्य को प्रभावित नहीं कर सकेंगे। इसी प्रकार से, अपने प्रयासों द्वारा, अगर हम ऐसी नींद ले सकें जो सात्विक भी हो; तो रात-भर की नींद के बाद सुबह हम ताजा दम और जीवनी-शक्ति से ओत-प्रोत होंगे। 16-मिनट के कार्यक्रम का उद्देश्य आपके कार्य और निद्रा के समय में सत्व का प्रवेश कराना है।

सत्व दीर्घायु, स्वास्थ्य और बेहतर उत्पादकता के लिए, एक निवेश है। अगर आप अपने मन को आन्तरिक स्थिरता प्राप्त करने के लिए प्रशिक्षित कर लें तो आप कम समय में ही अधिक कार्य कर पाएँगे। साथ ही मानस की तीनों क्रियाओं को सन्तुलित रखने के लिए सत्व आवश्यक है, इसके बिना हम धीरे-धीरे त्रिदोष सम्बन्धी असन्तुलन पैदा कर लेते हैं। अब हम देखेंगे कि यह सब कैसे होता है।

अत्यधिक रजस से धीरे-धीरे वात असन्तुलन उत्पन्न होता है। इससे बाधित निद्रा सरीखी समस्या भी होती है, जो कि वात का ही एक लक्षण है। मानसिक स्तर पर, रजस था दिन के समय बहुत अधिक सक्रियता को शान्त रहकर सन्तुलित करना चाहिए; अगर ऐसा नहीं होता है तो बेचैनी का समावेश आपकी नींद में हो जाएगा। इसका अर्थ है कि दिन-भर की बाधाओं, तनाव और विभ्रम को सचेतन प्रयास द्वारा रोके जाने की आवश्यकता है। अन्यथा, शारीरिक रूप से थके होने के कारण आप सोने जा सकते हैं, लेकिन आपका मस्तिष्क प्रशान्ति की अवस्था में नहीं होगा। या अगर आपके कार्य की प्रकृति ऐसी है कि उसमें आपको शारीरिक थकान नहीं होती है, तो सम्भव है कि आपको नींद ही न आए।

अगर आप वात-प्रधान व्यक्ति हैं, तो ठीक से न सो पाने पर, अगले दिन आपको कब्ज की शिकायत हो सकती है। कब्ज से वात-विकार और बढ़ेगा जिससे आप अगले दिन सुबह उठने के बाद थकान और जकड़न अनुभव कर सकते हैं। आपको रात्रि के समय बेचैनी और

गला खुश्क होने जैसी समस्या भी हो सकती है। इस तरह, शरीर/मानस की गतिविधियों के कारक एक छह प्रमुख घटकों में से एक में असन्तुलन से घटनाओं के एक क्रम की शुरुआत हो जाती है। वास्तव में, हमारी आधुनिक जीवन-शैली में रजस की प्रधानता होने के कारण, वात विकार की समस्या सबसे आम है। मैं अक्सर कहती हूँ कि हम एक वात प्रधान सभ्यता का अंग हैं। अपने जीवन में सात्विक गुणों का प्रवेश कराकर, हम इस दोष को विकृत होने से बचा सकते हैं, और स्वास्थ्य सम्बन्धी समस्याओं से दूर भी रह सकते हैं। आइए, देखें कि हम सात्विक जीवन-शैली को कैसे समेकित कर सकते हैं।

दैनिक जीवन में सात्विक नियम

मानस के सात्त्विक गुणों को पुष्ट करने के लिए, आपको भय, सन्ताप, लोभ और विभ्रम से छुटकारा पाना होगा। भय और लोभ से ईर्ष्या, मोहान्धता, स्वामित्व की भावना और असन्तुष्टि सरीखे नकारात्मक गुणों का जन्म होता है। ये सभी गुण आपके कार्य/व्यवसाय में बाधा उत्पन्न करने के साथ-साथ जीवन के अन्य पक्षों को भी दुखी बनाते हैं।

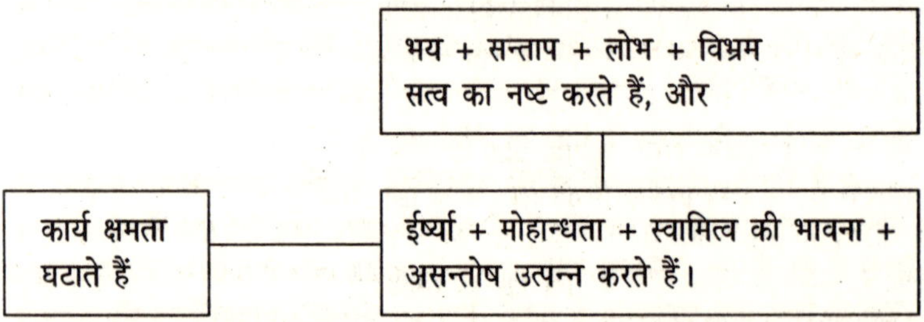

आपको इन नकारात्मक विशेषताओं से मुक्ति पाने के लिए जागरूक होकर प्रयास करना होगा। आपको अपने अस्तित्व की नश्वरता के विषय में सोचने का प्रयास करना चाहिए। आपको जीवन के प्रत्येक क्षण का आनन्द उठाना चाहिए। अगर आप किसी कारण से दुखी भी हैं, तब भी इस मनोहर संसार में ऐसी कुछ सुन्दर चीजें हो सकती हैं जो आपकी प्रसन्नता लौटा लाएँ। गाता पंक्षी, फूलों से लदा पेड़, डूबता सूरज, सितारे या चाँद आपके मन को खुशी से भर सकते हैं। बीते हुए क्षण लौटकर नहीं आते, यह आप पर निर्भर करता है कि आप कैसे उन्हें खर्च करते हैं। आपके पास जो नहीं है, और जिसे आप हासिल नहीं कर सके, अगर आप उसी का शोक मनाते रहेंगे, तो आप अपने जीवन के एक महत्त्वपूर्ण भाग से वंचित हो जाएँगे। वर्तमान क्षण में जीना सीखिए और उस क्षण विशेष में जो आप करना चाहते हैं उसे कर डालिए—चाहे वह आजीविका से सम्बन्धित कोई कार्य हो, या कार चलाने, भोजन करने, या स्नान करने सरीखा कुछ भी क्यों न हो। जो कुछ भी आप कर रहे हैं, उसे पूरे दिलोदिमाग के साथ, अपनी ओर से बेहतरीन ढंग से करने का प्रयास कीजिए।

बुद्धिवादियों, देकार्तवादियों (Cartesians) और उन सभी को जो जीवन के यन्त्रवादी दृष्टिकोण में विश्वास करते हैं, यह कथन कुछ हास्यास्पद सा प्रतीत हो सकता है। लेकिन यान्त्रिक ढंग से तैयार किए गए भोजन की तुलना में प्रेम और स्नेह के साथ पकाया गया भोजन अधिक स्वादिष्ट ही लगता है। यही कारण है कि विश्व-भर के न जाने कितने वयस्क 'अपनी माताओं के हाथों के भोजन का स्वाद' कभी नहीं भूलते। आयुर्वेद में औषधियों को बनाने के लिए कुछ स्पष्ट निर्देश दिए गए हैं। मन्त्रोचारण करते हुए एक विशेष दृष्टि से जड़ी-बूटियों को मिलाते हुए, शान्तिपूर्ण मानसिक अवस्था में, औषधि निर्मित की जाती है। इससे औषधि के रोगोपचार करने के गुणों में वृद्धि होती है। इसलिए इस विशिष्ट उदाहरण से आप यह समझ सकते हैं कि जब आप पूरी तरह से तन्मय होकर किसी कार्य को करते हैं, तब आप न सिर्फ उस कार्य को बेहतर ढंग से कर सकते हैं, बल्कि लाभ के दृष्टिकोण से कहें तो उस कार्यफल के आधारभूत मूल्य में भी वृद्धि करते हैं।

अब हम यह देखेंगे कि किसी क्षण विशेष में कार्य करते हुए किस प्रकार से उसमें तन्मय हुआ जा सकता है। आयुर्वेद में, ऐसे कई अनुष्ठान और समारोह हैं जिनका उपयोग अपनी देह, ब्रह्मांडीय परिवर्तनों, जीवन की प्रमुख घटनाओं, अपने कार्य, वित्तीय स्थिति, यात्रा आदि के प्रति जागरूकता विकसित करने में किया जा सकता है। मैंने इनमें से कुछ का साधारणीकरण करने का प्रयास किया है, ताकि आप अपनी आधुनिक जीवन शैली के अनुरूप इन्हें अपना सकें।

यहाँ मैं यह स्पष्ट करना चाहूँगी कि सत्व सिर्फ आयुर्वेद या भारतीय परम्परा तक ही सीमित नहीं हैं प्राचीन समय में इसे भूमिका का निर्वाह धर्म ने किया। लगभग सभी धर्मों में, भोजन से पहले, सोने से पहले और यात्रा पर निकलने से पहले प्रार्थना की जाती है। बन्दरगाहों और रेलवे स्टेशनों के समीप मन्दिर/चर्च आदि हुआ करते हैं। विमानपत्तनों के समीप पूजागृह नहीं बनाए जाते, लेकिन अब यात्रियों के लिए प्रार्थना कक्ष बनवाए जाने लगे हैं।

मैं पहले ही इस पुस्तक में सात्विक क्रियाओं के सन्दर्भ में चर्चा कर चुकी हूँ। उदाहरण के लिए, 16—मिनट का योगाभ्यास कार्यक्रम इसी दिशा में प्रेरित है, और भोजन करने से पहले बोले गए कुछ शब्दों का भी यही उद्देश्य है। आयुर्वेद में यह कहा गया है कि हर बार घर से निकलने से पहले, आपको किसी देवमूर्ति, या पवित्र वस्तु या मणि को स्पर्श करना चाहिए। मेरे विचार से आप चाहे कोई भी प्रतीक चुनिए, उस पर ध्यान अवश्य लगाना चाहिए। आप सुरक्षित घर लौट जाएँ, यह प्रार्थना करनी चाहिए। इसमें एक ही क्षण लगता है और यह दिन-भर के लिए एक शुभ शकुन का काम करता है इसलिए आपने कार्य के सन्दर्भ में यात्रा पर जाने से पहले, किसी भी स्थिति में यात्रा के दौरान सुरक्षित रहने की प्रार्थना कीजिए।

मेरे विचार से अपना वाहन चलाने से पहले आप इसी प्रकार की प्रार्थना कर सकते हैं। अगर आपके पास कार है, तो आप उसमें 'ॐ' या किसी आध्यात्मिक सन्त का चित्र

रख सकते हैं। इससे आप हर बार यात्रा प्रारम्भ करने से पहले उस चित्र के समक्ष प्रार्थना कर सकते हैं। लेकिन अगर आप ऐसा नहीं करना चाहते हैं, तो कम-से-कम आप वाहन चलाने से पहले अपने स्वास्थ्य और सुरक्षा की कामना कर ही सकते हैं। जैसा कि योग वाले अध्याय में मैंने विवेचन किया है, आप एक गहरा श्वास भरकर अपने चारों ओर एक कवच निर्मित कर सकते हैं।

जब आप अपना दैनिक कार्य प्रारम्भ करते हैं, तब अपने लिए एक अच्छे, उत्पादनकारी और शान्तिपूर्ण दिन की प्रार्थना कीजिए। अपने कार्य को एकाएक या उतावली में शुरू न करें। इसी प्रकार से, जब आप अपना दैनिक कार्य समाप्त करते हैं, तब हड़बड़ी मत दिखाइए। यह विचार कीजिए कि आज का दिन कैसा रहा और जो कार्य आपने सम्पन्न किया है उससे आप प्रसन्न हैं या नहीं। कुछ क्षण अपने कार्य-स्थल के वातावरण को महसूस कीजिए। अगर आपका दिन अच्छा नहीं रहा, तो अगले दिन की कुशलता के लिए प्रार्थना और इसके लिए प्रयास कीजिए। जो कुछ भी आप करते हैं, उस पर इस धारणा को लागू कर सकते हैं। जब आप भोजन तैयार करते हैं, या जब आप किसी नई परियोजना या कार्यक्रम का उत्तरदायित्व स्वीकार करते हैं, तब भी आप ऐसा कर सकते हैं।

इन सबका यह अर्थ नहीं है कि आप इन 'विचारों' में बहुत अधिक समय लगाना चाहिए, या धीमी गति से कार्य करना चाहिए। वास्तव में आपको अपने दैनिक कार्य को शान्तिपूर्वक प्रारम्भ करने या समाप्त करने से पहले अतिरिक्त समय निकालने की आवश्यकता नहीं है। जरूरत है सिर्फ अपनी मानसिक अवस्था को प्रशिक्षित करने की।

अपने कार्य को पूरी तल्लीनता के साथ करने पर अस्तित्वगत चेतना के विकास में सहायता मिलती है। इसका अर्थ है कि आप किसी रोबोट की तरह कार्य न करके, जो कुछ भी आप कर रहे हैं उसके प्रति सचेत और जागरूक रहते हैं। दिन-भर यन्त्रवत् कार्य करने के बाद, जब आप किसी यन्त्र की भाँति व्यवहार करते हुए कार्य समाप्त करते हैं, तब यह आपकी मानसिक शक्ति के विकास में सहायक सिद्ध होता है। दूसरे, चैतन्य होकर कार्य करने पर, सहजबोध अधिक सक्रिय हो जाता है, जिससे आपकी उत्पादन क्षमता बढ़ जाती है। आप अधिक रचनात्मक हो जाते हैं, जिससे आपकी उत्पादन क्षमता बढ़ जाती है। आप अधिक रचनात्मक हो जाते हैं और एक अधिक गहन ऊर्जा के स्तर पर कार्य करते हैं जो सात्विक होता है। मानस की सात्विक अवस्था आत्मा के समीप होती है। सत्व के माध्यम से ही योग प्रवीण चेतना की शुद्ध अवस्था में पहुँच कर ब्रह्मांडीय ऊर्जा से एकाकार होता है।[1]

प्राचीन काल में ऋतु-परिवर्तन को रेखांकित करने के लिए धार्मिक या लौकिक उत्सव मनाए जाते थे। यह त्योहार प्रायः फसल से सम्बन्धित थे। साथ ही, विवाह,

1. उपरोक्त सन्दर्भ के लिए देखिए; योगसूत्राज़ ऑफ पतंजलि : ए साइंटिफिक एक्सपोज़िशन (ले. डा. विनोद वर्मा, न्यू डेल्ही : क्लैरियॅन बुक्स), खण्ड 1, सूत्र 3 और 4।

गर्भावस्था, शिशु जन्म, नया घर बनवाने आदि जैसे जीवन से जुड़े प्रमुख अवसरों पर सुपरिष्कृत धर्मानुष्ठानों के आयोजन की परम्परा थी। लोग अब भी ऐसे कुछ अवसरों पर खुशी मनाते हैं, लेकिन आम तौर पर कोई पार्टी देकर ऐसा कर लिया जाता है। अनुष्ठान और प्रथाएँ जिनका एक गम्भीर किस्म का प्रतीकात्मक महत्त्व था और जो लोगों को इन प्रमुख परिवर्तनों के लिए मानसिक रूप से तैयार करते थे, और इन घटनाओं के लिए उनकी मानसिक शक्ति को केन्द्रित करने में सहायता करते थे, अब आधुनिकीकरण के चलते लुप्त ही हो गए हैं। इनमें से कुछ पर्वों को पुनर्जीवित करना जरूरी है, क्योंकि अनुष्ठान हमें मानसिक शक्ति देते हैं। किसी नई शुरुआत को इंगित करने के लिए हम किसी महत्त्वपूर्ण मन्त्र का पाठ कर सकते हैं। या पर्वत, नदी, चट्टान, चन्द्रमा, सूर्य या ऊर्जा के अन्य स्रोतों पर ध्यान केन्द्रित कर सकते हैं। हमें आशीर्वाद की जरूरत होती है, क्योंकि यह आध्यात्मिक ऊर्जा का आह्वान करता है, यह आशीर्वाद हम धार्मिक व्यक्तियों या ब्रह्मांडीय ऊर्जाओं से पा सकते हैं।

दूसरे शब्दों में, हमें समय के साथ एक सम्बन्ध विकसित करना सीखना चाहिए। भारतीय परम्परा में समय की बहुत महत्ता है, समय 'पवित्र' माना जाता है। समय या काल की देवी के रूप में काली पूज्य है। आध्यात्मिक ऊर्जा को जाग्रत करने के लिए कई प्रत्यक्ष और अप्रत्यक्ष पद्धतियाँ हमारे यहाँ विद्यमान हैं। हम प्राणायाम की कुछ विशेष तकनीकों का उपयोग अपने चारों और सुरक्षा कवच निर्मित करने के लिए क्रर सकते हैं। किसी नए कार्य को आरम्भ करने से पहले हम सूर्य-चक्र पर ध्यान लगा सकते हैं। यह सब हमें उस भौतिक स्तर से ऊपर उठाते हैं जो सामान्यतः भौतिक अस्तित्व के आस-पास बना रहता है।

इन्द्रिय-निग्रह

मैं यह पहले ही बता चुकी हूँ कि सत्व की अवस्था को मानस की स्थिरता से ही प्राप्त किया जा सकता है। विचारों की अनवरत चलने वाली शृंखला पर विराम लगाकर आप अपने भीतर आध्यात्मिक ऊर्जा के असीम स्रोत को जाग्रत करने में सक्षम हो सकते हैं। सांसारिक गतिविधियों के प्रति अत्यधिक आसक्ति के चलते, इस ऊर्जा के आन्तरिक पथ को ढूँढ़ पाना मुश्किल ही सिद्ध होता हैं पंचेन्द्रिय की गतिविधियों में डूबे रहने पर यदि आप प्राणायाम या ध्यान करने बैठें तब भी ध्यान लगाना कठिन हो जाता है। जीवन की गुणवत्ता बढ़ाने, दीर्घायु होने, कार्य सम्बन्धी उत्पादकता बढ़ाने और रचनात्मकता के विकास के लिए, यह आवश्यक है कि हम अपनी इन्द्रियों का अत्यधिक उपयोग न करें।

हमें निरन्तर इन्द्रियों के प्रयोग की आवश्यकता होती है, केवल निद्रा के समय ही हमारी इन्द्रियाँ अस्थायी रूप से अपना कार्य बन्द करती हैं। वास्तव में यह अस्थायी विराम अधूरा ही रहता है, क्योंकि शोर, तेज रोशनी या तीव्र गन्ध के कारण हम जाग जाते हैं। दिन-भर की गतिविधियों के पश्चात् निद्रा से हमें काफी आराम मिलता है और

अगले दिन के लिए हमारे भीतर जीवनी-शक्ति का संचार होता है।

मानसिक ध्यान प्राप्त करने के अभ्यास करते समय आप अपनी इन्द्रियों को उनके कार्य से हटाकर अपने चित्त को किसी एक तत्त्व—जैसे मन्त्र या अपने ही शरीर का कोई हिस्सा—पर केन्द्रित करने का प्रयास करते हैं, तो आप बहुत ही कम समय में अपने आपको मानसिक और शारीरिक रूप से तरोताज़ा कर सकते हैं। निद्रा की तुलना में ध्यान लगाकर अपेक्षाकृत कम समय में ही जीवन-शक्ति प्राप्त होती है। क्यों ? क्योंकि इसमें अस्थायी रूप से रजस और तमस को त्यागकर सात्विक अवस्था को प्राप्त किया जाता है। इसका अर्थ है कि आप शुद्ध चेतना की स्थिति में चले जाते हैं जहाँ 'मैं' पंचेन्द्रिय नहीं है बल्कि चेतना का कारक आत्मन है। अगर आप अपने अन्तर्तम पर ध्यान केन्द्रित करें, तो यह आपको थकान से सुरक्षित रखता है, कार्य-क्षमता बढ़ाता है और सत्व की ओर अग्रसर करता है। इस कथन को मैं अलग-अलग उदाहरणों से स्पष्ट करूँगी।

कुछ लोग कार्य-स्थल पर हर समय बातचीत करते रहते हैं। बोलने की शक्ति का सम्बन्ध श्रवण शक्ति से भी है। धीरे-धीरे अभ्यास द्वारा, जितनी आवश्यकता हो उतना ही बोलकर हम व्यवहार में इन इन्द्रियों पर नियन्त्रण करना सीख सकते हैं। संक्षिप्त और सुस्पष्ट रूप से बोलना सीखिए, और व्यर्थ की बातचीत से बचिए। अगर आपकी नौकरी/व्यवसाय में बहुत बोलना शामिल है, तो सन्तुलन बनाए रखने के लिए, शाम के समय आपको कुछ समय मौन रहकर व्यतीत करना चाहिए, जिसमें न तो बोला जाए और न ही सुना जाए। अगर सम्भव हो, तो साम्यावस्था स्थापित करने के लिए कुछ क्षण मौन के दिन के समय भी निकालिए। एक गहरा श्वास भीतर खींचिए, और प्राण ऊर्जा को अपने मुँह, जीभ, गले और कानों की ओर भेजिए। दिन-भर में कुछ एक बार इस प्रकार से दो या तीन बार श्वास भरने मात्र से ही, यह अभ्यास आन्तरिक शान्ति बनाए रखेगा और आपको अपनी बातचीत के प्रति सचेत बनाएगा।

मैंने यह पाया है कि जो लोग बहुत अधिक बोलते हैं, वे शाम के समय टेलीविजन भी काफी देखते हैं। इसका अर्थ है कि वे अपनी श्रवण शक्ति का अत्यधिक उपयोग करते हैं। मस्तिष्क भी अत्यधिक सक्रिय होता है। युवावस्था में ऐसे लोग दबाव बर्दाश्त कर सकते हैं, लेकिन 45 वर्ष की आयु के बाद, यह अति उत्तेजना उन पर दुष्प्रभाव डालने लगती है। इसलिए स्वास्थ्य में स्थिरता, दीर्घायु और बेहतर कार्य क्षमता के लिए, इन्द्रियों का अत्यधिक उपयोग होने की स्थिति में, साम्यावस्था स्थापित करना ही उचित उपाय है।

कार्य की कुछ स्थितियों में, जैसे संगणक (कम्प्यूटर), छायाचित्रण (फोटोग्राफी), या सूक्ष्मदर्शी का उपयोग करते हुए, हम अपनी आँखों से लगातार काम लेते हैं। इस स्थिति में भी आप प्राणायाम से सम्बन्धित तकनीकों को अपनाने का प्रयास कर सकते हैं। इस बार प्राण ऊर्जा को आँखों और उसके आस-पास के क्षेत्र की ओर भेजिए। यह ध्यान रखें कि जब दृश्येन्द्रिय के उपयोग की आवश्यकता न हो, तब आपको अपनी आँखों को बन्द करके उन्हें आराम देना चाहिए। बीच-बीच में आँखों पर ठंडे पानी की पट्टी रखना भी लाभदायक सिद्ध होगा।

अपने दैनिक कार्यों में लोग जिन इन्द्रियों का अत्यधिक उपयोग करते हैं, उन सभी के विस्तार में जाना सम्भव नहीं है। बुनियादी उद्देश्य यही है कि हमें अपनी देह और जिन इन्द्रियों के उपयोग पर ज्यादा जोर देते हैं, उस पर विशेष ध्यान देना चाहिए। साथ ही योग वाले अध्याय में दिए गए कई तार्किक उपायों को अनाकर, हमें प्राण ऊर्जा के द्वारा अपनी देह के थकानग्रस्त हिस्सों को फिर से ऊर्जा प्रदान करनी चाहिए। इन्द्रियों अथवा देह के किसी अंग विशेष के अत्यधिक उपयोग से बेचैनी और सत्व के मार्ग में बाधा उत्पन्न हो सकती है। अगर आप कार्य के समय के बीच-बीच में सन्तुलन बनाए रखने के लिए सात्त्विक ऊर्जा प्राप्त करने का प्रयास करते रहे तो आप बेहतर ढंग से कार्य कर पाएँगे। कुछ मिनटों का यह छोटा-सा निवेश-प्राणायाम-कार्य क्षमता को बढ़ाकर समय की बचत के रूप में भारी लाभ देता है।

मानसिक स्थिरता का विकास

इन्द्रियों के अत्यधिक उपयोग को नियन्त्रित करना, अगले चरण के लिए प्रारम्भिक अभ्यास की तरह है, जिसमें मानसिक स्थिरता को विकसित करना सीखा जाता है। मेरा अनुभव है कि ध्यान लगाना सीखाने की पश्चिमी पद्धति उपयुक्त नहीं है, क्योंकि इसमें समुचित तकनीकों द्वारा प्रशिक्षण नहीं दिया जाता। इसका अर्थ है कि लोग इसका अध्ययन करते हैं और फिर इस सम्पत्ति का उपयोग नहीं करते। आपको इसके लिए समुचित तकनीकों को ही सीखना चाहिए। नियमित अभ्यास से, आप यथोचित आत्म-नियन्त्रण विकसित कर पाएँगे, जिससे आप सहज ही मानसिक स्थिरता की अवस्था को प्राप्त करने में सक्षम हो सकते हैं। लेकिन अगर लोगों को पहले चरण—इन्द्रियों को नियन्त्रित करना—का प्रशिक्षण न दिया जाए, तो ध्यान लगाना, एक समूह में मौन बैठे रहना भार बनकर रह जाता है। इससे किसी भी तरह की सहायता नहीं मिलती।

ऐसी बहुत-सी स्पष्ट और साधारण पद्धतियाँ हैं, जिनसे आप धीरे-धीरे अपनी आन्तरिक निधि को अनुभव कर सकते हैं। ये पद्धतियाँ योग के प्रामाणिक स्रोत 'द योग सूत्राज़ ऑफ पद्धति' पर आधारित है, जिसका पहले भी उल्लेख किया गया है। लेकिन इन तकनीकों का पालन योगासनों, प्राणायाम और इन्द्रियों के प्रति आत्म-संयम को समुचित रूप से सीख लेने के बाद ही करना चाहिए। आपको यह भी ध्यान रखना चाहिए कि अगर आप सफलता हासिल करना चाहते हैं तो आपको नियमित रूप से ध्यान योग का अभ्यास करना चाहिए। अगर आप इस दिशा में बहुत कम प्रगति—जैसे 10 अंकीय पैमाने पर लगभग 0.25—कर पाते हैं, और इस अभ्यास को बीच में ही छोड़ देते हैं, तो बहुत सम्भव है कि आपको दुबारा शून्य से ही शुरुआत करनी पड़े।

ये तकनीक आध्यात्मिक ऊर्जा के विकास में आपकी सहायता करेगी, जिससे आपकी सहज बोध की क्षमता में भी वृद्धि होगी। बाद वाली स्थिति मानसिक क्षमता, रचनात्मकता और योग्यता को विकसित करने में लाभदायक है। सुप्त आध्यात्मिक ऊर्जा

को जगा पाने और चेतना के एक अधिक गहन स्तर पर जी पाने योग्य क्षमता जीवन के सभी पक्षों में एक निधि सिद्ध होती है।

मैंने 'ध्यान' के नाम से प्रसिद्ध मानसिक स्थिरता प्राप्त करने की चार तकनीकों का वर्णन किया है। उपयुक्त यही रहेगा कि आप पहली तकनीक से प्रारम्भ करें और फिर क्रमानुसार आगे बढ़ें। अन्ततः आप तीसरी या चौथी तकनीक का नियमित अभ्यास कर सकते हैं। जिन लोगों को पहले से ही कुछ अनुभव है वे सीधे तीसरी या चौथी तकनीक से प्रारम्भ कर सकते हैं।

दिन-भर में कुछ मिनट ही रिक्त होने पर भी, आपको यहाँ बताए गए ध्यान योग का अभ्यास जारी रखना चाहिए। मनुष्य की आध्यात्मिक ऊर्जा भी अन्य ऊर्जा रूपों के समान ही होती है। इसलिए इसके लाभ प्राप्त करने की दिशा में आपको सतत् प्रयास करना चाहिए।

पहली विधि—जप

इस तकनीक को जप कहा जाता है, जिसका अर्थ है किसी मन्त्र या शब्द विशेष को दुहराना। दिन-भर की व्यस्ततम गतिविधियों के बाद, मन शान्त न रख पाने की स्थिति में, यह विशेष रूप से लाभदायक सिद्ध होता है। सबसे कम शब्दों का मन्त्र 'ॐ' है। यह विश्वात्मा या ब्रह्मांडीय ऊर्जा का प्रतीक है (चित्र 36)। आप कोई अन्य लयबद्ध पंक्ति, मन्त्र या केवल एक शब्द भी चुन सकते हैं। आपने लोगों को कीर्तन करते हुए तो सुना ही होगा। इसमें लोग सामूहिक रूप से किसी मंत्र, श्लोक या काव्य-पंक्ति को दुहराते हुए गाते हैं। मन को शान्त रख पाने का यह एक उपयुक्त तरीका है। जो संस्कृत के शब्द मैं अपने विद्यार्थियों को देती हूँ, वे प्रायः उनका अर्थ नहीं समझ पाते हैं। इसके बावजूद इनकी लय बहुत महत्त्वपूर्ण होकर उभरती है, और मानसिक स्थिरता प्राप्त करने में सहायता करती है। दुर्भाग्यवश, इस स्थिति में, और सम्भवतः भविष्य में भी, जप का सैद्धान्तिक विवेचन कर पाना सम्भव नहीं है। मेरे विचार से सामूहिक रूप से इस प्रकार का गायन उपयुक्त रहता है। यह सभी के लिए सत्व का मार्ग खोलता है।

दूसरी विधि

इस अभ्यास में शान्त चित्त होने की दिशा में किसी एक इन्द्रिय को अधिकतम सीमा तक उत्तेजित किया जाता है। इससे व्यक्ति स्वतः ही मानसिक स्थिरता की अवस्था को प्राप्त कर लेता है। हम अपने हिमालय केन्द्र में इसका प्रयोग गंगा के अत्यधिक ठंडे जल में स्नान द्वारा करते हैं। और फिर आध्यात्मिक ऊर्जा का उपयोग आरोग्यलाभ के लिए करते हैं। लेकिन इस अभ्यास के लिए स्पर्शेन्द्रिय ही एकमात्र उपाय नहीं है। इस उद्देश्य की प्राप्ति के लिए दूसरी इन्द्रियों को जाग्रत करने के उपाय भी हैं। कोई बहुत ही प्रबल स्वाद आपकी स्वादेन्द्रिय को उत्तेजित करके यही परिणाम दे सकता है। आप सभी को अपने जीवन में कभी न कभी इस प्रकार का अनुभव अवश्य हुआ होगा। जब हम कोई

अत्यधिक मसालेदार आहार खाते हैं, तो कुछ क्षणों के लिए, हम मसालों के स्वाद में सब कुछ भूल जाते हैं। वर्तमान परिप्रेक्ष्य में, इसका उद्देश्य इस विचारशून्य मानसिक अवस्था का समय बढ़ाना है। कुछ तेज प्रिय गन्ध वाला सूँघ कर आप अपनी घ्राणेन्द्रिय से यही काम कर सकते हैं। किसी फूल की मधुर सुगन्ध लेते हुए, अस्त होते सूर्य की सुन्दर छटा देखते हुए, या किसी उत्कृष्टतम संगीत को सुनते हुए, आप सब-कुछ भूल नहीं जाते ? यही विचार ध्यान योग का आधार है। इसका उद्देश्य उस क्षण का विस्तार करना है जब आपके चित्त में एक विशिष्ट अनुभूति के अलावा और कुछ नहीं होता।

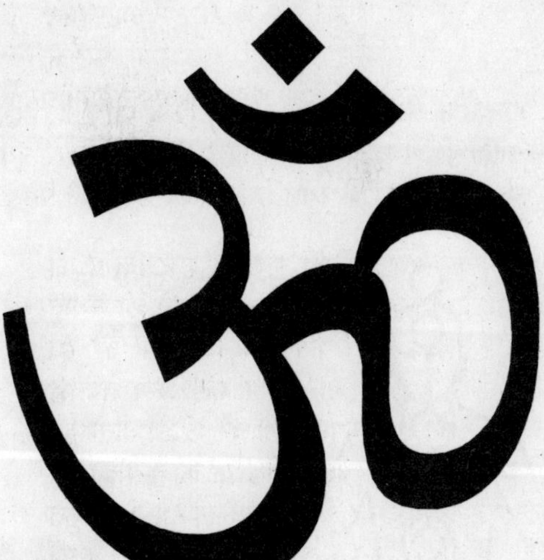

चित्र 36 : **'ॐ' का रेखीय निरूपण**

तीसरी विधि

इस तकनीक में किसी एक बाह्य वस्तु पर ध्यान केन्द्रित करना सीखा जाता है। इसका अर्थ है कि यह आपकी देह से बाहर होना चाहिए। एक वृक्ष का उदाहरण लेते हैं। सहज होकर बैठ जाइए। अपनी आँखें बन्द करके, अपने जाने-पहचाने किसी वृक्ष की छवि की मन ही मन कल्पना कीजिए। अगर आप चाहें, या यह सम्भव हो तो आप कल्पना करने से पहले उस वृक्ष को साक्षात देख लें। एक बार वृक्ष की छवि सामने होने पर, सोचिए कि इसे वृक्ष क्यों कहा जाता है। आप यह अनुभव करेंगे कि इस नाम की शायद ही कोई अर्थवत्ता है। विभिन्न भाषाओं में वृक्ष को अलग-अलग नामों से पुकारा जाता है, लेकिन अपनी कुछ खास विशेषताओं के कारण एक वृक्ष कहीं भी वृक्ष ही रहता है। एक वृक्ष को वृक्ष इसलिए कहा जाता है क्योंकि यह नाम विशेष उसकी कुछ निश्चित विशेषताओं का प्रमाण है। इसलिए, आपको वृक्ष की आकृति पर ही ध्यान केन्द्रित करना

चाहिए। इसका अर्थ है कि आप इसका नाम, इसके वृक्ष होने के पीछे निहित तर्क से मुक्ति पाकर, सिर्फ पेड़ के स्वरूप पर जैसा कि आप उसे देखते हैं ध्यान केन्द्रित कीजिए। केवल वृक्ष की आकृति पर ही ध्यान लगाने की चेष्टा कीजिए।

कुछ दिनों के नियमित अभ्यास के पश्चात, सम्भवतः आप अनुभव करेंगे कि अपने मन में दूसरा कोई भी विचार लाए बिना, अब आप वृक्ष की आकृति पर पूर्ण रूप से ध्यान केन्द्रित कर पाने में सक्षम हैं। इस अवस्था में पेड़ के स्वरूप को भी भूलाने का प्रयास करके सिर्फ उसके तत्त्व का साक्षात्कार कीजिए। कई दिन तक ध्यान लगाकर वृक्ष के तत्त्व से एकात्मता की अनुभूति का अनुभव कीजिए।

चौथी विधि

इस तकनीक में देह के किसी आन्तरिक अंग पर ध्यान केन्द्रित किया जाता है। यह आपकी नाक की नोक, आपकी भौंहों के बीच का स्थल, आपके कंठ का आधार सूर्य चक्र या कुछ भी हो सकता है, यह ऊर्जा चक्रों के स्थल हैं जहाँ देह ऊर्जा की प्रमुख

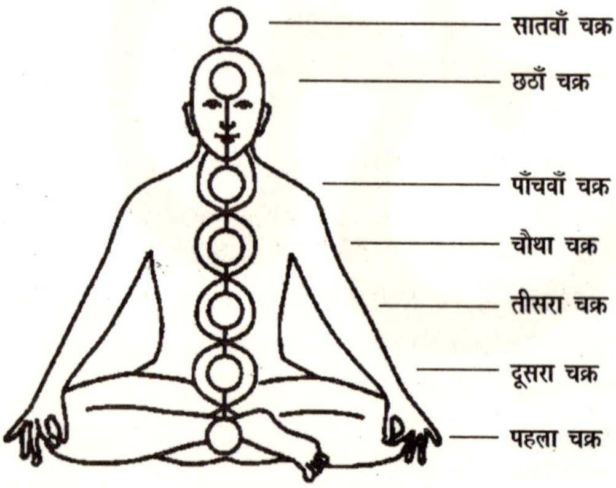

चित्र 37 : **शरीर में ऊर्जा चक्र**

वाहिकाएँ इड़ा, पिंगला और सुषुम्ना नाड़ियाँ मिलती हैं। वर्तमान सन्दर्भ में मैं भृकुटि (भौंहों के बीच) या सूर्य-चक्र पर ध्यान लगाने की सिफारिश करूँगी। एक बार ध्यान केन्द्र नियत करके इसे बार-बार बदलिए मत। ध्यान के केन्द्र पर 'ओम' की कल्पना कीजिए, सूर्य की कल्पना भी की जा सकती है। सूर्य या ओम के बिम्ब को ध्यान-स्थल पर ही सीमित रखिए। ध्यान की आरम्भिक अवस्था में बिम्ब सहायक सिद्ध होते हैं। लेकिन बाद में जब आप ध्यान केन्द्रित करने में सफल होने लगते हैं तो बिम्ब खुद ही अदृश्य हो जाता है और आप अपने शरीर के इस सीमित अंश के सम्पर्क में ही रह जाते हैं। यह स्थिति अल्पकालीन हो सकती है लेकिन अभ्यास से आप इसे काफी बढ़ा सकते हैं।

लोक व्यवहार की सात्विक शैली

ध्यान का अभ्यास प्रारम्भ करने पर आप अन्य सात्विक उपाय भी अपनाने लगेंगे जो आपको अतिरिक्त ऊर्जा और घटनाओं के पूर्वाभास की क्षमता प्रदान करेंगे, दूसरे शब्दों में आपके 'भीतर की आवाज' विकसित हो जाएगी और सही समय पर सही निर्णय लेने में आपकी सहायता करेगी। सात्विक जीवन शैली से भय, लोभ, ईर्ष्या आदि सरीखे तामसिक गुणों से उबरने में भी सहायता मिलती है। इससे आपके भीतर दया और सहानुभूति जैसे गुण विकसित होते हैं, जो दूसरों के प्रति सहयोग और समझ की भावना बढ़ाते हैं। निश्चित ही इन्हें एक ही दिन में प्राप्त नहीं किया जा सकता। इन गुणों का विकास सतत् प्रयास द्वारा ही सम्भव है। इसलिए, जब आप ध्यान लगाने का अभ्यास शुरू करें, तो साथ ही दूसरे सम्बद्ध गुणों को विकसित करने का भी प्रयास करें–जैसे संयम, दूसरों के प्रति दयालु होना, उन्हें समझने का प्रयास करना दूसरों के प्रति धीरज और सहिष्णुता बरतने का प्रयास कीजिए।

लेकिन इसका अर्थ यह नहीं है कि आवश्यकता पड़ने पर आपको स्वाग्रही नहीं होना चाहिए, या आपको दूसरों की लल्लो-चप्पो करनी चाहिए। वास्तव में, बहुत से लोग सहानुभूति का सच्चा अर्थ नहीं समझ पाते। इसका अर्थ न तो दया है और न ही दूसरों के दर्द को स्वयं ढोना है। यह दूसरों की समस्याओं को ठीक से समझना और कोई उपयुक्त समाधान ढूँढ़ने में उनकी सहायता करना है। अगर यह गुण आपके कार्य-स्थल पर फलता-फूलता है, तो आपकी क्षमता और सहानुभूति से आपसी सहयोग और मिल-जुलकर कार्य करने की भावना में वृद्धि होगी।

इस खंड में मैं यह कहने का प्रयास कर रही हूँ कि आपको अपने सहकर्मियों के साथ धीरज और बहुत समझदारी से व्यवहार करने का प्रयास करना चाहिए। सात्विक गुण अपने अहम को सन्तुष्ट करने के लिए नहीं होते। यह पूरी तरह निःस्वार्थ है। व्यक्ति को दूसरों के लिए नहीं, अपितु स्वयं के लिए ही भला बनना होता है। व्यक्ति को स्वयं अपना मार्ग ढूँढ़ना होता है, जो उसकी आत्मा से अन्धकार का आवरण हटाकर, आध्यात्मिक प्रकाश प्रदान करता है।

दिल्ली में एक राजनायिक के घर में मैंने एक पट्टिका देखी जिस पर लिखा था, "राजनायिक वह है जब आप किसी से 'जहन्नुम को जाओ' इस तरह कहें कि वह वहाँ जाने को उत्सुक हो उठे।" सात्विक व्यवहार भी इससे कोई बहुत अलग नहीं है। लेकिन, यहाँ दूसरों को समझा पाने की कला आपकी अपनी आध्यात्मिक क्षमता में ही निहित होती है। इसके लिए अत्यधिक विनम्रता और धैर्य की आवश्यकता होती है। लेकिन अगर आप यहाँ बताए गए सात्विक मार्ग का अनुसरण करें, तो ये सभी गुण आपके नैसर्गिक व्यवहार का एक अंग बन सकते हैं।

पिछले अध्याय में, यह स्पष्ट किया गया था कि आप लोगों को उनकी प्रकृति के अनुसार किस प्रकार से समझ सकते हैं। यहाँ मैं इस बात पर जोर देना चाहती हूँ कि

आपका व्यवहार भी दूसरों के प्रति सात्विक ही होना चाहिए। भुला देने और क्षमा करने का प्रयास कीजिए, और भविष्य में दूसरों के साथ बेहतर सम्बन्धों के प्रति आशान्वित रहिए। यह तुच्छ मतभेदों से उबरने में आपकी सहायता करेगा और कार्य के वातावरण को सुखद और सामंजस्यपूर्ण बनाएगा।

तनाव-भरे वातावरण को तनावमुक्त करना

आपके प्रयासों के बावजूद, यह सम्भव है कि आपसी मतभेद उभर आएँ और कार्य-स्थल में तनाव का वातावरण व्याप्त हो जाए। ऐसा भी होता है जब तर्कपूर्ण बातचीत से भी सामूहिक तनाव कम नहीं हो पाता, और इस स्थिति की जितनी चर्चा की जाती है, यह उतनी ही जटिल होती जाती है। इस प्रकार की स्थितियों में कीर्तन या मौन से तनाव से राहत मिलती है। दोनों पक्ष मतभेद भुलाकर आगे बढ़ने का निर्णय ले सकते हैं। सत्व अपने अहम को भुलाकर चेतना के कारण 'आत्म' को पहचानना सिखाता है।

इसलिए 'ॐ शान्ति' या किसी दूसरे मन्त्र के गायन का संक्षिप्त सत्र, या केवल पाँच मिनट के लिए मौन रहकर ध्यान लगाने से, इस प्रकार की स्थितियों में आपको सहायता प्राप्त हो सकती है। स्थिति के अनुसार, आप पूरे समूह को प्रसन्नचित्त बनाने के लिए हास्याभ्यास भी कर सकते हैं। या समूह के सदस्यों की बची-खुची आक्रामकता को दूर करने के लिए सिंह गर्जन आजमाया जा सकता है।

दबावरहित होकर कार्य करना

कुछ वर्ष पहले बीस वर्ष की औसत आयु के जर्मनी के कुछ युवा मुझसे यहाँ दिल्ली में मिलने आए। जब भी मैं उनसे पूछती कि उनका दिन कैसा गुजरा या संग्रहालय की सैर कैसी रही आदि तो उनका हमेशा यही जवाब होता, बढ़िया लेकिन दबाव-भरा। उनको देखने पर ऐसा लगता था, इन युवाओं के लिए स्वयं जीवन ही एक दबाव बनकर रह गया है। हिमालय के पहाड़ों की यात्रा के बाद भी, उनका उत्तर इसी प्रकार का था। ऐसा प्रतीत होता था कि इन युवाओं ने दबाव को अपनी चिरस्थायी मानसिक अवस्था बना लिया है। वे पूरी तरह से स्वस्ति की अनुभूति कर पाने और स्वयं को दबावमुक्त कर पाने में अक्षम थे। या फिर वे अपनी गतिविधियों के महत्त्व को दर्शाने के लिए 'दबाव' शब्द का प्रयोग करते थे।

दरअसल 'दबाव' एक मानसिक अवस्था है, किसमें कुछ भी सकारात्मक नहीं होता। यह एक ऐसा दबाव है जिसे हम अपने मानसों पर डालते हैं। इसके मूल में भय और असुरक्षा की भावना होती है। जीवन या अपने कार्य का आनन्द (उपरोक्त उदाहरण की तरह) उठाने की बजाय, हम अपनी ऊर्जा को इस दबाव में खपा देते हैं।

अगर हमारे पास समय कम है और कार्य बहुत अधिक है, तो अपनी ऊर्जा को

दबाव में आकर बर्बाद करने के बजाए, हमें यथाशक्ति अपने कार्य को समाप्त करने की ओर ध्यान केन्द्रित करना चाहिए। दबाव हमारी क्षमताओं के समक्ष बाधा उत्पन्न करता है। इससे कार्य-फल पर असर पड़ता है। दबाव तामसिक और नकारात्मक होता है। इसलिए हमें सदैव इससे दूर रहना चाहिए।

कभी-कभी आपको किसी कार्य को निश्चित समय सीमा के भीतर हर हाल में करना होता है। यहाँ आप अपनी सात्विक ऊर्जा का उपयोग कर सकते हैं। आपको अपना कार्य प्रारम्भ करने से पहले मानसिक एकाग्रता प्राप्त करने के लिए ध्यान लगाने के कुछ अभ्यास कर लेने चाहिए और सूर्य या चन्द्रमा से अपने कार्य को निश्चित समय सीमा के भीतर कर पाने की योग्यता प्रदान करने का आशीर्वाद माँगना चाहिए। गहरा श्वास भरिए, और स्वयं को प्रेरणा प्रदान करने के क्रम में प्राण-ऊर्जा को सूर्य-चक्र की ओर भेजिए। यह प्रेरणादायी ऊर्जा आपके अन्दर है। आपको अवश्य ही दबावयुक्त मानसिक अवस्था और एक ऐसी मानसिक अवस्था जो किसी कार्य विशेष के प्रति समर्पण और तल्लीनता का भाव रखती हो, अन्तर कर पाने में सक्षम होना चाहिए।

कार्य-क्षमता पर आधारित एक सेमिनार में, एक बहुराष्ट्रीय कम्पनी के उच्चपदाधिकारी ने मुझसे कहा कि एक अमेरिकी प्रशिक्षक द्वारा आयोजित सेमिनार में उसने सीखा कि कार्यक्षमता के लिए दबाव की एक निश्चित मात्रा आवश्यक होती है। मैं इस दृष्टिकोण से बिलकुल भी सहमत नहीं हूँ। जैसा कि मैंने पहले भी कहा है, दबाव भय और असुरक्षा की भावना से ही उपजता है। सम्भवतः लोग भय के कारण कुछ तेजी से कार्य कर पाते होंगे। नौकरी खो बैठने का डर, रोजमर्रा की जरूरतों के लायक न कमा पाने का भय, या उच्चाधिकारी की नाराजगी का भय भी आपके दबाब का कारण हो सकता है। लेकिन निकट भविष्य में या बाद में, इस दबाव का दुष्प्रभाव आपके स्वास्थ्य पर दिखाई पड़ने लगेगा। कुछ लोगों में इसके प्रभाव अपेक्षाकृत जल्दी दिखाई पड़ते हैं, लेकिन कुछ लोगों में दबाव को संचित करते रहने की प्रवृत्ति होती है। बाद वाली अवस्था बदतर स्थिति का संकेत है, क्योंकि यह उन मानसिक और शारीरिक व्याधियों को बढ़ावा देती है जो दबाव स्तर ऊपर बढ़ जाने पर किसी ज्वालामुखी की तरह विस्फोटक सिद्ध होती हैं।

सात्विक उपायों से आप समय के एक और ही आयाम को जान पाते हैं। आध्यात्मिक ऊर्जा से कार्य करते हुए आप समय का विस्तार कर पाते हैं क्योंकि आप अपनी अन्तर्निहित सुषुप्त आध्यात्मिक ऊर्जा को जगाकर अधिक ऊर्जा और सृजनात्मक शक्ति पा लेते हैं। इस ऊर्जा-कोष का पूरा लाभ उठाने के लिए आपको समर्पण और निश्चय से काम लेना होगा।

8

शक्तिवर्द्धन और रोग से बचाव

देह और मानस की एक अवस्था स्वास्थ्य व रोग के मध्य स्थित हुआ करती है। इस विषय पर मैंने अध्याय दो में चर्चा की थी, और इसे अ-स्वास्थ्य की अवस्था यानी विकृति कहा था। अ-स्वास्थ्य की अवस्था देह की तीन महत्त्वपूर्ण शक्तियों में असन्तुलन या निम्न रोग प्रतिरोधक क्षमता और शक्ति के कारण उत्पन्न होती है। गम्भीर व्याधियों की बजाए अ-स्वास्थ्य की अवस्था हमारी कार्य-क्षमता में कमी के लिए अधिक जिम्मेदार होती है। लोग शारीरिक रूप से कार्य-स्थल पर उपस्थित होते हैं, लेकिन वे वहाँ मौजूदगी दर्शाने लायक ही कार्य करते हैं। वे इतने स्वस्थ और मजबूत नहीं होते कि बहुत शानदार कार्य कर सकें। वस्तुतः अ-स्वास्थ्य की अवस्था के लम्बे समय तक बने रहने से कई छोटी-छोटी व्याधियाँ उत्पन्न होती हैं, जिनका परिणाम होता है—उत्पादन क्षमता में कमी और अधिक अनुपस्थिति। इन्हें ध्यान में रखते हुए, मैं इस अन्तिम अध्याय में तीन प्रमुख विषयों पर चर्चा करूँगी। प्रथम, त्रिदोषीय असन्तुलन का निदान और उपचार; द्वितीय, रोग-प्रतिरोधक क्षमता और शक्ति का विकास; और तृतीय, रोगों को दूर करने के लिए कुछ सलाहें।

त्रिदोषीय असन्तुलन का निदान और उपचार

पोषक तत्त्वों में सन्तुलन की ओर पूरा ध्यान देने, त्रिदोषों और मानस के तीन गुणों के मध्य सन्तुलन बनाए रखने के लिए प्रकृति-चक्र का पालन करने के बावजूद, समय-समय पर परिस्थितियों के कारण देह में असन्तुलन उत्पन्न हो जाता है। उदाहरण के लिए, यदि लम्बी यात्रा करनी पड़े, या देर रात तक जागना पड़े, या ऐसा भोजन करना पड़ जाए जो आपकी प्रकृति के लिए बिलकुल भी उपयुक्त न हो, तो असन्तुलन पैदा हो सकता है। आपको स्वयं को इस असन्तुलन के प्रभाव की पहचान, निदान और तुरन्त उपचार के योग्य बनाना चाहिए। छोटी-छोटी व्याधियों को प्रारम्भिक अवस्था में ठीक करना आसान होता है। बाद में किसी दोष के लम्बे समय तक विकारग्रस्त प्रारम्भ हो जाती है। इसे ध्यान में रखते हुए मैं सरल घरेलू उपचारों और सम्बन्धित पूर्वोपायों को प्रस्तुत करूँगी।

वात-असन्तुलन के लिए

वात-विकार के कुछ उदाहरण यहाँ दिए जा रहे हैं, जिससे प्राप्त ज्ञान का उपयोग आप सहज ही कर सकेंगे। माना किसी कारणवश आपको काफी देर रात तक जागना पड़ता है तो इससे वात-असन्तुलन पैदा होता है। इस असन्तुलन से बचने के लिए, आपको आयुर्वेदिक दृष्टिकोण से सन्तुलित गरम और वसायुक्त आहार खाने चाहिएँ। सुबह जागने पर गरम पानी पीना न भूलें, जिससे कब्ज न हो सके क्योंकि अक्सर अनिद्रा के बाद कब्ज की शिकायत होती है। भोजन में अजवायन, अदरक, मेथी और जीरे का प्रयोग करें, अजवायन, अदरक और तुलसी की चाय पिएँ।

यह भी सम्भव है कि कोई ऐसी स्थिति बने जिसमें एक से अधिक घटक किसी दोष के प्रकार्यों में बाधा उत्पन्न कर दें। उदाहरण के लिए, अगर आपको घंटों व्यापार सम्बन्धी यात्रा करनी पड़े और अपने कार्य को पूरा करने के लिए आप इतने व्यस्त रहे कि आपको गरम भोजन कर पाने तक का समय भी न मिले, और साथ ही, मौसम बहुत वातिक हो और आपका होटल एक बड़े शहर के शोर-भरे मुख्य मार्ग पर स्थित हो, तो इसका अर्थ है कि आपके पास वात असन्तुलित करने के लिए सारा सामान उपलब्ध है। स्पष्टतः अगर आप वात-प्रधान व्यक्ति है, तो इसका प्रभाव बढ़ जाएगा। किसी दोष में आए असन्तुलन की तीव्रता व्यक्ति के ओजस (शक्ति, और रोग प्रतिरोधक क्षमता) पर निर्भर करती है। इस समस्या के हल में लगने वाला समय, उन उपायों पर ही निर्भर करेगा जो आप अपनाएँगे। किसी भी स्थिति में, जब आप ऐसे अनेक घटकों से जूझ रहे हों जो दोष को विकृत करते हैं, तब आपको पहले उदाहरण की तुलना में अधिक गहन उपचार की आवश्यकता पड़ेगी।

सोया के बीज और लहसुन दो ऐसे पदार्थ हैं जो विकृत वात और कफ को ठीक करते हैं। अपने भोजन में इनका प्रयोग करें, या इन्हें औषधि की तरह लें। लेकिन आगे दी गई मात्रा से अधिक मत लीजिए।

½ छोटा चम्मच सोया के बीज प्रतिदिन।

2-3 मध्यम आकार की लहसुन की कलियाँ।

सोया के तेल का भी प्रयोग किया जा सकता है। इसकी मात्रा एक से तीन बूँद प्रतिदिन है।

आधा छोटा चम्मच मेथी दाना प्रतिदिन, भी वात और कफ-विकार के लिए एक उपयुक्त औषधि है।

यह ध्यान रखें कि वात-विकार के उपचार के लिए, मधुर, अम्ल (खट्टा) और लवण (नमकीन) रस युक्त भोजन ही खाना चाहिए। तीखे, कड़वे और कषाय आहारों से परहेज करना चाहिए।

सभी उपरोक्त जड़ी-बूटी युक्त औषधियों में शामिल पदार्थ अपनी आयुर्वेदिक प्रकृति में 'गरम' हैं। इसलिए विशेष रूप से अगर आप पित्त प्रकृति के हैं, तो आप पर

पित्त असन्तुलन के रूप में इसके कुछ दुष्प्रभाव पड़ सकते हैं। आम तौर पर ये दुष्प्रभाव देह में गरमी की वृद्धि के रूप में प्रकट होते हैं। हाथों, पैरों या सिर में काफी गरमी का अनुभव हो सकता है और अत्यधिक पसीना भी हो सकता है। इन दुष्प्रभावों से बचने के लिए, एक छोटा चम्मच सौंफ प्रतिदिन लीजिए। आप इसे चबा कर खा सकते हैं, या इसका ठंडा काढ़ा भी बना सकते हैं। या फिर, आप ठंडी प्रकृति के फल और सब्जियाँ खा सकते हैं जिनसे सन्तुलन बना रहे।

अब उस उदाहरण पर वापस आते हैं, जिसमें आपको अनेक घटकों के कारण वात-विकार के खतरे का सामना करना पड़ता है। आपको फिर से सन्तुलन प्राप्ति के लिए कुछ दूसरे उपायों को भी सीखना चाहिए। अत्यधिक विकार उत्पन्न होने की स्थिति में, पहले बताई गई चाय पीना ही काफी नहीं है। सर्वप्रथम, सन्तुलन दुबारा स्थापित करने में इससे समय भी लग सकता है। इस उदाहरण में बताए गए कुछ व्यस्त वात दिवस बिताने के बाद, आपको निश्चित रूप से कुछ आराम व शान्ति चाहिए। अगर आप कठिन परिश्रम के बाद प्रतिदिन बाहर जाना जारी रखते हैं और सप्ताहान्त में भी व्यस्त रहते हैं, तो वात-विकार और अधिक विकृत हो जाएगा या असन्तुलित ही बना रहेगा। प्रारम्भ में, देह में अकड़न, यहाँ-वहाँ दर्द, गला सूखना, जैसे लक्षण सहन किए जा सकते हैं, लेकिन धीरे-धीरे जब यह लक्षण नियमित विशेषता ही बन जाते हैं, तब व्यक्ति थका-माँदा और निढाल हो जाता है। आपको तेल-मालिश और दोनों प्रकार की वस्ति-क्रियाओं को करना चाहिए। इनका विवेचन पहले किया जा चुका है। इस उपचार के साथ ही, आपको पहले बताई गई चाय और अदरक, लहसुन और मसालों से युक्त गरम भोजन लेना चाहिए। समुचित विश्राम और शान्त वातावरण विकृत दोष को फिर से सन्तुलित करने में सहायक सिद्ध होंगे। इन उपचारों से आप पाएँगे कि आपकी देह उन नकारात्मक प्रभावों से मुक्त हो गई है, जिन्हें आप वात-विकार के कारण अनुभव कर रहे थे। आप अपने भीतर नई ऊर्जा और कायाकल्प अनुभव करेंगे। अगर आप युवा हैं, तब आप इसे उतना अनुभव नहीं करेंगे, जितना कि चालीस की वय पार करने पर। तब आपको वास्तव में अपने लिए कुछ समय आराम और शान्ति से बिताने की आवश्यकता होती है।

अजवायन, अदरक और तुलसी की चाय

यह दोनों चाय अपनी आयुर्वेदिक प्रकृति में 'गरम' हैं और देह में वात और कफ की साम्यावस्था स्थापित करती हैं।

अजवायन की चाय : 250 मि.ली. पानी उबालिए इसमें एक छोटा चम्मच अजवायन मिलाइए। धीमी आँच पर दस मिनट ढककर उबाल लें।

अदरक-तुलसी की चाय : 250 मि.ली. पानी उबालिए। एक इंच (2-3 सें.मी.) अदरक का टुकड़ा कूटकर डाल दीजिए।
धीमी आँच पर दस मिनट ढककर उबाल लें।

चाय को छानकर गरम-गरम पिएँ।

आप चाय को मीठा करने के लिए चीनी का प्रयोग कर सकते हैं। लेकिन शहद का उपयोग कदापि न करें, क्योंकि शहद गरमी का विरोधी होता है। शहद के 95^0 (35^0C) से अधिक गरम नहीं किया जा सकता। इसका अर्थ है कि आपको गरम पेय या तन्दूर में पकाए आहारों में शहद का उपयोग नहीं करना चाहिए।

वात का अल्प असन्तुलन एक या दो बार प्रतिदिन, दो से तीन दिन तक इस चाय का सेवन करने से ठीक हो जाता है।

अत्यधिक मद्यपान के बाद की शारीरिक थकान से छुटकारा पाने के लिए अजवायन की चाय सर्वोत्तम उपाय है। मदिरा-सेवन करने वाले लोगों को इसका नियमित उपयोग करना चाहिए।

सौंफ का ठंडा काढ़ा

आयुर्वेद के अनुसार, कुछ पदार्थ गरमी के प्रति संवेदनशील होते हैं और इन्हें गरम किए जाने पर इनके औषधीय गुण नष्ट हो जाते हैं। इन्हें चूर्ण के रूप में या सामान्य तापमान पर कई घंटे भिगोने के बाद उपयोग करना चाहिए। सौंफ एक ऐसा ही पदार्थ है।

सौंफ का ठंडा काढ़ा बनाने के लिए, छोटा चम्मच सौंफ 150 मि.ली. पानी में कम-से-कम घंटे या रात-भर के लिए भिगो कर रख दें। अगर आप यह काढ़ा तुरन्त पीना चाहते हैं, तो सौंफ का चूर्ण पानी में डालकर चम्मच से हिला लें। इसे पन्द्रह मिनट के लिए रख दें। इससे चूर्ण नीचे बैठ जाएगा। दोनों स्थितियों में, पीने से पहले आप इसे छान सकते हैं। बिना छाने काढ़ा पीकर अगर आप चूर्ण या सौंफ के बीजों को चबा लें तो यह और भी हितकर है।

यह काढ़ा अतिसार के उपचार के लिए भी प्रयुक्त होता है। वही मात्रा दिन में तीन बार लीजिए।

पित्त असन्तुलन के लिए

कुछ छोटी-छोटी लेकिन तंग करने वाली व्याधियाँ जो पित्त असन्तुलन के कारण उत्पन्न होती हैं, वे हैं—मुँह या जीभ के छाले, देह के कुछ विशेष हिस्सों में गरमी, बार-बार होने वाली पाचन सम्बन्धी समस्याएँ, त्वचा का कटना और मोटा होना, दाद-खाज, मुँहासे, देह के कुछ भागों में जलन की अनुभूति, अत्यधिक पसीना और शारीरिक दुर्गन्ध। इनमें से अधिकांश समस्याएँ इस दोष में सन्तुलन स्थापित करने से ठीक हो सकती हैं। आइए देखें कि इन रोगों का उपचार करके शरीर की अग्नि (प्रदाह) को शान्त कैसे किया जा सकता है।

देह के प्रदाह को मधुर, कटु और कषाय रसों के प्रयोग से नियंत्रित किया जाता है। अगर आप पित्त-प्रधान व्यक्ति हैं, तो यह ध्यान रखें कि आपको सदैव इन रसों को अपने आहार में शामिल करना चाहिए और अम्ल (खट्टे) रस के उपयोग से परहेज

करना चाहिए। पित्त-विकार होने के दौरान अम्ल रस का प्रयोग आग में घी डालने का काम करता है। मिर्चों वाले और अधिक नमकीन भोजन का भी यही प्रभाव होता है। कोई भी व्यक्ति हमेशा उस तरह नहीं रह सकता, जैसी उससे अपेक्षा की जाती है। वह परिस्थितियों और इच्छाओं और संचालित होता है। वह अपने मार्ग से भटक भी सकता है। इसलिए सर्वप्रथम आपको यह ध्यान रखना होगा कि यह भटकाव अधिक न हो और आप अपने मार्ग से प्रायः न भटकें। दूसरे, जब आप अपनी प्रकृति के अनुसार न रह रहे हों, तब आपको समस्या को ठीक करने के लिए तत्काल कार्यवाही करना सीखना चाहिए। अत्यधिक खट्टा, अपेक्षाकृत अधिक नमकीन और तीखा (मिर्च वाला या समान प्रभाव वाले अन्य मसालों से युक्त) भोजन करने पर, ढेर सारा फलों का सलाद (खट्टे फलों को छोड़कर), या एक गिलास ठंडे दूध, या सौंफ के काढ़े, के द्वारा इसकी क्षतिपूर्ति करनी चाहिए। खूब सारा ठंडा पानी पिएँ और अगर मौसम अनुकूल हो तो ठंडे पानी से नहाएँ। पित्त को साम्यावस्था में लाने के लिए कुछ और सामान्य उपाय देखें।

अगर आपके पित्त को अत्यधिक विकृत करने के लिए, कई घटक उपस्थित हैं, तो आपको इस महत्त्वपूर्ण शक्ति को सामान्यावस्था में लाने के लिए कई कदम उठाने होंगे। उदाहरण के लिए, अगर आप किसी दिन तपती धूप में रहें, साथ ही खट्टा, नमकीन और मिर्च वाला भोजन करें, एल्कोहल युक्त पेय पिएँ, और एक ऐसी स्थिति उत्पन्न हो कि आपको क्रोध आने लगे, तो कुल मिलाकर इन सबका प्रभाव बहुत ही सशक्त होगा, और ऊपर बताए गए हल्के उपाय इसके लिए पर्याप्त सिद्ध नहीं होंगे। ऐसे में आपको विरेचन, ठंडे जल से स्नान और पित्त घटाने वाले पदार्थों से मालिश (स्नेहन) की आवश्यकता होगी। देह के कुछ विशेष भागों में पित्त-विकार उत्पन्न होने की स्थिति में अन्तिम विधि खास तौर पर लाभकारी है। पित्त घटाने वाले पदार्थों के बाह्य प्रयोग के लिए देखें।

पित्त सन्तुलित करने वाले पदार्थ

कासनी : इसके बीज या जड़ का चूर्ण लेना चाहिए। इसकी मात्रा आधा छोटा चम्मच प्रतिदिन है। चूर्ण पानी के साथ लीजिए।

धनिया : धनिया चूर्ण की मात्रा आधा छोटा चम्मच प्रतिदिन है। 200 मिली. पानी में पन्द्रह मिनट, धीमी आँच पर उबालकर, इसका काढ़ा तैयार किया जाता है। पानी के साथ भी चूर्ण का सेवन किया जा सकता है।

नीम : कफ और पित्त-विकार के लिए यह बहुत ही प्रभावकारी औषधि है। नीम के तेल की पाँच से दस बूँदें 100 मिली. पानी में प्रतिदिन लीजिए। इसकी पत्तियों और छाल का काढ़ा भी तैयार किया जा सकता है। आप इसकी छाल और पत्तियों के चूर्ण को सीधे पानी के साथ भी ले सकते हैं। दैनिक मात्रा आधा छोटा चम्मच से अधिक नहीं

होनी चाहिए। जिस प्रकार से धनिए का काढ़ा तैयार किया जाता है, ठीक उसी विधि से नीम का काढ़ा बनाया जाता है।

मसूर की दाल : सौ ग्राम मसूर की दाल आधा लीटर पानी में लगभग आधे घंटे तक पकाइए। अगर सूप पीने का मन हो तो इसमें पानी अधिक मात्रा में भी मिलाया जा सकता है। पकाते समय, इसमें एक-चौथाई छोटा चम्मच सौंफ, स्वादानुसार नमक और एक-चौथाई छोटा चम्मच हल्दी डाल दें। जब दाल पककर तैयार हो जाए, तब इसमें दो से चार छोटे चम्मच घी डालें। घी की मात्रा आपकी पाचन-क्षमता पर निर्भर करती है। इसे सूप की तरह लीजिए।

पित्त-शमन के लिए मालिश

अगर आपको अपनी देह के कुछ भागों में जलन की अनुभूति होती है, या बहुत अधिक गरमी लगती है, या पसीना बहुत होता हो, तो आप आगे दिए गए उपायों को अपना सकते हैं :

1. नारियल या घी के तेल की मालिश पूरे शरीर में की जा सकती है। इन तेलों से सिर की मालिश भी करनी चाहिए।

2. चन्दन का लेप, पित्त-विकार के बाह्य प्रभावों के उपचार के लिए बहुत ही प्रभावकारी है। यह शरीर की दुर्गन्ध भी दूर करता है।

चन्दन का लेप बनाने की दो विधियाँ हैं। आप चन्दन का चूर्ण खरीदकर, पानी के साथ लेप बना सकते हैं। मलमल के कपड़े से छानकर, चन्दन का अर्क निकालना उपयुक्त रहेगा। इससे लकड़ी के रेशे आपकी त्वचा पर नहीं चिपकेंगे। लेप बनाने का बेहतर तरीका यह है कि चन्दन की लकड़ी के टुकड़े को एक खुरदुरे पत्थर पर घिसा जाए (चित्र 38)। पानी की कुछ बूँदें मिलाएँ और लकड़ी को पत्थर पर घिसें। अपनी उँगलियों से चन्दन का लेप एक कटोरी में इकट्ठा कर लें।

प्रभावित अंगों पर उँगलियों से यह लेप लगाएँ (चित्र 38)। आप इसे पूरी देह पर भी लगा सकते हैं। अगर सम्भव हो तो इस लेप को कई घंटों के लिए शरीर पर ही लगा रहने दें। वास्तव में, आपकी देह की गरमी इसे सुखा देगी, और यह लेप स्वयं गिर जाएगा। पित्त-विकार की तीव्रता के अनुसार आप यह उपचार कई दिनों तक दुहरा सकते हैं। यह उपचार रूप-रंग बेहतर और चमकदार बनाता है।

3. गीली मिट्टी से स्नान : आम तौर पर चिकनी पीली मिट्टी इसके लिए प्रयुक्त होती है। पानी में इसका पतला घोल बनाएँ और शरीर पर मल लें। मिट्टी पूरी तरह से सूखने के बाद, इसे पानी से धोने से पहले कम से कम पन्द्रह मिनट तक रुकें। पित्त-सन्तुलन स्थापित करने के अलावा, यह उपचार आपका रूप-रंग सलोना और चमकदार बनाता है।

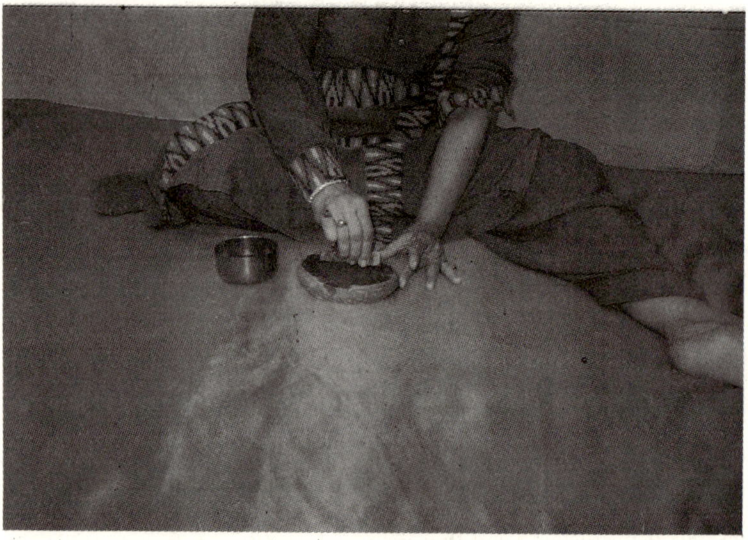

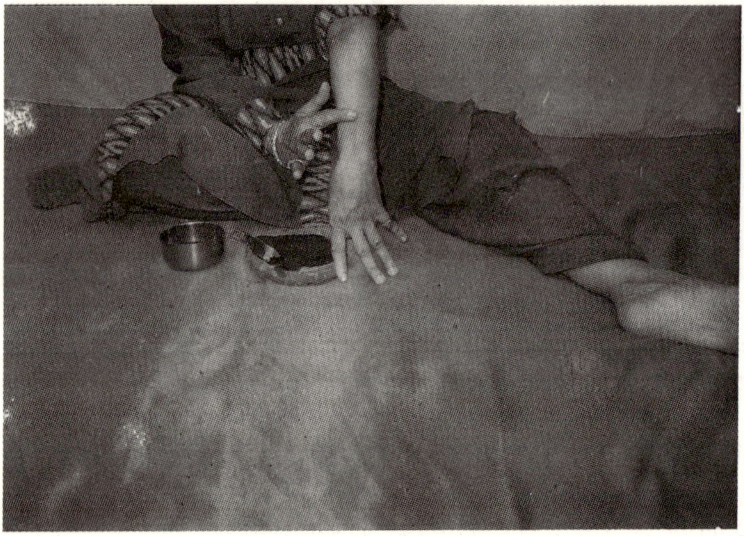

चित्र 38 : चन्दन का अवलेह बनाने के लिए उसे पानी के
साथ सिल पर रगड़ें नीचे : चन्दन के अवलेह को उँगलियों से शरीर पर लगा लें

कफ असन्तुलन के लिए

सुबह जागने पर अगर आप आलस्य और थकान अनुभव करते हैं; अगर आप रात में पूरा आराम करने के बाद भी कार्य-स्थल पर निद्राजनक महसूस करते हैं; अगर आपको देह में भारीपन महसूस होता है; अगर आपको लगता है कि आपकी कार्य करने की गति धीमी हो गई है; अगर आपके मुँह का स्वाद अक्सर मीठा रहता है; अगर लार अत्यधिक बनती है; और अगर आपके शरीर पर सूजन रहती हो, तो इसका अर्थ है कि आप कफ-विकार से ग्रस्त हैं। समस्या की तीव्रता के आधार पर आपमें इनमें से कोई एक या अधिक लक्षण प्रकट हो सकते हैं। कफ दूसरे विकारों की तरह, आपकी कार्य-क्षमता का शत्रु है। वास्तव में, यह वात और पित्त-विकार की तुलना में कार्य-क्षमता का अधिक प्रबल शत्रु है।

अगर आपमें इस प्रकार के लक्षण हैं, तो यह न समझें कि आराम करने-भर से आप ठीक हो सकते हैं। आप जितना अधिक सोएँगे, उतनी ही थकान महसूस करेंगे। इसके विपरीत, आपको क्रियाशील होने का प्रयास करना चाहिए। आपको आठ घंटे से अधिक बिलकुल नहीं सोना चाहिए। शारीरिक व्यायाम करें, सुबह-शाम तेज चाल से घूमने जाया करें, और गरम मसालेदार भोजन करें। भोजन पकाते समय, उसमें बहुत-सा अदरक डालें और वात के लिए प्रयुक्त होने वाले वे मसाले लें, जिन्हें मैंने वात और कफ दोनों के असन्तुलन के लिए लाभकारी बताया है। सावधानीपूर्वक तेल की कम मात्रा का ही उपयोग करें और मीठा कम खाएँ। मैदे या दूसरे अनाजों से बनी मिठाइयों और चाकलेट से परहेज करें। कफ विकार में तीखे, कटु और कषाय आहारों का उपयोग किया जाता है। खट्टे, नमकीन और मीठे से बचें। रात के भोजन का विशेष ध्यान रखें। रात का भोजन देर से न करें और विशेषकर रात में नमक से परहेज करें। रात्रि में सोने से पहले घूमने जाने का प्रयास करें। यह ध्यान रखें कि जब आप रात में आराम कर रहे होते या सो रहे होते हैं, तब कफ विकार में वृद्धि होती है। यह वात के विपरीत है जो कार्य और क्रियाशीलता के साथ बढ़ता है। वात-उपचार के लिए शान्त वातावरण और विश्राम आवश्यक है, ज़बकि कफ-विकार के उपचार के लिए आपको शारीरिक क्रियाशीलता बढ़ानी होगी।

गरम स्नान और गीली सिकाई इस दोष में आए विकार का उपचार करने में विलक्षण रूप से सहायक है। स्वेदन-क्रिया का अध्याय तीन में वर्णन किया जा चुका है। यहाँ मैं औषधियों के उपयोग द्वारा कुछ विशेष उपचारों का वर्णन करूँगी।

यह नितान्त सम्भव है कि आपके शरीर के किसी एक भाग में कफ असन्तुलन जैसे कि सूजन हो। ऐसी स्थिति में गीली पट्टी, दबा-दबा कर मालिश या अंग विशेष की वर्जिश करनी चाहिए। आप महसूस करेंगे कि कफ विकार से सम्बन्धित समस्याएँ सुबह जागने पर बढ़ जाती हैं और दिन में कम हो जाती हैं।

जब कफ-विकार बहुत अधिक बढ़ जाए, और आप इन मूल उपायों से ठीक

न हों, तब आपको वमन-क्रिया द्वारा उपचार करना चाहिए। वमन क्रिया करते हुए, अध्याय तीन में दिए गए सभी निर्देशों का पालन करें और सभी सावधानियाँ बरतें।

यह बहुत सम्भव है कि आपके एक से अधिक दोष विकार ग्रस्त हो जाएँ। वात-पित्त विकार की स्थिति में, आप 'गरम' और 'ठंडे' पदार्थ लेने में दुविधा महसूस कर सकते हैं। वात-पित्त विकार का उपचार करने वाले पदार्थ, सौंफ और मुलैठी हैं। सौंफ की मात्रा और लेने का तरीका पहले बताया जा चुका है। मुलैठी आधा छोटा चम्मच प्रतिदिन लेनी चाहिए। आप कोरा चूर्ण भी खा सकते हैं, या इसे पानी में धीमी आँच पर दस मिनट तक उबालने के बाद, चाय की तरह पिएँ। वात-पित्त विकार उत्पन्न होने पर, आपको वस्ति और विरेचन क्रिया करनी चाहिए। इसके बाद आपको सौंफ और मुलैठी की चाय लेनी चाहिए। एक चाय सुबह और एक शाम के समय लें। आपका भोजन भी सन्तुलित होना चाहिए। भोजन में गाजर, मूँग की दाल, मिली-जुली सब्जियाँ और थोड़ा चावल लीजिए। समुचित आराम और नारियल या घी के तेल से समय-समय पर मालिश कीजिए।

वात-कफ विकार के उपचार के लिए, पहले ही कई पदार्थों का वर्णन किया जा चुका है। दोनों ही मामलों में गरम उपचारों की जरूरत होती है। आपको अध्याय तीन में दिए गए निर्देशों के अनुसार वस्ति और वमन क्रिया द्वारा उपचार करना चाहिए। पित्त कफ विकार के उपचार के लिए, नीम बहुत ही उपयुक्त है।

तीन दोषों में ही विकार उत्पन्न हो जाने की स्थिति में, आपको सप्तकर्म और सन्तुलित आयुर्वेदिक आहार की सहायता लेनी चाहिए। साथ ही ऐसी औषधियों का सेवन करना चाहिए, जो त्रिदोषों में साम्यावस्था स्थापित करती हैं। हल्दी, छोटी इलायची और धनिया साम्यावस्था स्थापित करने वाली औषधियाँ हैं। हिमालय पर्वत के फलों का मिश्रण, त्रिफला (आँवला, हरड़, बहेड़ा) जीवनी-शक्ति युक्त होने के साथ त्रिदोषीय साम्यावस्था भी स्थापित करता है। त्रिदोषों के लम्बे समय तक विकारग्रस्त रहने की स्थिति में किसी आयुर्वेदिक चिकित्सक से परामर्श लेना चाहिए या पंचकर्म या सप्तकर्म चिकित्सा की सहायता लेनी चाहिए।

विशिष्ट वनस्पतियों या तेलों से गीली सिकाई

'गरम' प्रकृति के सभी पदार्थ कफ को सन्तुलित करने में सहायक सिद्ध होते हैं। लेकिन आपको यह भी ध्यान रखना होगा कि यह पदार्थ त्वचा को उद्वेलित करके एलर्जी या जलन-खुजली पैदा न करें।

अजवायन (100 ग्रास), या दालचीनी (50 ग्राम), या बड़ी इलायची (50 ग्राम), या अरण्डी के पत्ते (100 ग्राम) का काढ़ा इसके लिए काफी उपयोगी हो सकता है। इनमें से किसी भी पदार्थ को चुनकर, तीन लीटर पानी में लगभग बीस मिनट तक,

बर्तन के ऊपर ढक्कन रखकर पकाइए। दालचीनी और बड़ी इलायची को पकाने से पहले पीस लेना चाहिए। बड़ी इलायची के छिलके को हटाकर, केवल बीज ही उपयोग करने चाहिए।

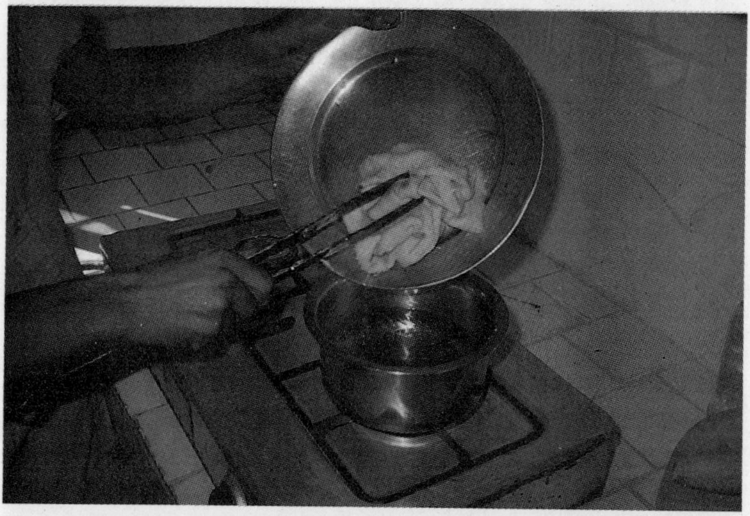

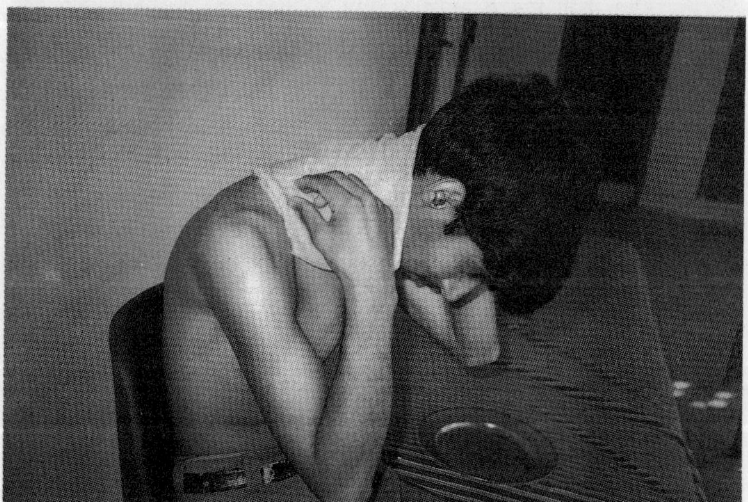

चित्र 39 : ऊपर : दर्द निवारण के लिए गीली तौलिया, गरम औषधि युक्त पानी को चिमटे की मदद से निचोड़ लें। नीचे : तौलिये को प्रभावित हिस्से पर फैलाएँ।

काढ़ा तैयार हो जाने पर, इसे छान लें और एक छोटा तौलिया इस काढ़े में भिगने के लिए डाल दें। एक मिनट के पश्चात् एक बड़ी चिमटी या संड़सी की सहायता से, तौलिए को निचोड़ लें (चित्र 39)। अपनी देह पर तौलिए को फैलाते हुए इस बात का ध्यान रखें कि वह त्वचा के लिए बहुत गरम नहीं होना चाहिए। आप अपने हाथों, पैरों या देह के कुछ अन्य भागों में तौलिए को दबाते हुए लगा सकते हैं, लेकिन पूरी देह में स्वेदन क्रिया के लिए आपको किसी दूसरे व्यक्ति की सहायता की आवश्यकता पड़ेगी, जो पहले वाले तौलिए को दूसरे गरम तौलिए से बदल सके। इस पूरी प्रक्रिया में आपको काढ़े को एक या दो बार गरम करने की जरूरत पड़ेगी।

काढ़ा तैयार करने की तुलना में, पानी में कुछ प्रमुख तेलों का उपयोग करना अपेक्षाकृत अधिक आसान है। इस प्रकार के तेल दुकानों में सहजता से मिल जाते हैं। आप चाहें तो अपना मिश्रण भी तैयार कर सकते हैं। इस प्रकार के मिश्रण को बनाने की एक विधि का वर्णन अध्याय तीन में शिरो-शुद्धि के लिए किया गया है। दो क्वार्ट पानी में एक छोटा चम्मच तेल मिला सकते हैं।

स्वेदन क्रिया बहुत अधिक नहीं करनी चाहिए, क्योंकि इससे कमजोरी महसूस हो सकती है। जब पसीना आने लगे, तो इस प्रक्रिया को रोक दें। अपने शरीर में ठीक से किसी कपड़े से ढक कर लगभग 15 मिनट तक विश्राम कीजिए। यह ध्यान रखें कि जहाँ आप स्वेदन क्रिया करते हैं या उसके बाद जब विश्राम करते हैं, वहाँ पर ठंडी हवा के झोंके नहीं होने चाहिए।

त्रिदोष असन्तुलन और उसका उपचार

ऐसे बहुत से लोग हैं जो अब आयुर्वेद के महत्त्व को पहचानने लगे हैं, और त्रिदोष-उपचार दिन-प्रतिदिन लोकप्रिय होता जा रहा है। लेकिन ऐसा भी समय रहा है जब इस धारणा को समुचित रूप से नहीं समझा गया, और इसकी समझ में कमी के कारण ही, लोगों ने इसका दुरुपयोग भी किया। लोग अपने स्वास्थ्य में सुधार की बजाए, स्वयं को ही नुकसान पहुँचा बैठते हैं। इसका कारण यही है कि आयुर्वेदिक ज्ञान उन लोगों के द्वारा दिया जा रहा है जो इसके मूल आधार और शारीरिक और ब्रह्मांडीय सन्तुलनों के पीछे निहित सिद्धान्त को ही नहीं जानते। आयुर्वेद स्वास्थ्य सुरक्षा का वह सिद्धान्त है जो चिकित्सकीय, दार्शनिक, ऐतिहासिक और परम्परागत ज्ञान को समायोजित करता है। आधुनिक जीवन शैली में इसके सिद्धान्तों को प्रयुक्त करने के लिए, इस जीवन-शैली, इससे जुड़ी आहार सम्बन्धी आदतों और इसकी सांस्कृतिक पृष्ठभूमि को समझना आवश्यक है। उदाहरण के लिए, दक्षिणी भारत, जो कि एक ऊष्ण प्रदेश है, का एक आयुर्वेदिक शिक्षक नारियल के तेल से मालिश किए जाने पर जोर दे सकता है; जो कि मसूरी सरीखे किसी ठंडे स्थान के लिए बहुत उत्तम विचार नहीं हो सकता। पूरे उत्तर-पश्चिमी भारत में लोग प्रायः सर्दियों में नारियल के तेल को उपयोग करने से बचते

हैं, और इसकी जगह तिल के तेल को प्राथमिकता देते हैं। आयुर्वेदिक नुस्खे प्रकृति के आधार पर निर्भर करते हैं, और कश्मीर से लेकर कन्याकुमारी तक यथेष्ट अन्तर रखते हैं।

इन आयुर्वेदिक सिद्धान्तों के अनुसार, प्राकृतिक पदार्थ न तो अच्छे होते हैं और न ही बुरे, और ऐसे बहुत से बाह्य घटक होते हैं, जिन पर यथोचित आहार और औषधि देने से पहले विचार किया जाता है। गलत नुस्खे को गलत स्थान और गलत समय पर देने से, इन प्राकृतिक पदार्थों का दुरुपयोग ही होता है। यह गलती इसलिए होती है क्योंकि हम औषधियों के मामले में सरणीकरण की प्रक्रिया अपनाते हैं, और जीवन को गणितीय ढंग से श्रेणीबद्ध करने का प्रयास करते हैं। हम सोचते हैं कि चीजों को अच्छे या बुरे की श्रेणी में डाल देना अपेक्षाकृत अधिक आसान है। मैंने यूरोप में अपने कई विद्यार्थियों से, आयुर्वेद के सन्दर्भ में कई भ्रान्तिपूर्ण व्याख्यानों और दुरुपयोगों के विषय में सुना है। इसलिए मैं समय-समय पर सावधान करने का प्रयास करना जरूरी मानती हूँ।

त्रिदोष 'पानी के तीन घड़ों' की तरह नहीं होते जो बेहतर स्वास्थ्य बनाए रखने के लिए एक समान रूप से भरे हुए या खाली होने चाहिए। त्रिदोष वे तीन महत्त्वपूर्ण शक्तियाँ हैं जो देह के समस्त शारीरिक और मानसिक प्रकार्यों को करती हैं। किसी एक दोष में विकार उत्पन्न होने पर, देह की इस महत्त्वपूर्ण शक्ति को फिर से सन्तुलित करने के लिए, विकार के लिए उत्तरदायी आहार को खाना बन्द नहीं किया जा सकता। उदाहरण के लिए, कफ विकार से ग्रस्त होने पर, अगर आप मीठे, तैलिय और वसायुक्त आहार खाना बंद कर दें, तो इससे आप वात-विकार से भी पीड़ित हो जाएँगे। आपको बेचैनी, निद्रा सम्बन्धी समस्या और कब्ज की शिकायत हो सकती है, और आप वात-विकार के दूसरें नकारात्मक प्रभावों को भी अनुभव करेंगे। आप यह उपाय इसलिए अपना रहे होंगे क्योंकि आयुर्वेदिक पाठ्य पुस्तकों में कफ की समस्या को ठीक करने का यही उपाय बताया गया है।

आपको यह सदैव ध्यान रखना चाहिए कि किसी दोष में उत्पन्न विकार का कारण सिर्फ उस दोष में वृद्धि होना ही नहीं होता। यह इसमें कमी, उपयुक्त स्थान पर न होने, या एक ही स्थान पर संचित होते रहने आदि के कारण भी हो सकता है। इसलिए किसी दोष में आए विकार के उपचार के लिए, बहुआयामी स्तर पर उस विकार को देखना चाहिए। यह एक जटिल ज्ञान है जिसे भली-भाँति समझने के बाद ही समुचित रूप से व्यवहार में लाना चाहिए। यही कारण है कि इस अध्याय में सैद्धान्तिक विस्तार में जाने की बजाए, मैं व्यावहारिक सुझावों पर अधिक जोर दे रही हूँ। एक बार व्यावहारिक अनुभव होने पर, इसमें निहित गहन सिद्धान्त को समझना आसान होता है। जब यूरोपीय विद्यार्थी हमारे भारत स्थित केन्द्रों में आते हैं, तो वे वास्तव में आयुर्वेद को 'जीते' और अनुभव करते हैं। उनमें से अधिकांश ने कई पुस्तकें पढ़ी होती हैं और वे यूरोप में सेमिनारों में भाग भी ले चुके होते हैं। वे अक्सर बताते हैं कि अपने शरीर से अनुभव

करने के बाद ही वे पहले बौद्धिक स्तर पर सीखी अवधारणाओं को वास्तव में समझ पाए।

प्राकृतिक औषधियों के उपयोग के बारे में कुछ सावधानियाँ

कुछ लोगों का यह मानना है कि वनस्पतियों से तैयार की गई औषधियाँ हानिकारक नहीं होती, और वे जितना चाहें उतना उनका सेवन कर सकते हैं। मैंने कुछ लोगों को अत्यधिक मात्रा में जुड़ी-बूटी युक्त औषधियाँ लेते हुए पाया जिससे वे त्रिदोष सम्बन्धी असन्तुलन का शिकार हो गए थे। यह ध्यान रखना चाहिए कि जिस भी पदार्थ का हम सेवन करते हैं, उसमें अलग-अलग रस होते हैं, और उनके मूल तत्त्वों का हमारी साम्यावस्था पर कुछ न कुछ प्रभाव अवश्य पड़ता है। बहुत-सी घरेलू आयुर्वेदिक औषधियाँ रसोई में उपलब्ध जड़ी-बूटियों और वनस्पतियों से तैयार की जाती है, और चिकित्सा हेतु (देखिए, हल्दी से उपचार) इनकी अधिक मात्रा भी प्रयुक्त की जाती है। अगर आप ग्रीष्मकाल में 'गरम' प्रकृति के किसी पदार्थ का सेवन करें, तो इसके कारण देह में अत्यधिक गरमी भी पैदा हो सकती है। ऐसे में आप पित्त-विकार के किसी एक या दूसरे प्रकार को अनुभव कर सकते हैं। आपके भीतर कब्ज, अम्लता (acidity) आदि सरीखे पित्त विकार के कोई भी लक्षण पैदा हो सकते हैं। इसलिए, प्राकृतिक औषधियों से अपना उपचार करते हुए, निर्धारित मात्रा, सेवन के तरीके, निश्चित मिश्रण और आहार सम्बन्धी निर्देशों का पालन अवश्य करें।

शरीर का कायाकल्प

रोग-प्रतिरोधक प्रणाली को सशक्त बनाने वाले आहारों का सेवन करना बहुत महत्त्वपूर्ण है इन्हें रसायन कहा जाता है (रसायन पर विस्तृत जानकारी के लिए, अध्याय पाँच देखिए)। तुलसी और लहसुन सबसे सुपरिचित पदार्थ हैं। अलग-अलग खाद्य-पदार्थों में इन्हें मिलाने पर, एक उत्तम रसायन तैयार होता है। यहाँ पर मैं केवल घरेलू औषधियों का वर्णन कर रही हूँ; दूसरे नुस्खों के लिए, आप मेरी पुस्तक 'आयुर्वेदा फॉर लाइफ' देख सकते हैं। मूल आयुर्वेद ग्रन्थों में रसायन निर्माण की कई जटिल विधियाँ दी गई हैं क्योंकि आयुर्वेद के आठ अंगों में से एक पुनर्यौवन और लम्बे जीवन के बारे में ही है।

कायाकल्प मिश्रण

त्रिफला	100 ग्राम
सौंफ	50 ग्राम
मुलैठी	50 ग्राम

छोटी इलायची	25 ग्राम
बड़ी इलायची	25 ग्राम
काली मिर्च	25 ग्राम
अदरक	25 ग्राम
तुलसी	25 ग्राम
लौंग	25 ग्राम
दालचीनी	25 ग्राम

सूखे मसालों का ही उपयोग कीजिए। इन्हें ठीक से साफ कर लें। दोनों इलायचियों की फलियों से उनके बीज निकाल लीजिए। किसी थाली में सभी मसालों को एक साथ रख लें। नमी को दूर करने के लिए इन्हें धूप में या ओवन में सूखा लजिए। अब इन्हें किसी ग्राइंडर में पीस लीजिए। इन्हें बहुत बारीक मत पीसिए। छोटे-छोटे कण उपयुक्त रहेंगे। किसी बड़े कटोरे में डालकर, मिश्रण को ठीक से मिला लीजिए। इस मिश्रण को किसी शुष्क काँच के जार में ठीक से ढक्कन लगाकर रख लीजिए।

यह मिश्रण एक-चौथाई से आधा छोटा चम्मच प्रतिदिन लें। जितना पानी आप पीना चाहें, उसमें इस मिश्रण को डालकर उबाल लीजिए। एक गिलास पानी इसके लिए उपयुक्त रहता है। मिश्रण को तीन मिनट तक (ढक्कन लगाकर) उबालने के बाद, अगले तीन से पाँच मिनट के लिए छोड़ दीजिए। इसमें चीनी मिलाने की आवश्यकता नहीं पड़ती, क्योंकि सौंफ और मुलैठी के कारण इसका स्वाद मीठा हो जाता है। आप इस चाय को दिन-भर के कार्य हेतु ऊर्जा प्राप्त करने के लिए सुबह के समय पी सकते हैं, या दिन-भर की थकान उतारने के लिए शाम के समय भी ले सकते हैं। अगर आप चाहें तो इसे सुबह-शाम दो बार भी लिया जा सकता है।

काली चाय में भी इस शक्तिदायक मिश्रण को मिलाकर पिया जा सकता है। नाश्ते के लिए यह एक उत्तम और स्वास्थ्यकर चाय सिद्ध होती है, जो दिन-भर की गतिविधियों के लिए आपको सक्रिय बनाए रखती है। 200 मिली. पानी में आधा छोटा चम्मच कायाकल्प मिश्रण डालकर लगभग तीन मिनट तक उबालिए और इसमें एक छोटा चम्मच दानेदार काली चाय भी मिला लीजिए। अब इसे मिनट भर और उबालिए। फिर लगभग 100 मिली. दूध मिलाकर इस मिश्रण को आधे मिनट तक उबालिए। इस पेय को छानकर, नाश्ते के साथ लें।

शाम को पाँच या छह बजे के बाद इस नुस्खे को काली चाय के साथ लेना उपयुक्त नहीं रहता है, क्योंकि सोने के कई घंटों पहले भी काली चाय के सेवन से निद्रा सम्बन्धी समस्या हो सकती है। लेकिन कायाकल्प मिश्रण से बनी चाय किसी भी समय पी जा सकती है।

यह मिश्रण विशेष रूप से थकान कम करने के लिए लाभदायक है। यह ओजस में वृद्धि करता है और छोटे-मोटे रोगों से बचाव भी करता है। चूँकि यह ऊर्जा और ओज में वृद्धि करता है, इसलिए इसका नियमित सेवन उपयुक्त रहेगा।

शहद में लहसुन का मुरब्बा

लहसुन के एक रसायन होने, और लोगों को किस प्रकार अपनी प्रकृति के अनुसार इसका प्रयोग करना चाहिए, इस सन्दर्भ में अध्याय पाँच में पहले ही चर्चा की जा चुकी है। आप शहद में भी लहसुन को संरक्षित कर सकते हैं। आयुर्वेदिक ज्ञान के अनुसार, बहुत-से ऐसे पदार्थ हैं जिन्हें शहद में संरक्षित करने पर, उनके गुणों में वृद्धि हो जाती है। लहसुन पचाने में बहुत भारी होता है। यह नुस्खा इसका पाचन सभी प्रकृति के लोगों के लिए सहज बना देता है।

100 ग्राम लहसुन लेकर, फलियों को छिल लीजिए। कुछ घंटों तक इन्हें धूप में सुखाने के लिए फैला दीजिए। आधा शहद से भरा हुआ आधा लीटर का काँच का एक जार लीजिए। इसमें लहसुन डाल दीजिए। अब चम्मच से इस मिश्रण को ठीक से मिला लीजिए ताकि सारी लहसुन शहद में भीगी हुई रहें। लहसुन, शहद के ऊपर तैरता है, इसलिए आपको इसे चम्मच से नीचे बिठाना होगा। इस मिश्रण में 10 ग्राम लौंग डालिए और पूरे मिश्रण को भली-भाँति मिला लीजिए। जार का ढक्कन लगाकर, अँधेरी बन्द अलमारी में रख दें। प्रतिदिन जार का ढक्कर खोलकर अवयवों को मिला लिया करें, या बिना ढक्कन खोले जार को हिला लिया करें। यह मुरब्बा करीब दस दिन में तैयार हो जाता है।

लौंग के साथ आप लहसुन की एक से तीन फलियाँ ले सकते हैं। लहसुन की एक फली खाने से प्रारम्भ कीजिए। यह ध्यान रखते हुए कि आपकी पाचन क्षमता बिलकुल ठीक है, इसकी मात्रा तीन फलियों तक ले आइए। आम तौर पर, लहसुन को इस रूप में पचाना आसान होता है, लेकिन मंदाग्नि से पीड़ित लोगों को समस्या हो सकती है।

इस रसायन को शाम के समय लें, ताकि यह आपके सामाजिक व्यवहार में बाधक न बन पाए। लहसुन की दुर्गन्ध दूर करने के लिए, छोटी इलायची चबा सकते हैं। वैसे भी दिन-भर में तीन या चार छोटी इलायचियाँ चबाना एक अच्छी आदत है क्योंकि यह त्रिदोष असन्तुलन को सुधारती है, मुख को सुगन्धित करती है, हृदय को बल देती है और स्वर को मधुर बनाती है।

शरीर की अग्नि को सशक्त बनाएँ

अच्छे स्वास्थ्य और दीर्घ जीवन के लिए, शरीर के अग्नि तत्त्व को सशक्त बनाना बहुत आवश्यक है। वक्ष प्रदेश में फेफड़े, हृदय और यकृत रहते हैं।

यह तीनों ही देह के सबसे महत्त्वपूर्ण अंग होते हैं। यकृत और दूसरी पाचन ग्रन्थियों को समय-समय पर सशक्त बनाए जाने की आवश्यकता पड़ती है, क्योंकि इनकी क्रिया में विकृति पूरे वक्ष प्रदेश और अन्ततः पूरे शरीर को प्रभावित करती है। सौ वर्ष पहले की तुलना में आज यह अधिक महत्त्वपूर्ण है क्योंकि हम अपने आहार में उर्वरकों, कीटनाशकों और समस्त प्रकार के छिड़काव करने वाले रसायन विष के रूप में ले रहे

हैं। ये विषैले पदार्थ धीरे-धीरे यकृत और उससे जुड़े अन्य प्रकार्यों को प्रभावित करने लगते हैं।

यकृत को सशक्त बनाने वाला उपचार वर्ष में कम-से-कम एक बार अवश्य लें। यकृत को सशक्त बनाने वाली घरेलू दवा हर छह महीने बाद दस दिन तक ली जा सकती है। काफी मात्रा में मादक पेयों का सेवन करने वालों को और भी जल्दी-जल्दी यह उपचार लेना चाहिए। नीम या कासनी (इसी अध्याय में पहले बताया गया है) का दस दिन तक सेवन करें और इस दौरान दिन में एक-एक बार अदरक और अजवायन की चाय (काढ़ा) भी पिएँ। दोनों चायों के बीच कई घंटों का अन्तर रखें। इस उपचार लेते हुए आपको दस्त लग सकते हैं, लेकिन यह भी सफाई का ही एक प्रक्रम है।

मस्तिष्क और नाड़ियों को सशक्त बनाएँ

ध्वनि-प्रदूषण और भाग-दौड़ से भरा जीवन हमारे स्नायु-तन्त्र के लिए काफी थकाने वाला सिद्ध होता है। इसलिए समय-समय पर मस्तिष्क और नाड़ियों को सशक्त बनाना जरूरी है। काफी एकाग्रता की माँग करने वाले कामों के बाद शिरोक्षेत्र में थकान जमा हो सकती है। इस प्रकार की थकान के लक्षण विस्मरणशीलता या दिमाग में 'भारीपन' महसूस होने के रूप में दिखाई पड़ते हैं। याद्दाश्त बढ़ाने और नाड़ियों को शक्ति प्रदान करने का एक नुस्खा यहाँ दिया जा रहा है। आयुर्वेद में, कई विलक्षण उपचार बताए गए हैं, और इस नुस्खे में प्रयुक्त होने वाली सभी सामग्रियाँ सहजता से उपलब्ध हो जाती हैं। इस टॉनिक को तीस दिन तक लेना उपयुक्त रहेगा। इस नुस्खे का सेवन अपेक्षाकृत जल्दी-जल्दी भी किया जा सकता है। अगर आप चाहें तो हर माह पन्द्रह दिन तक इसका सेवन किया जा सकता है। यह टॉनिक दृष्टि के लिए और देह की सामान्य क्षमता में वृद्धि के लिए भी अच्छा है। अगर आप अपने कार्य में निपुण होना चाहते हैं, तो आपकी याद्दाश्त अवश्य ही अच्छी होनी चाहिए। वर्तमान सन्दर्भ में तो इस टॉनिक का सेवन बहुत ही महत्त्वपूर्ण है।

मस्तिष्क और नाड़ियों को सशक्त बनाने वाला नुस्खा

ज्योतिष्मति	50 ग्राम
ब्रह्मी	50 ग्राम
काजू	50 ग्राम
कद्दू के बीज	50 ग्राम
सौंफ	50 ग्राम
मुलैठी	50 ग्राम
काली मिर्च	25 ग्राम
छोटी इलायची	25 ग्राम

इस नुस्खे में मिलाने के लिए इलायचियों के छिलके उतारकर बीजों को तोलें। सभी मसालों को पीस लें। एक बड़े कटोरे में इस मिश्रण को डाल लीजिए। धीरे-धीरे शहद मिलाते हुए, इस मिश्रण को चम्मच से हिलाते रहिए ताकि मिश्रण आपस में ठीक से मिल जाए। शहद उतना ही मिलाएँ, जितना एक गाढ़ी लेई बनाने के लिए पर्याप्त हो। इस मिश्रण को एक सूखे जार में रखकर कस कर ढक्कन लगा लें और फ्रिज या किसी ठंडी जगह पर रख लें।

यह मिश्रण दो छोटे चम्मच प्रतिदिन एक माह तक लीजिए। सम्भव हो तो इसे गरम दूध के साथ लें। अगर आपको लगता है कि इस टॉनिक के सेवन से आपका वजन बढ़ रहा है, तो इसकी आधी मात्रा का ही सेवन कीजिए, या अन्य खाद्य-पदार्थों की मात्रा में कमी लाएँ।

रोगों से बचाव

आयुर्वेदिक परम्परा के अनुसार, रोग तीन प्रकार के होते हैं। पहली श्रेणी के अन्तर्गत अन्तर्जात रोग आते हैं। यह रोग हमारी जीवन शैली से जुड़े अलग-अलग पक्षों में आए असन्तुलन के कारण उत्पन्न होते हैं। इस विषय-वस्तु पर सविस्तार चर्चा की जा चुकी है। इसमें मनुष्य जोर षड्आयामी सन्तुलन स्थापित करने के प्रति था, जिससे हम अपने भौतिक और मानसिक पर्यावरण को साफ और स्वस्थ बनाए रख सकते हैं। ऐसा करके हम प्रसन्न रहेंगे और प्रसन्न लोग समान के कल्याण के लिए दक्षता से काम करते हैं।

दूसरी श्रेणी बहिर्जात रोगों की होती है। इस प्रकार के रोग विषाणुओं, जीवाणुओं के द्वारा देह में संक्रमण करने, या विषैले पदार्थों और दुर्घटनाग्रस्त होने पर भी होते हैं। अगर हम त्रिदोषों को सन्तुलित रखें और रसायनों का सेवन करें, तो इससे ओजस (शक्ति और रोग-प्रतिरोधक क्षमता) में वृद्धि होगी, और इन बाहरी आक्रमणों का सामना करने के लिए हम सशक्त बने रहेंगे। सत्व प्रधान मानसिक अवस्था भी हमारे भीतर एक सहजबोध जाग्रत करती है, जिससे हम सभी प्रकार की दुर्घटनाओं से बचने में समर्थ हो सकते हैं।

तीसरी श्रेणी के अन्तर्गत मानसिक रोग आते हैं जो अतृप्त इच्छाओं या अवांछित का सामना करने से उत्पन्न होते हैं। आयुर्वेद के अनुसार हमें अपने भीतर सात्विक मूल्यों का विकास करना चाहिए और संयम, करुणा और सहिष्णुता के मार्ग का अनुसरण करना चाहिए। यह मूल्य इस प्रकार के रोगों से बचाव में सहायता करते हैं क्योंकि इससे हम इच्छाओं को नियन्त्रित करना सीखते हैं और इस गृह पर अस्तित्व की अस्थायी प्रकृति को भी समझने लगते हैं।

रोगों से बचाव या ग्रस्त होना हमारे कर्म या क्रियाओं पर ही निर्भर करता है। उदाहरण के लिए, अगर हम अपनी जीवन पद्धति में साम्यावस्था को बनाए रखने के प्रति लापरवाह बने रहते हैं, तो हम बहुत-सी व्याधियों का शिकार हो जाएँगे। अगर हम

तब भी इससे सबक नहीं लेते हैं, तो यह व्याधियाँ धीरे-धीरे गम्भीर रोगों को बढ़ावा देने लगेंगी। वात असन्तुलन के लिए बरसों तक दवाएँ खाई जाती हैं और इसके लक्षणों को दबा दिया जाता है लेकिन यह अन्ततः यह गठिया का कारण बन सकता है। सिरदर्द या आधासीसी का उपचार आधुनिक दवाओं से नहीं हो पाता, रासायनिक दवाओं की भारी मात्राएँ सिर्फ इन्हें दबा देती हैं। असल में, सिरदर्द और आधासीसी (migraine) का दर्द कोई व्याधि न होकर, शारीरिक थकावट की अवस्था और ऊर्जा स्रोतों के बाधित होने के सन्दर्भ में एक चेतावनी है। इन लक्षणों को दबाने के लिए रासायनिक औषधियों के नियमित उपयोग से पेट या गुरदे सम्बन्धी समस्याओं, या दूसरे दुष्प्रभावों को बढ़ावा मिल सकता है। इन नई व्याधियों के उपचार के लिए हम फिर से और अधिक औषधियाँ लेने लगते हैं और इस तरह से रोग और औषधियों के दुश्चक्र में फँस कर रह जाते हैं।

कुछ ऐसे रोग होते हैं जो हमारे पूर्व कर्मों का फल होते हैं, और यह जानना महत्त्वपूर्ण है कि किस प्रकार से न्यूनतम कष्ट झेलकर इनसे निपटा जा सकता है। दूसरे लोगों के साथ हमारे सम्बन्धों की अनदेखी नहीं की जा सकती क्योंकि जीवन में भावनात्मक लेन-देन चलता रहता है। उदाहरण के लिए, अपने किसी निकट सम्बन्धी के रोगग्रस्त होने पर, हम भी उसके साथ कष्ट उठाते हैं। हमारी वर्तमान प्रतिक्रियाएँ हमारे वर्तमान और भविष्य कर्म का निर्माण करती हैं। पूर्व कर्मों को निश्चित ही बदला नहीं जा सकता।

आयुर्वेदिक जीवन पद्धति को अपनाने के लिए समय और मनोयोग की आवश्यकता तो होती है, लेकिन गम्भीर रोगों के बचाव का यही एकमात्र समाधान प्रतीत होता है। एक बार फिर से आधा सीसी के दर्द का उदाहरण लेते हैं। इससे पीड़ित बहुत से व्यक्ति इस पीड़ा से बचने के लिए इतनी शक्तिशाली औषधियाँ ले लेते हैं कि वे अपने कार्य पर जाने के लिए भी समर्थ नहीं रह जाते। अगर इन लोगों को आयुर्वेदिक और यौगिक पद्धतियों का प्रशिक्षण दिया जाए, तो वे इस समस्या के मूल कारण को जड़ से मिटा सकते हैं। वे बिना पैसा बहाए न सिर्फ स्वयं का उपचार कर सकेंगे, बल्कि बाद में होने वाले इससे सम्बन्धित रोगों से भी अपना बचाव कर सकेंगे। जैसे आँख, कान, नाक या पूरा शिरोक्षेत्र जो कि आधा सीसी के दर्द से वर्षों तक पीड़ित रहने के बाद सम्बन्धित रोगों को जन्म दे सकता है।

उच्च रक्त चाप, मधुमेह, पीठ का दर्द, दूसरे दर्द व दुखन, हृदय रोग, बाधित निद्रा, बवासीर के मस्से, कोलाइटिस आदि जैसे रोग अपने शरीर का ध्यान न रखने के कारण हम खुद ही उपजाते हैं।

अपने ऊपर ध्यान देना और कुछ समय अपने लिए निकालना, हम सभी के लिए महत्त्वपूर्ण है। हम अपने ऊपर समय तो लगाते हैं, लेकिन अधिकांशतः बाहरी टीम-टाम और सजावट में, बढ़िया कपड़े-शृंगार-आभूषणों से बहुत ही छिछले स्तर पर सज्जा में। आयुर्वेद का आधारभूत ज्ञान जीवन के सामान्य तथ्यों की बात करता है। यह हमें शेष ब्रह्मांड के साथ अपनी देह और मानस को लयबद्ध करना सीखता है। अगर हम इस

परम्परा का पालन करें, तो प्रसन्नतापूर्वक जीवन जी सकते हैं; हम कार्य-स्थल पर अधिक उत्पादक सिद्ध हो सकते हैं और एक रचनात्मक समाज के सदस्य के तौर पर लेना-देना-बाँटना सीख सकते हैं।

एक बार वाराणसी (बनारस) में मैंने एक आयुर्वेदिक चिकित्सक से अपनी नाड़ी देखने और स्वास्थ्य की अवस्था का निदान करने को कहा। उन्होंने हँसते हुए उत्तर दिया, "मैं इसकी कोई आवश्यकता नहीं समझता, क्योंकि यह निश्चित है कि आपका स्वास्थ्य बिलकुल ठीक है। इसका कारण यह है कि आप एक प्रसन्नचित्त महिला हैं।" परम्परागत आयुर्वेदिक ज्ञान, रोगों से बचाव और साथ ही आरोग्य लाभ के लिए भी, प्रसन्न अवस्था पर जोर देता है। प्रसन्नचित्त रहने के लिए सदैव प्रयासरत रहना चाहिए। लोग दुखी इसलिए रहते हैं, क्योंकि वे बहुत अधिक चिन्तित रहते हैं। वे अपने भविष्य के प्रति भय और असुरक्षा की भावना पाले रहते हैं। भय स्वास्थ्य का शत्रु है, जबकि सन्तुष्ट मानसिक अवस्था स्वास्थ्यवर्द्धक होती है। जीवन के स्थायित्व पर विश्वास करने के कारण हम चिन्तित और भयभीत रहते हैं। हम दुनियावी चीजों के प्रति अत्यधिक आसक्ति अनुभव करते हैं क्योंकि हम यह भूल जाते हैं कि इस धरती पर हमारा जीवन अस्थायी है। यहाँ 'मेरी' अनुपस्थिति में, 'मेरी' भौतिक नश्वर देह के न रहने पर भी यहाँ के सब प्रक्रम यूँ ही चलते रहेंगे। जीवन के छोटे-छोटे सुखों का आनन्द पाना हम सीख लें तो हम प्रसन्नचित्त बन पाएँगे। ब्रह्मांड की अद्भुत सुन्दरता हमें फिर से युवा बना सकती है।

भगवतगीता में, कर्मयोग पर एक पूरा अध्याय दिया गया है। इसका सार यह है कि हमें अपने कर्तव्य का पालन (जैसे कार्य-स्थल में, परिवार में, और समाज में) पूरी क्षमता, समर्पण और बिना किसी फल की इच्छा से करना चाहिए। अपने कर्तव्य के प्रति इस समर्पण से हम एक योगी की स्थिति को प्राप्त कर सकते हैं। हमें सभी योग ग्रन्थों में बनाए गए देह और मानस के प्रति हमारे कर्तव्यों को भी जानना चाहिए क्योंकि देह के माध्यम से ही मुक्ति प्राप्त हो सकती है। भौतिक सुख-सन्तुष्टि और सांसारिक सुखों का माध्यम भी देह ही है, हमारी दिशा और लक्ष्य जो भी हो, देह ही उसकी प्राप्ति का साधन है। इसकी सुरक्षा और सार-सम्हाल हमारी पहली प्राथमिकता होनी चाहिए।

अधिकांश लोग किसी-न-किसी किस्म के आध्यात्मिक विकास में रुचि रखते हैं, बहुत से व्यवसाय बहुराष्ट्रीय हैं, यानी उनके कर्मचारी विभिन्न संस्कृतियों और आध्यात्मिक मार्गों के अनुयायी हैं, और क्योंकि स्वास्थ्य की सुरक्षा पर बहुत ही ज्यादा ध्यान बर्बाद होता है जिसका सदुपयोग संसार की और कई समस्याएँ सुलझाने के लिए किया जा सकता है, इसलिए ऐसा लगता है कि कार्य-स्थल पर आयुर्वेदिक पद्धति को अपनाकर इस ग्रह पर सम्पन्नता और स्वास्थ्य को सुनिश्चित किया जा सकता है।

:: ॐ शान्ति ::

भारत में डॉ. वर्मा के केन्द्र

यह पुस्तक आयुर्वेद आधारित जीवन-पद्धति के लिए एक सरलतम दिग्दर्शिका है। इस पुस्तक के द्वारा मैं आपको प्रोत्साहित करना चाहती हूँ कि आप अपनी जीवन-शैली को बदलें और वह भी ऐसे व्यायामों से जो आप अपने घर पर कर सकते हैं, ऐसी औषधियों से जिन्हें आप अपने घर पर बना सकते हैं, 16 मिनट का कार्यक्रम और इसी तरह की कुछ अन्य सरल चीजें। जिन जड़ी-बूटियों की जानकारी इस पुस्तक में दी गई है, वे सरलता से उपलब्ध हो सकती हैं; भारत और पाकिस्तान के परम्परागत पाकशास्त्र का वे अभिन्न अंग हैं।

जीवन के विभिन्न क्षेत्रों में सफलतापूर्वक कार्य करने के लिए आयुर्वेद एक समग्र, होलिस्टिक जीवन-पद्धति है। मुझे भली-भाँति मालूम है कि किसी खंडित दृष्टिकोण का किसी होलिस्टिक दृष्टिकोण में बदलना आसान नहीं है; वह चाहे दार्शनिक स्तर पर हो या फिर दैनिक जीवन का मामला हो। इसीलिए मैंने पूरे यूरोप की यात्रा की और 'जीवन-पद्धति के रूप में आयुर्वेद' तथा होलिस्टिक यौन, आयुर्वेदिक पोषण योग से तनाव-प्रबन्धन आदि विषयों पर सेमिनार व कार्यशालाएँ आयोजित कीं। इन आयोजनों के लिए मुझे आमन्त्रित किया जाता है और प्रतिवर्ष अगस्त से नवम्बर मुझे यूरोप में रहना पड़ता है। अमेरिका में इन कार्यशालाओं के दौरान भी काफी अच्छा लगा। व्यावहारिक प्रशिक्षण देने के लिए हमारे पास भारत में दो केन्द्र हैं : एक दिल्ली के निकट नोएडा में और एक राजधानी से 400 किलोमीटर उत्तर में जाकर हिमालय में, गंगा के किनारे। यहाँ पर एक से तीन सप्ताह तक के अल्पावधि कार्यक्रम चलाए जाते हैं। इनसे आपको आयुर्वेद का सजीव अनुभव प्राप्त होता है, जिसके सहारे आप अपने बाकी जीवन में सप्तकर्म, आयुर्वेदिक भोजन, व आध्यात्मिक जीवन जैसी चीजों का सरलतापूवर्सक अनुपालन कर सकते हैं।

इस नेटवर्क का मुख्य उद्देश्य संसार में स्वास्थ्य-रक्षा का प्रसार करना और एक स्वास्थ्य क्रान्ति को अंजाम देना है। मैं आपको चेताना चाहती हूँ कि अपने स्वास्थ्य के लिए आप स्वयं उत्तरदायी हैं और आपको अपना जीवन अपने अस्तित्व की समग्र अनुभूति के साथ जीना चाहिए। आपकी प्राथमिकता अपने अस्तित्व की रक्षा होनी चाहिए। मेरा मतलब सिर्फ जिन्दा रहने-भर से नहीं है, मेरा अभिप्राय आपके जीवन की गुणवत्ता और प्रसन्न चित्त से है।

मुझे आशा है कि आप इस प्राचीन आयुर्वेदिक ज्ञान से लाभान्वित होंगे और होलिस्टिक जीवन-पद्धति के लिए आयुर्वेद के सन्देश के प्रचार-प्रसार में सहायक होंगे और स्वास्थ्य के लिए मेरे इस आन्दोलन में मेरा साथ देंगे।

–डॉ. विनोद वर्मा
द न्यू वे हेल्थ ऑर्गेनाइजेशन (NOW)
ए-130, सेक्टर-26, नोएडा 201301 (उ.प्र.)

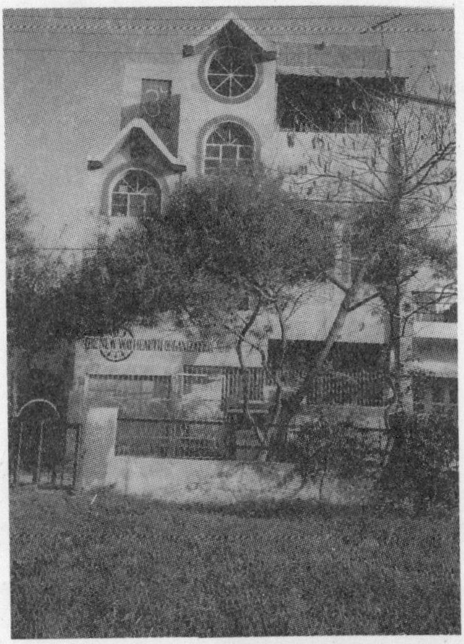

चित्र 40 :
दिल्ली के निकट स्थित नोएडा का केन्द्र

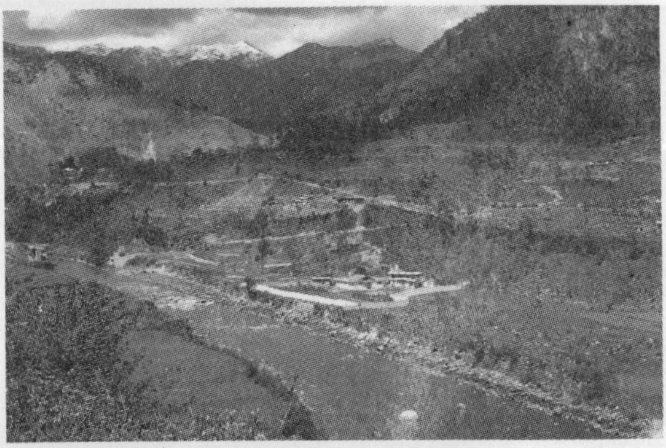

चित्र 41 :
विशाल क्षेत्र में फैले हिमालयन केन्द्र का विहंगम दृश्य

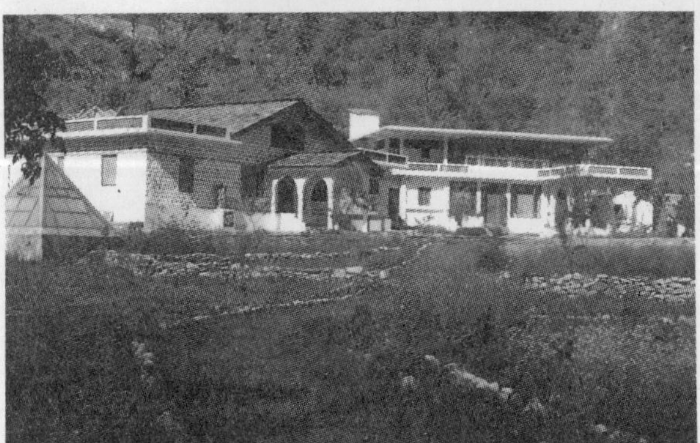

चित्र 42 :
हिमालयन केन्द्र

●●●